医学类创新融合精品规划教材
"互联网+"教育改革新理念教材

人体解剖学

主　编 ◎ 朱晓琳　　张奥博　　王志锐
副主编 ◎ 陈鸿禧　　田　静　　丁　翔
　　　　　陈金文　　覃玉群　　江艳琼

天津出版传媒集团

天津科学技术出版社

图书在版编目(CIP)数据

人体解剖学 / 朱晓琳,张奥博,王志锐主编. --天津:天津科学技术出版社,2024. 6

ISBN 978-7-5742-2188-8

Ⅰ. ①人… Ⅱ. ①朱… ②张… ③王… Ⅲ. ①人体解部学 Ⅳ. ①R322

中国国家版本馆 CIP 数据核字(2024)第 110094 号

人体解剖学

RENTI JIEPOUXUE

责任编辑:季　乐

出　　版:	天津出版传媒集团
	天津科学技术出版社
地　　址:	天津市西康路 35 号
邮　　编:	300051
电　　话:	(022)23332372
网　　址:	www.tjkjcbs.com.cn
发　　行:	新华书店经销
印　　刷:	涿州汇美亿浓印刷有限公司

开本 880×1230　1/16　印张 13.5　字数 388 000
2024 年 6 月第 1 版第 1 次印刷
定价:49.80 元

前　言

　　人体解剖学是一门研究正常人体形态结构的科学，属于生物学中的形态学范畴。该课程是学习中医和西医的必修课和先修课，要求学生理解和掌握人体形态结构的基本知识，为学习其他基础医学和临床医学打下必要的基础。

　　本教材遵照"三基""五性""三特定"的教材编写原则编写而成，教材的编写以学生为中心理念，以满足医药高等教育事业发展和人才培养为目标。在编写思路上，本教材保持了本学科知识的系统性与完整性，体现了基础教材的科学性和先进性，可供中医学、针灸推拿学、中西医临床医学、护理学、康复治疗学等专业学生使用。在教材写作上，做到语言文字精炼、名词术语规范，注重体现中医药院校的特色，为学生知识、能力、素质协调发展创造条件。

　　结合本课程特点，教材中融入了课程思政内容，体现教材服务教育"立德树人"的根本任务。全书分为九章，各章按人体系统安排，包含运动系统、消化系统、呼吸系统、泌尿系统、生殖系统、脉管系统、感觉器、神经系统、内分泌系统等。

　　由于编写水平有限，所以书中难免有遗漏与错误，恳请广大读者予以指正，使本教材在框架和内容方面日趋完善。

编　者

2024 年 1 月

目 录

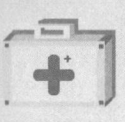

人体解剖学

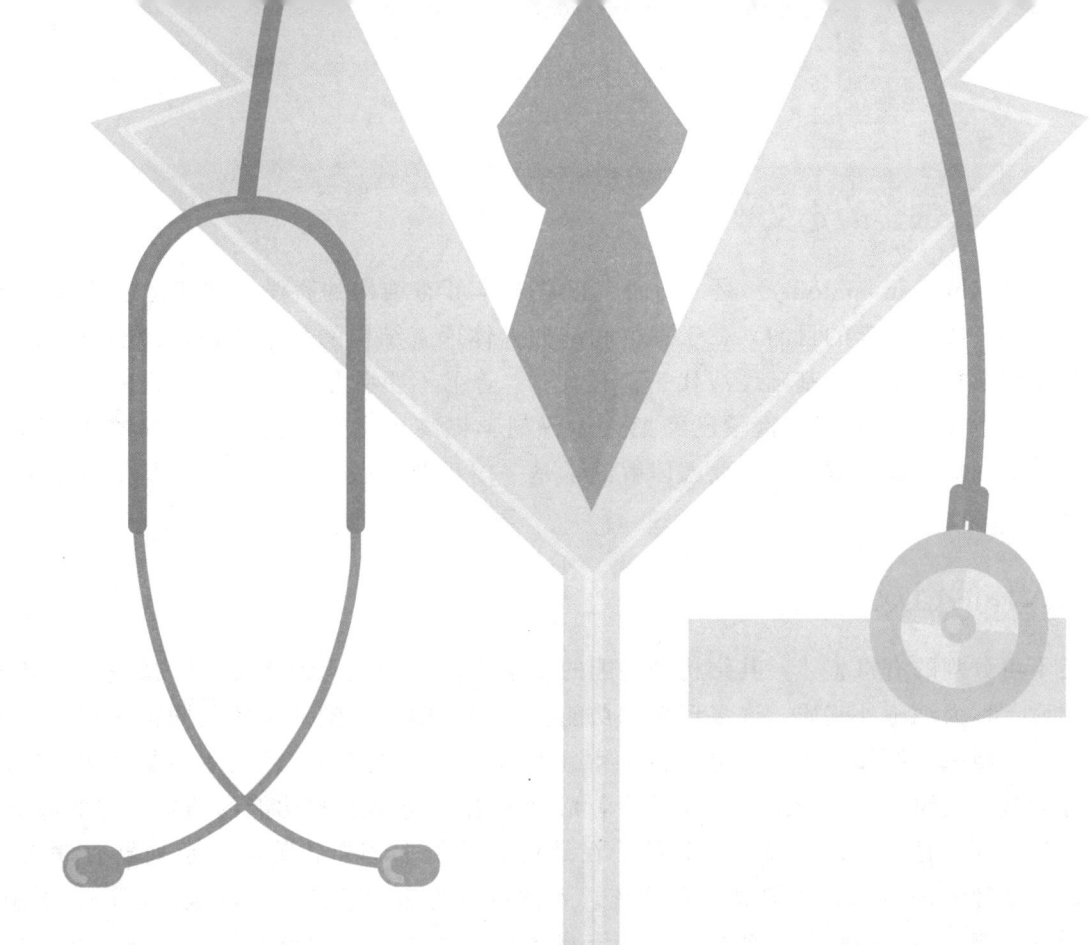

绪　论

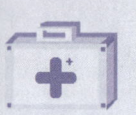

一、人体解剖学的定义

人体解剖学（human anatomy）是一门研究正常人体形态结构的科学，属于生物学中的形态学范畴。学习人体解剖学的目的，在于理解和掌握人体形态结构的基本知识，为学习其他基础医学和临床医学打下必要的基础。清代王清任说："著书不明脏腑，岂非痴人说梦；治病不明脏腑，何异盲子夜行。"可见中医学已经把人体解剖学提高到很重要的地位。据统计，医学中 1/3 以上的名词均来源于解剖学。故人体解剖学是一门重要的医学基础科学，是学习中医和西医的必修课。

二、人体的组成

人体是不可分割的有机整体，其结构和功能的基本单位是细胞。细胞之间存在一些不具细胞形态的物质，称为细胞外基质。许多形态和功能相似的细胞与细胞外基质共同构成组织。人体组织分为上皮组织、结缔组织、肌组织和神经组织四大类，它们是构成人体各器官和系统的基础，故称为基本组织。由几种组织互相结合，成为具有一定形态和功能的结构，称为器官，如心、肝、脾、肺、肾、胃、大肠、小肠等。在结构和功能上密切相关的一系列器官联合起来，共同执行某种生理活动，便构成一个系统。人体可分为运动、消化、呼吸、泌尿、生殖、循环、内分泌、感觉器及神经九个系统。各系统在神经系统的支配和调节下，既分工又合作，实现各种复杂的生命活动，使人体成为一个完整统一的有机体。

三、解剖学的分科

人体解剖学包括大体解剖学、组织学和胚胎学三部分。大体解剖学所叙述的主要是用刀剖割和肉眼观察来研究人体形态结构的内容；组织学所叙述的是借助显微镜等来观察和研究人体细微结构的内容；胚胎学所叙述的是人体胚胎发育中的形态变化过程。大体解剖学又可分为系统解剖学和局部解剖学等。系统解剖学主要按照人体各系统来叙述各器官的形态结构；局部解剖学则是按照人体自然分区（如头、颈、胸、腹、上肢、下肢等）叙述各器官结构的层次排列、毗邻关系、血液供应、神经支配、体表标志和体表投影。本书属于系统解剖学，故对人体各系统、各器官的形态结构做了全面重点介绍，从而为学习中、西医学基础与临床课程提供必要的形态学基础。此外，研究不同年龄人体形态结构的解剖学，称为年龄解剖学；结合体育运动研究人体形态结构的解剖学，称为运动解剖学；应用各种断面解剖方法来研究经穴断面形态结构的解剖学，称为经穴断面解剖学；应用层次解剖方法来研究经穴进针层次形态结构的解剖学，称为经穴层次解剖学。

四、解剖学的学习方法

学习人体解剖学，必须具有进化与发展的观点、局部与整体统一的观点、形态与功能统一的观点以及理论联系实际的观点，才能正确认识和理解人体的形态结构及其发生发展的规律。人体解剖学是一门形态科学，直观性很强，名词多、描写多是其特点，死啃书本，硬记名词，必将感到枯燥无味，故在学习方法上必须分析、归纳、理解其形态特征，充分利用人体标本及教学模型，认真仔细观察和学习；在阅读教材时，必须对书中的插图进行充分观察和描画，并反复练习思考题，以加深对形态知识的理解和记忆；同时，还要联系活体，联系功能和临床应用，把形态知识学活。只有这样，才能正确地、全面地认识和掌握人体的形态结构，才能把人体解剖学这门基础医学课程学好。

五、解剖学的发展简史

（一）国外解剖学发展史

西方医学对解剖学的记载是从古希腊时代开始的。古希腊医学家希波克拉底（Hippocrate，前460—前377年）认为心脏有2个心房和2个心室。古希腊哲学家和自然科学家亚里士多德（Aristotles，前384—前322年）进行了动物解剖，提出心是血液循环的中心，并把神经和肌腱区别开来；但他将动物解剖所得的结论移用于人体，故错误较多。古希腊医学家赫罗菲拉斯（Herophilus，公元前335—前280年）在解剖学方面很有成就，由他命名的器官有"十二指肠""前列腺""睫状体""视网膜""乳糜管"和"淋巴"等。

盖伦（Galen，131—200年）是古罗马医学家和解剖学家，他编写了《医经》，这部著作当时被视为权威医著。书中有许多解剖学知识，如认为血管内运行的是血液而不是空气，神经是按区分布的，但这些知识主要是来自动物解剖，与人相差较大。

随着西欧文艺复兴时代各门科学蓬勃的发展，解剖学也有了相应的进步。A.维萨里（A. Vesalius，1514—1564年）是现代人体解剖学的创始人，他冒着受宗教迫害的危险，亲自解剖过许多人体，于1543年出版了《人体构造》一书，为医学的新发展开辟了道路，奠定了人体解剖学的科学基础。自此以后，W.哈维（W. Harvey，1578—1657年）发现了血液循环原理，并证实心血管是一个密闭的管道系统，为生理学从解剖学中划分出去开辟了道路。M.马尔比基（M. Malpighi，1628—1694年）研究了动、植物的微细结构，为组织学从解剖学中派生出来并形成一门新学科奠定了基础。

19世纪德国人施万（Schwann）和施某登（Schleiden）提出了细胞学说。19世纪末，结合临床医学的发展，人体解剖学的研究达到了极盛时代。

进入20世纪以后，科学的发展又促进了解剖学研究的深入。随着计算机断层扫描（CT）、正电子断层扫描（PET）等先进科学技术的应用，促进了影像解剖学、数字解剖学和虚拟解剖学等新学科的产生；随着免疫学的发展和显微外科的进步，推动了显微外科解剖学、器官移植解剖学和组织工程学等学科的发展。

（二）我国解剖学发展史

解剖学在我国的发展，经历过一个漫长的历史时期，有关人体解剖学知识的记载，最早出现在2000多年前的春秋战国时期，我国第一部医学经典著作《黄帝内经》中已有关于人体解剖学知识的广泛记载。《黄帝内经》中提到："若夫八尺之士，皮肉在此，外可度量循切而得之，其死可解剖而视之，其藏之坚脆，府之大小，谷之多少，脉之长短……皆有大数。"当时已明确提出"解剖"一词，并载有内脏器官的形态、位置、大小、容积和重量等调查数据。书中心、肝、脾、肺、肾、胃、大肠、小肠等脏器名称，为我国现代解剖学和医学所沿用。这些资料说明，我们的祖先是从事过实地解剖、测量和研究的，根据目前所知的资料看，这是世界上最早的人体解剖学知识。

东汉末年著名医学家华佗（145—200年）使用麻沸散作麻醉剂，为患者进行腹部手术。《三国志》中记载："华佗……若病结积在内，针药所不能及，当须刳割者，便饮其麻沸散，须臾便如醉死，无所知，因破取。病若在肠中，便断肠清洗，缝腹膏摩，四五日瘥，不痛，人亦不自寤，一月，即平复矣。"

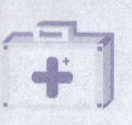
宋代王惟一（987—1067 年）铸造的针灸铜人，为最早的人体解剖模型和针灸直观教具，在医学史上具有重要意义。宋慈（1185—1249 年）所著的《洗冤录》对人体的骨骼做了比较正确的绘图和描述，该书是我国现存的第一部法医学专著，也是世界上较早的法医学专著，曾被译成日、韩、英、德、法、荷等多国文字，流传甚广。

清代名医王清任（1768—1831 年）曾亲自解剖观察 30 余具尸体，结合临床心得，编著并绘有脏腑图谱的《医林改错》一书。该书描述了各系统器官的形态结构，纠正了古代医书上对人体解剖记载的某些错误，特别对脑的看法与西医学的论述很相近，如"灵机记性不在于心在于脑""听之声归于脑""所见之物归于脑"，等。

自 19 世纪西医学由西欧传入我国之后，我国的现代解剖学才逐步发展起来。中华人民共和国成立之前，我国解剖学工作者仅百余人。现在，我们的医学事业取得了飞跃式的发展，解剖学工作者的队伍日益壮大，而且各医学院校已有了教学实验室及相关设备、标本、模型、图谱和数字解剖人等，编写了自己的解剖学教材及专著，取得了丰硕的教研成果。

我国中医院校解剖学科研、教学工作者在经穴断面解剖、经穴层次解剖、经穴影像解剖、穴位显微结构、穴位立体构筑、穴位三维重建、穴位数字化虚拟人等方面开展了大量的研究、教学工作，出版了腧穴解剖学、局部解剖学、神经解剖学等具有中医特色的创新系列解剖学教材，开设了正常人体解剖学、腧穴解剖学、局部解剖学、神经解剖学、解剖生理学、正常人体学等课程的教学，为中医走向世界和传播中医做出了贡献。

思政专栏

遗体捐献相关知识

人体解剖学是医学生必须学习的一门专业基础课，其最重要的教学媒介就是被我们称之为"大体老师"的遗体标本，而这些遗体标本都是来源于逝者及其家属的无偿捐献。

遗体捐献是指自然人生前自愿表示在死亡后，由其执行人将遗体的全部或者部分捐献给医学科学事业的行为，以及生前未表示是否捐献意愿的自然人死亡后，由其近亲属将遗体的全部或者部分捐献给医学科学事业的行为。

作为医学生和未来的医务工作者，在学习专业知识的同时，有必要了解和掌握遗体捐献的相关知识，体验、感悟和传递其中蕴含的人文精神，树立"感恩、敬畏、责任"的价值观，承担起向社会宣传遗体捐献的理念、知识和意义的责任和义务。首先，从思想上要有敬畏感，感谢他们为人类医学事业做出的无私奉献。认识到我们将不仅从遗体捐献者身上学到医学知识，还将受到崇高品德和生命观的感召，学会感恩，学会尊重生命、大舍大爱、济世仁心，并将此当作接受精神洗礼、心灵净化和完善自我人格的过程。其次，在言语上，要礼貌地称遗体捐献者为"大体老师"，以表尊重。最后，在行为上，要做到自觉遵守实验室规章制度，解剖操作时严肃认真，动作轻柔、规范，实验课前和课后要默哀致敬，积极参加遗体捐献者的追思会和祭奠仪式等活动。

六、解剖学姿势和常用术语

为了便于叙述人体各器官结构的位置关系，人体解剖学规定了标准的解剖学姿势和常用术语。

扫一扫

解剖学姿势和常用术语

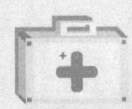

（一）解剖学姿势

在观察和说明人体各部的位置及其相互关系时，都应按照下列标准的解剖学姿势：身体直立，两眼向前平视，双下肢靠拢，足尖朝前，双上肢自然下垂于躯干两侧，手掌朝前。

（二）常用方位术语

以人体解剖学姿势为准，规定了一些表示方位的名词术语。

1. 上（superior）、下（inferior）

上 superior、下 inferior 是描述器官或结构距颅顶或足底相对远近关系的术语。近颅者为上，近足者为下。

2. 前（anterior）、后（posterior）

前（anterior）、后（posterior）是描述器官或结构距身体前、后面相对远近关系的术语。近胸腹者为前，也称腹侧；近背腰者为后，也称背侧。

3. 内侧（medial）、外侧（lateral）

内侧（medial）、外侧（lateral）是描述器官或结构距身体正中矢状面相对远近关系的术语。近正中矢状面者为内侧，远离正中矢状面者为外侧。前臂的内侧又称尺侧（ulnar），外侧又称桡侧（radial）。小腿的内侧又称胫侧，外侧又称腓侧。

4. 内（internal）、外（external）

内 internal、外 external 是描述空腔器官相互位置关系的术语。近内腔者为内，远离内腔者为外。

5. 浅（superficial）、深（profundal）

浅（superficial）、深（profundal）是描述与皮肤表面相对距离关系的术语。近皮肤者为浅，远离皮肤者为深。

6. 近侧（proximal）、远侧（distal）

近侧（proximal）、远侧（distal）在描述四肢各结构的方位时，距肢体根部较近者为近侧，距肢体根部较远者为远侧。

（三）人体的轴和面

轴和面是描述人体器官的形态，特别是描述关节运动时常用的术语。人体可设计互相垂直的 3 个轴，即垂直轴、矢状轴和冠状轴；依据 3 个轴，人体还可设计互相垂直的 3 个面，即矢状面、冠状面和水平面（图 0-1）。

1. 轴

（1）垂直轴（vertical axis）　呈上下方向，是与身体长轴平行，与地面相垂直的轴。

（2）矢状轴（sagittal axis）　呈前后方向，是与身体长轴和冠状轴相垂直的轴。

（3）冠状轴（coronal axis）　又称额状轴，呈左右方向，是与身体长轴和矢状轴相垂直的轴。

2. 面

（1）矢状面（sagittal plane）　即从前后方向，将人体纵切为左、右两部分的切面。若经过身体前、后正中线，将人体纵切为左、右对称两半的切面，则称为正中矢状切面（median sagittal plane）。

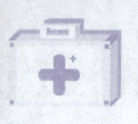
（2）冠状面（coronal plane）　又称额状面，即从左右方向，将人体纵切为前、后两部分的切面。

（3）水平面（horizontal plane）　即从水平方向，将人体横切分为上、下两部分的切面。

在描述器官的切面时，则以其自身的长轴为准，与其长轴平行的切面称为纵切面，与其长轴相垂直的切面称为横切面。

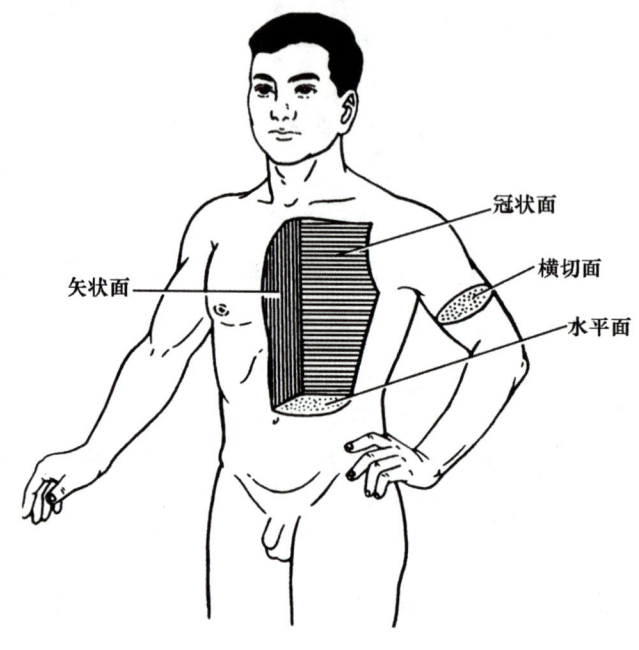

图 0-1　人体切面术语

思 考 题

1. 何谓人体解剖学姿势？
2. 举例说明常用的解剖学方位术语。

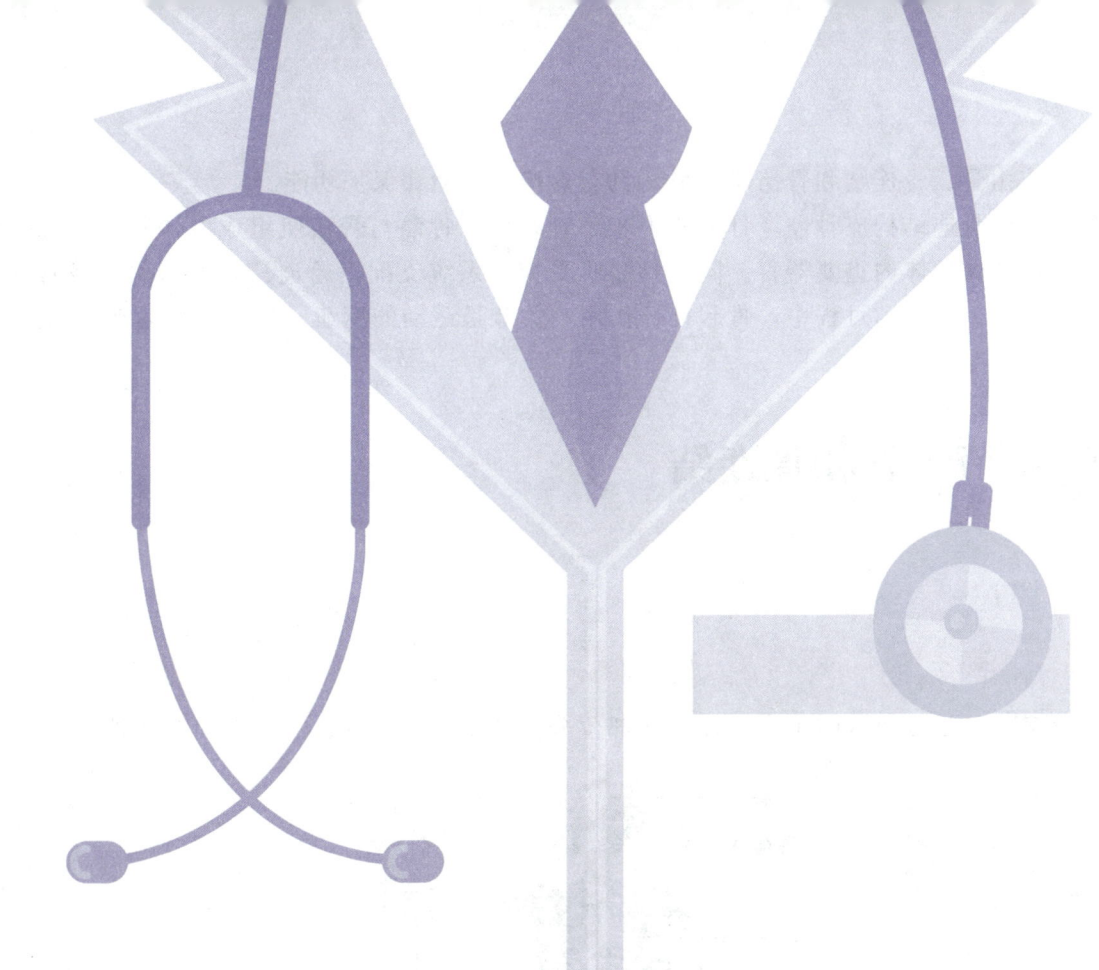

第一章
运动系统

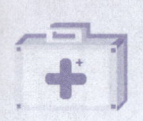

运动系统由骨、骨连结和骨骼肌组成，具有支持、运动和保护功能。

全身各骨借骨连结构成骨骼，骨骼肌附着于骨表面。骨骼与骨骼肌组成人体基本形态并构成体腔，支持和保护体内重要器官。同时骨骼肌受神经系统支配，通过其收缩牵引全身骨和关节完成各种运动。在运动过程中，骨起杠杆作用，关节是运动的枢纽，骨骼肌是运动的动力。

第一节 骨和骨连结

一、概述

（一）骨

成人全身有骨 206 块（图 1-1），按所在部位分为颅骨、躯干骨、上肢骨和下肢骨。

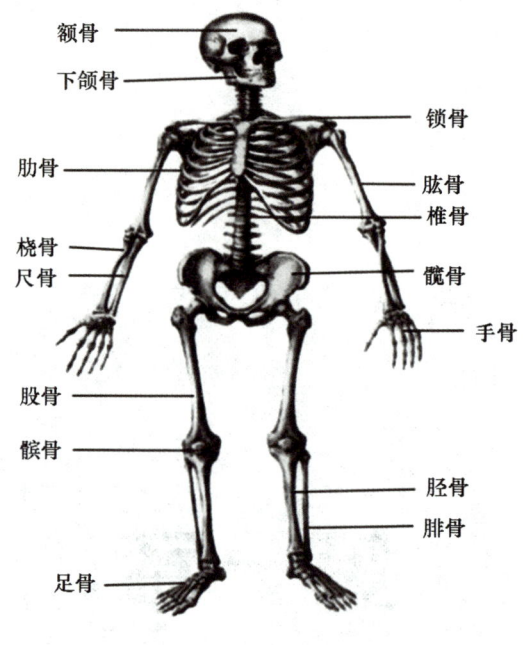

图 1-1 人体全身骨骼

每块骨均具有一定的形态和结构，受相应的血管和神经支配，是一个器官。骨坚硬而有弹性，能不断进行新陈代谢和生长发育。

1. 骨的形态

骨根据形态可分为长骨、短骨、扁骨和不规则骨（图 1-2）。长骨呈长管状，分一体两端，多分布于四肢；短骨形似立方形，多成群分布，位于连接牢固且运动灵活的部位，如腕骨和跗骨；扁骨呈板状，主要组成颅腔、胸腔和盆腔的壁，起保护作用，如顶骨；不规则骨，形状不规则，如椎骨。有些不规则骨内有含气的腔，称含气骨，如位于鼻腔周围的额骨，除发音时共鸣外还能减轻颅骨的重量。

2. 骨的构造

骨由骨膜、骨质和骨髓构成（图 1-3）。

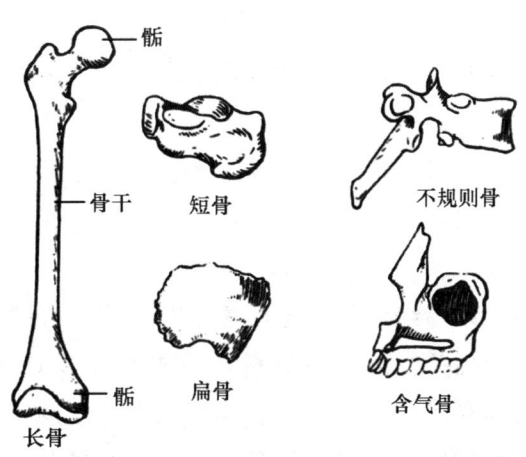

骺

骨干

短骨

不规则骨

骺

扁骨

含气骨

长骨

图 1-2　骨的形态

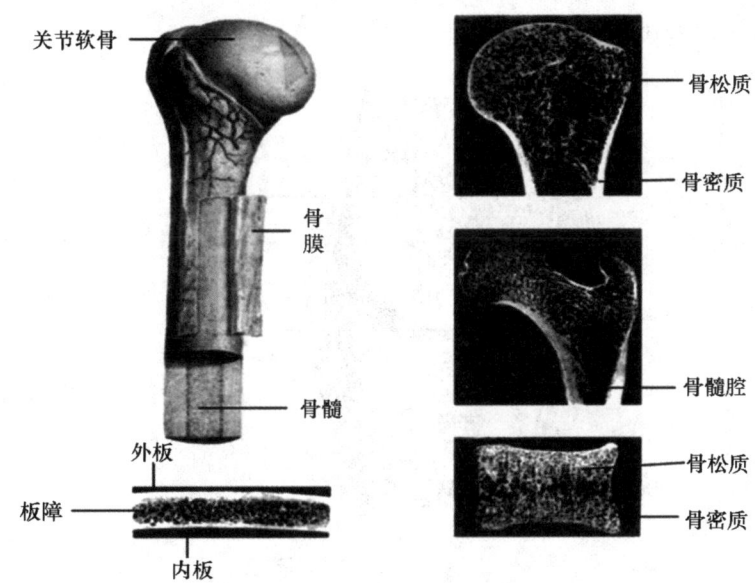

关节软骨

骨膜

骨髓

外板

板障

内板

骨松质

骨密质

骨髓腔

骨松质

骨密质

图 1-3　骨的构造

（1）骨膜。由致密结缔组织构成，覆盖除关节面以外的骨表面，含有丰富的血管、神经、淋巴管和成骨细胞，对骨的营养、生长、创伤修复等有重要作用。

（2）骨质。为骨的主要成分，分骨密质和骨松质两种。骨密质致密坚硬，耐压性强，分布于骨的表面；骨松质结构疏松，蜂窝状，分布于骨的内部。在颅盖骨，骨密质构成外板和内板；骨松质在内板、外板之间，称板障。

（3）骨髓。充填于骨髓腔和骨松质间隙内，有红骨髓和黄骨髓两种。红骨髓有造血功能。6 岁以后，长骨骨干内的红骨髓逐渐被脂肪组织代替形成黄骨髓，失去造血功能。当机体大量失血时黄骨髓又能转化成红骨髓，恢复造血功能。一般在扁骨、不规则骨和长骨两端终生保持红骨髓。临床上常选髂骨、胸骨等处做骨髓穿刺。

3．骨的理化特性

骨的化学成分包括有机质和无机质。有机质主要为胶原纤维，决定骨的韧性和弹性；无机质主要为钙盐，决定骨的硬度和脆性。小儿骨有机质较多，因此弹性大而硬度小，较易发生变形；老年人的骨则相反，弹性小而脆性大，因此，易发生骨折。

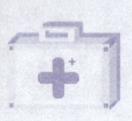
（二）骨连结

骨与骨之间的连结装置叫骨连结，按连结方式不同，分直接连结和间接连结两种。

1. 直接连结

骨与骨之间借结缔组织或软骨直接相连，其间无间隙，连结较牢固。直接连结活动范围小或完全不活动，如颅骨、椎骨之间的连结等。

2. 间接连结

又称关节，骨与骨之间借结缔组织囊相连，囊内有腔隙，活动度大，多分布于四肢。

（1）关节的基本结构。包括关节面、关节囊和关节腔（图1-4）。①关节面常为一凹一凸，关节面上被覆关节软骨，表面光滑，有弹性，能承受压力，缓冲震荡，减少摩擦。②关节囊是膜性结缔组织囊，附于关节面的周缘及附近的骨面上。关节囊分内外两层，外层为纤维膜，内层为滑膜，滑膜产生滑液，能润滑关节面以减少摩擦。③关节腔是关节软骨和关节囊的滑膜共同围成的密闭腔隙，内含少量滑液，呈负压。

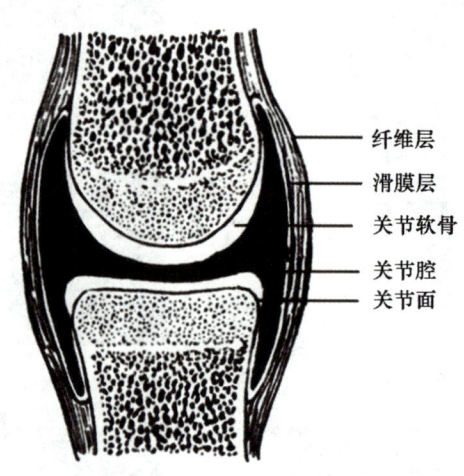

纤维层
滑膜层
关节软骨
关节腔
关节面

图1-4 关节的基本结构

骨连结

（2）关节的辅助结构。主要有韧带和软骨，可增加关节的稳定性。韧带是连于相邻两骨之间的致密结缔组织，有增强关节稳固性和限制关节过度运动的作用。软骨包括关节盘和关节唇。关节盘是位于两关节面之间的纤维软骨板，可使两关节面更适配，同时也可减少外力的冲击和震荡，增加关节活动范围。关节唇是附于关节窝周缘的纤维软骨环，它具有加深关节窝、增大关节面的作用。

（3）关节的运动。关节的运动基本是围绕一定的轴而运动的。关节的运动形式主要有屈和伸、内收和外展、旋内和旋外、环转。

屈和伸是骨围绕冠状轴进行的运动，运动时两骨靠拢，角度变小的称为屈，反之为伸。

内收和外展是骨围绕矢状轴进行的运动，运动时骨向躯干或正中矢状面靠拢的称为内收，反之称为外展。

旋内和旋外是骨围绕垂直轴进行的运动，运动时骨从前面转向内侧的动作称为旋内；骨从前面转向外侧的动作称为旋外。

环转是骨围绕两个轴或三个轴进行的复合运动。运动时，骨的近侧端即关节头原位转动，远侧端做圆周运动。

二、躯干骨及其连结

（一）躯干骨

成人躯干骨包括 26 块椎骨、1 块胸骨和 12 对肋，躯干骨借骨连结构成脊柱和胸廓。

1. 椎骨

根据所在位置，自上至下分为颈椎 7 块、胸椎 12 块、腰椎 5 块、骶骨 1 块和尾骨 1 块。

（1）椎骨的一般结构。每块椎骨都由前面的椎体和后面的椎弓组成（图 1-5）。椎体位于椎骨的前方，呈短圆柱形，大多由骨松质构成，是椎骨负重的主要部位。椎弓位于椎体后方，呈半环形，分为椎弓根和椎弓板。椎弓根的上下两缘各有一切迹，分别称椎上切迹和椎下切迹。相邻两椎骨的椎上切迹、椎下切迹共同围成椎间孔，孔内有脊神经通过。椎体和椎弓围成椎孔，所有的椎孔连成椎管，椎管内容纳脊髓。椎弓的后部呈板状，称椎弓板，在椎弓板上发出 7 个突起，分别是伸向后方的单个棘突、伸向两侧的一对横突、向上的一对上关节突和向下的一对下关节突。

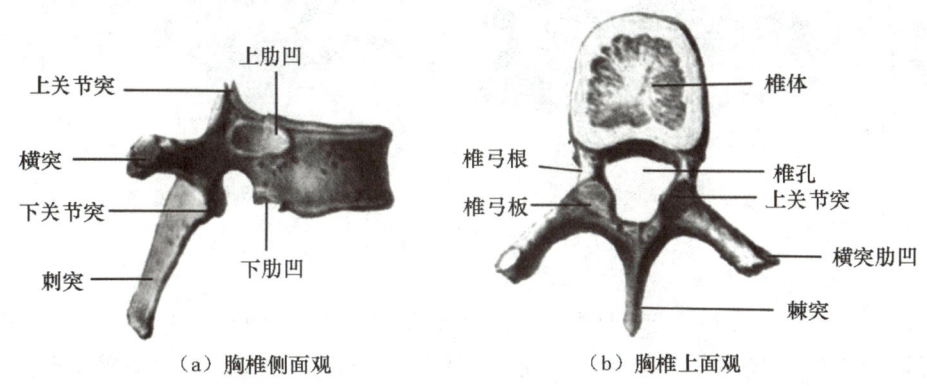

（a）胸椎侧面观 　　　　　　　（b）胸椎上面观

图 1-5 椎骨的结构

（2）各部椎骨的主要特征。

1）颈椎。椎体小，横突上有横突孔，此孔内有椎动脉和椎静脉通过（图 1-6），第 2～6 颈椎棘突末端分叉。第 1 颈椎又称寰椎（图 1-7），无椎体、棘突和关节突；第 2 颈椎又称枢椎（图 1-8），椎体向上伸出突起称齿突，寰椎与枢椎形成寰枢关节；第 7 颈椎又称隆椎，棘突较长，低头易触及，常作为计数椎骨数目的重要标志。

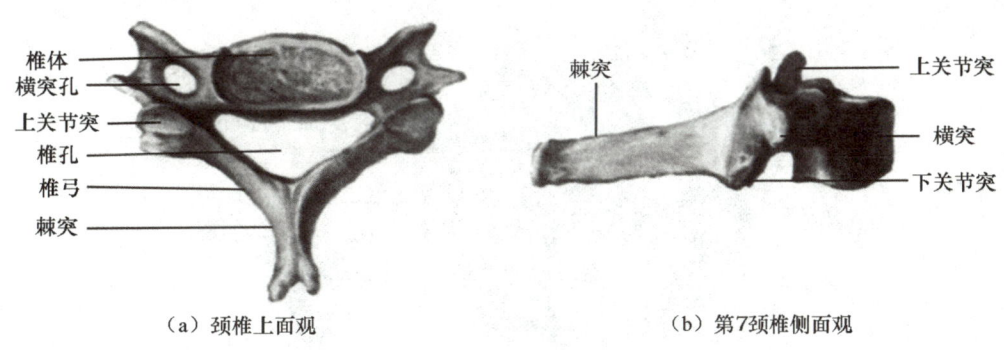

（a）颈椎上面观 　　　　　　　（b）第7颈椎侧面观

图 1-6 颈椎

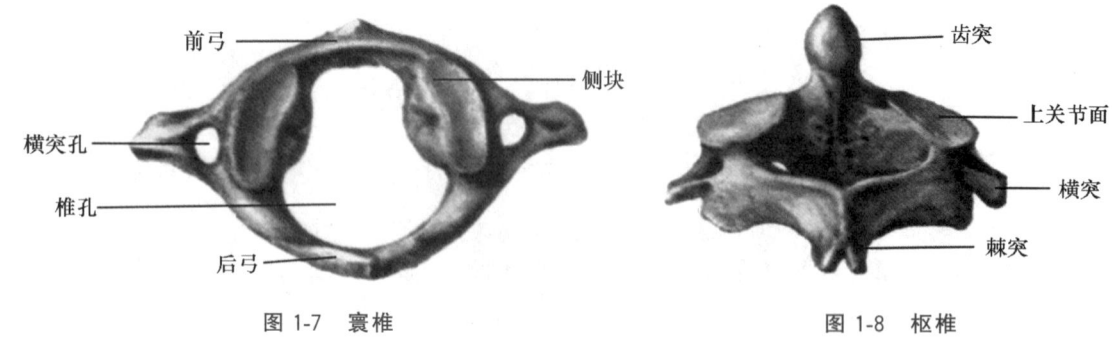

图 1-7 寰椎

图 1-8 枢椎

2）胸椎。椎体从上至下逐渐变大，椎体两侧和横突末端有肋凹，棘突细长，斜向后下方，呈叠瓦状排列。

3）腰椎。椎体较大，棘突宽而短，呈板状水平后伸，棘突间隙较宽（图 1-9）。

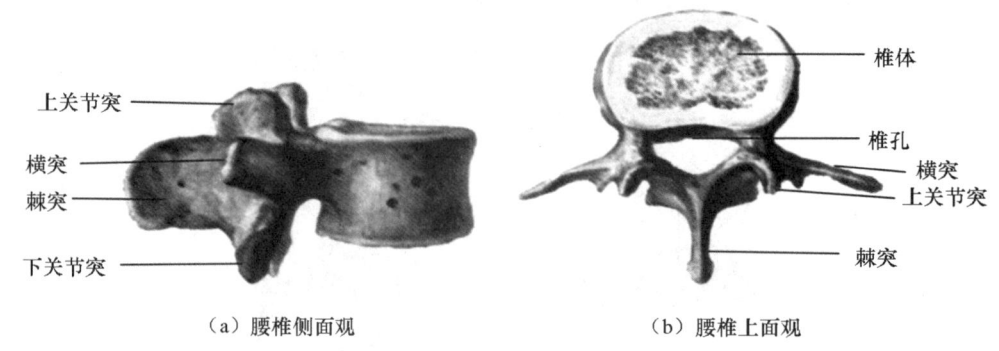

（a）腰椎侧面观

（b）腰椎上面观

图 1-9 腰椎

4）骶骨。呈倒置三角形，底的前缘向前突出称岬，骶骨前面微凹，有 4 对骶前孔；后面正中线上有骶正中嵴，嵴两侧有 4 对骶后孔。骶骨内的纵管称骶管，与骶前孔、骶后孔相通，骶管上连椎管，下端呈三角形裂隙称骶管裂孔。骶管裂孔的两侧向下的突起称骶角，骶角是骶管麻醉时确定进针位置的标志（图 1-10、图 1-11）。

5）尾骨。上接骶骨，下端游离称尾骨尖。

2．胸骨

位于胸前壁正中，自上而下依次为胸骨柄、胸骨体和剑突（图 1-12）。胸骨柄上缘中部微凹称颈静脉切迹。胸骨柄和胸骨体的连结处向前微突称胸骨角，可在体表触及。胸骨角两侧平对第 2 肋软骨，是计数肋骨数目的重要标志。

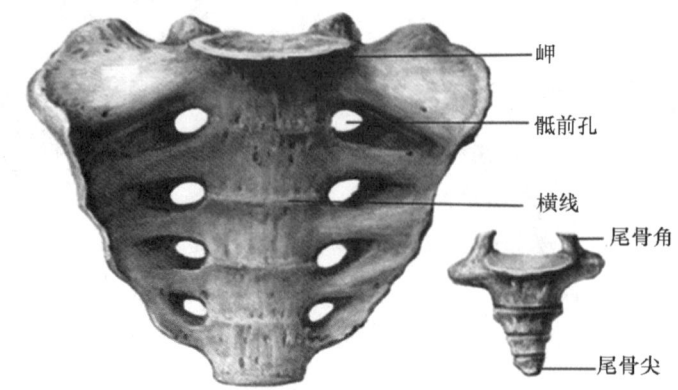

图 1-10 骶骨和尾骨前面观

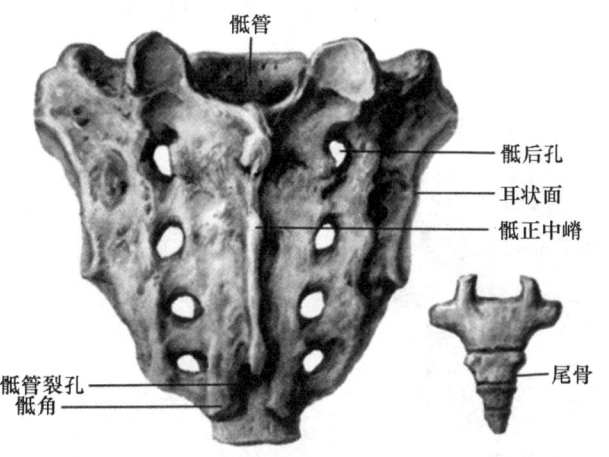

图 1-11　骶骨和尾骨后面观

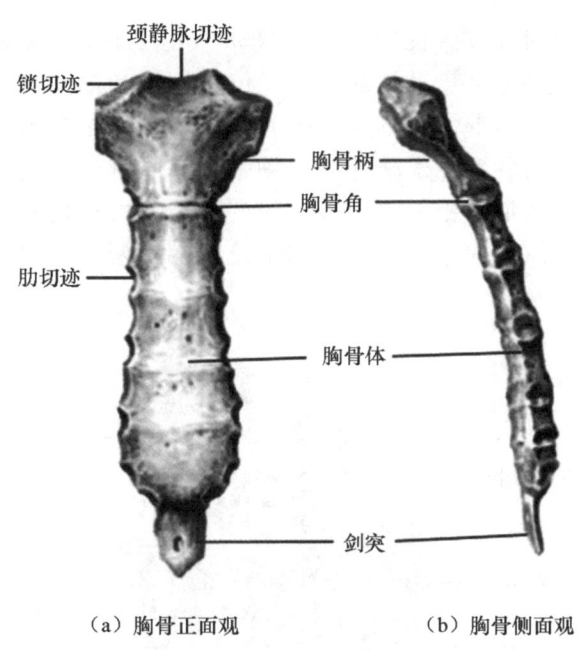

（a）胸骨正面观　　　　　（b）胸骨侧面观

图 1-12　胸骨

3. 肋

由肋骨和肋软骨组成，共 12 对（图 1-13）。肋骨是弓形扁骨，第 1～7 肋前缘连于胸骨，称真肋；第 8～10 肋借助肋软骨与上位肋软骨依次相连形成肋弓，并不直接连结胸骨，故称假肋；第 11～12 肋前端游离，称浮肋。

（二）躯干骨的连结

1. 椎骨的连结

各椎骨之间借椎间盘、韧带和关节相连，形成脊柱。

（1）椎间盘。位于相邻两椎体之间，共有 23 个，成人第 1 和第 2 颈椎之间、骶骨与尾骨之间没有椎间

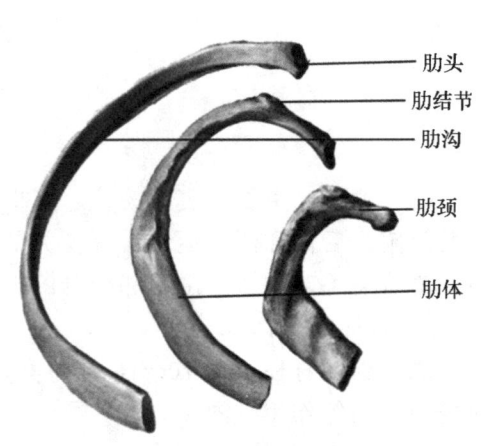

图 1-13　肋骨

盘。椎间盘由外周的纤维环和中央的髓核构成（图 1-14），纤维环后外侧部较薄弱，强力作用下可致纤维环破裂，髓核易突向椎间孔或椎管，会压迫脊神经或脊髓，临床称椎间盘脱出症。

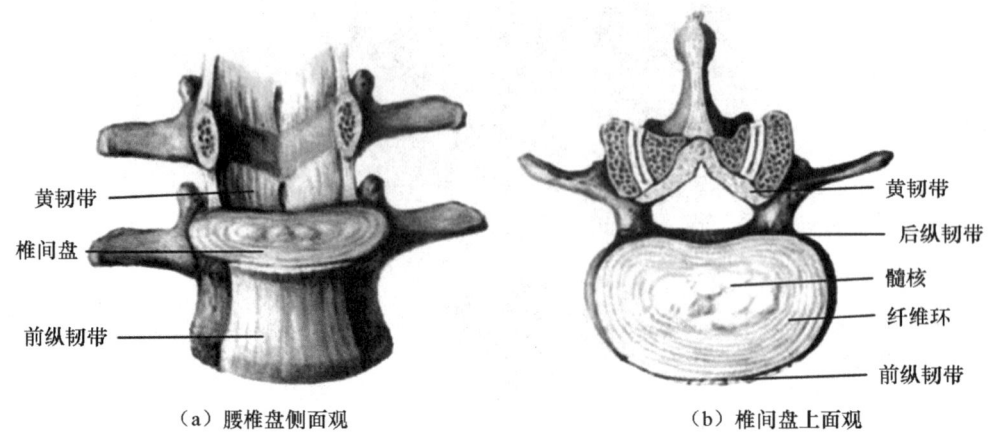

（a）腰椎盘侧面观　　　　　　　　（b）椎间盘上面观

图 1-14　椎间盘

（2）韧带。连结椎骨的韧带包括长韧带和短韧带（图 1-15）。长韧带有前纵韧带、后纵韧带、棘上韧带 3 条。前纵韧带是全身最长的韧带，位于椎体和椎间盘的前面，可限制脊柱过度后伸和椎间盘向前突出；后纵韧带位于椎体和椎间盘的后面，主要限制脊柱过度前屈和椎间盘向正后突出。棘上韧带为连结各棘突末端的纵行韧带，有限制脊柱过度前屈的作用。短韧带有黄韧带、棘间韧带两条。黄韧带为相邻两椎弓板间的连结，由黄色的弹性纤维构成，协助围成椎管后壁，有限制脊柱过度前屈的作用。棘间韧带位于相邻两棘突之间，前接黄韧带，后方移行为棘上韧带。

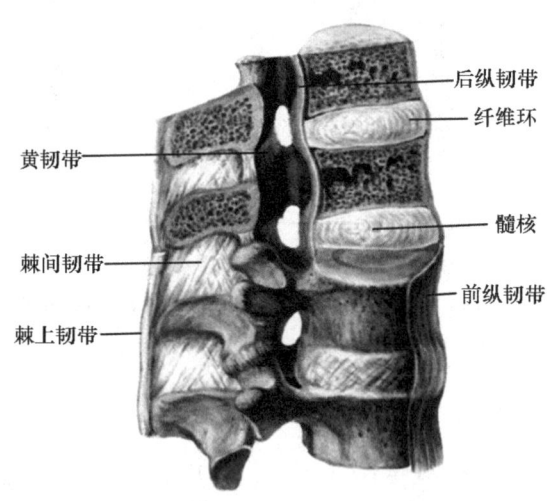

图 1-15　脊柱的韧带

（3）关节。主要有寰枕关节、寰枢关节和关节突关节。寰枕关节由寰椎和枕骨构成，可使头做前俯、后仰和侧屈运动。寰枢关节由寰椎和枢椎构成，以齿突为轴，可连同头部做旋转运动。关节突关节成对，由相邻椎骨的上下关节突构成，只能做轻微滑动。

2. 脊柱的整体观

成年男性脊柱长约 70cm，成年女性的脊柱略短，约 60cm。脊柱可起到支持、保护、运动和缓冲震荡等作用（图 1-16）。

（1）前面观。可见椎体和椎间盘，椎体自上而下依次增大，但骶骨以下又逐渐缩小。这与椎体承载负重密切相关。

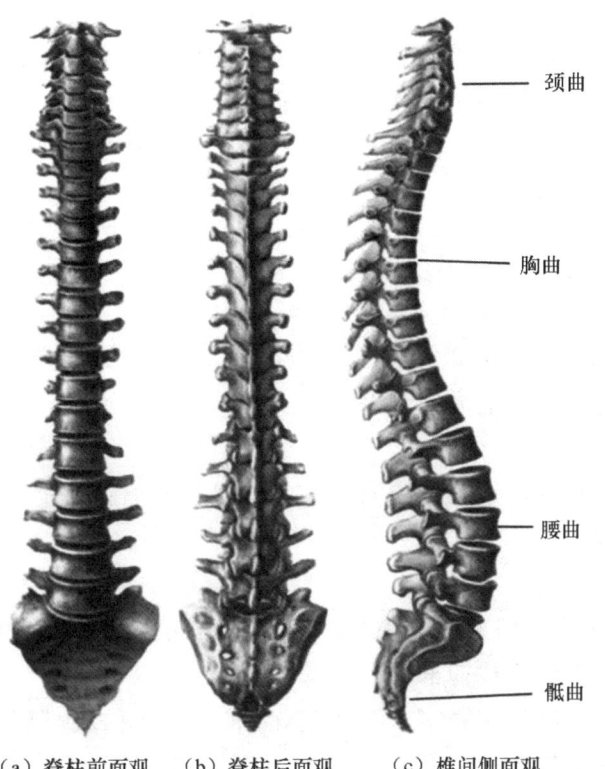

（a）脊柱前面观　（b）脊柱后面观　（c）椎间侧面观

图 1-16　脊柱整体观

（2）后面观。可见棘突纵行排列成一条线。颈椎棘突短，有分叉；胸椎棘突细长，呈叠瓦状排列，斜向后下方；腰椎棘突呈板状，水平伸向后方，棘突间隙较宽。

（3）侧面观。可见脊柱有颈、胸、腰、骶 4 个生理弯曲。其中颈曲、腰曲凸向前，胸曲、骶曲凸向后。这些弯曲增强了脊柱的弹性，可减轻运动时对脑和脏器的冲击和震荡，并维持人体重心稳定。

3. 胸廓

由 12 块胸椎、12 对肋、1 块胸骨借关节、韧带和软骨等连结构成（图 1-17）。构成胸廓的主要关节有肋椎关节和胸肋关节。

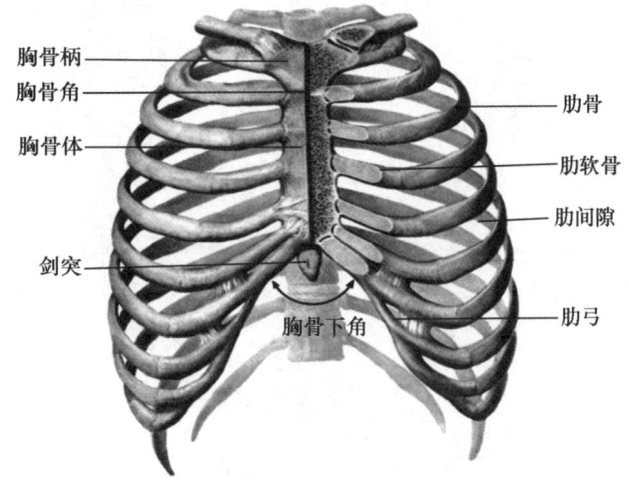

图 1-17　胸廓整体观

成人胸廓整体呈圆锥形，上窄下宽、前后略扁。胸廓上口较小，由胸骨柄上缘、第 1 肋和第 1 胸椎围成，有食管、气管等通过；胸廓下口较宽，由第 12 胸椎、第 12 肋和第 11 肋前端、肋弓和剑突围成。两侧肋弓在中线构成胸骨下角。相邻两肋之间的间隙称肋间隙。胸廓有保护、支持功能，还参与呼吸运动。

三、颅骨及其连结

（一）颅的分部与组成

颅位于脊柱上方，分脑颅和面颅两部分。

1. 脑颅骨

位于颅后上部，由 8 块骨组成。不成对的包括额骨、筛骨、蝶骨和枕骨；成对的包括颞骨和顶骨。它们共同围成颅腔。

2. 面颅骨

位于颅前下部，共 15 块，成对的有鼻骨、泪骨、颧骨、腭骨、下鼻甲及上颌骨，不成对的有犁骨、下颌骨和舌骨。它们形成面部的骨性基础。

下颌骨分一体两支：下颌体呈蹄铁形，位于前部，上缘构成牙槽弓，有容纳下牙根的牙槽，下颌体前外侧面有一对颏孔；下颌支后缘与下颌体相交处，称下颌角，于体表可以触及。下颌支内有下颌孔，借下颌管与颏孔相通。

（二）颅的整体观

1. 颅顶面观

颅盖各骨借缝紧密连结。额骨与两顶骨间形成冠状缝；两侧顶骨间形成矢状缝；两侧顶骨与枕骨间形成人字缝。在新生儿颅盖骨之间尚存留未完全骨化的结缔组织膜，称为囟。位于额骨与两顶骨之间的为前囟，于 1.5 岁左右闭合；位于两顶骨与枕骨之间的为后囟，出生后不久即闭合（图 1-18）。

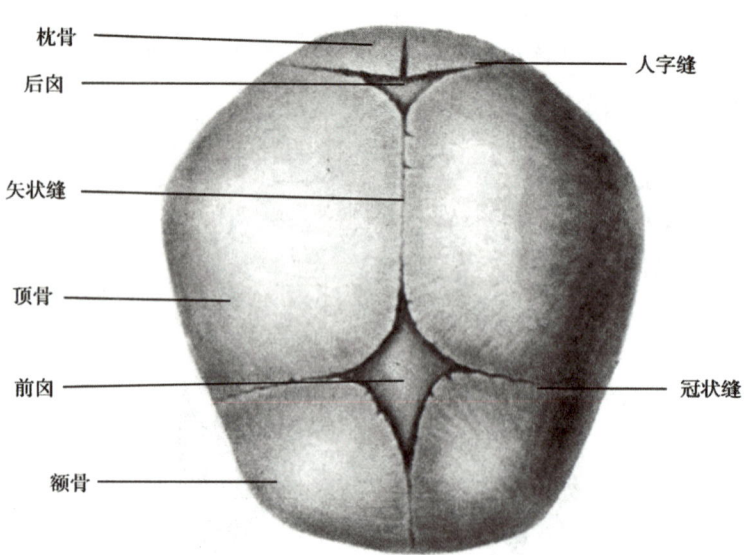

图 1-18　新生儿颅顶面观

2. 颅底内面观

颅底内面高低不平，呈阶梯状分布，自前向后分别称颅前窝、颅中窝和颅后窝。这些窝中有很多孔和裂，大多与颅底外面相通，为血管、神经穿过的通道，如视神经管、眶上裂、破裂孔、圆孔、卵圆孔、棘孔、枕骨大孔，颈静脉孔等（图 1-19）。

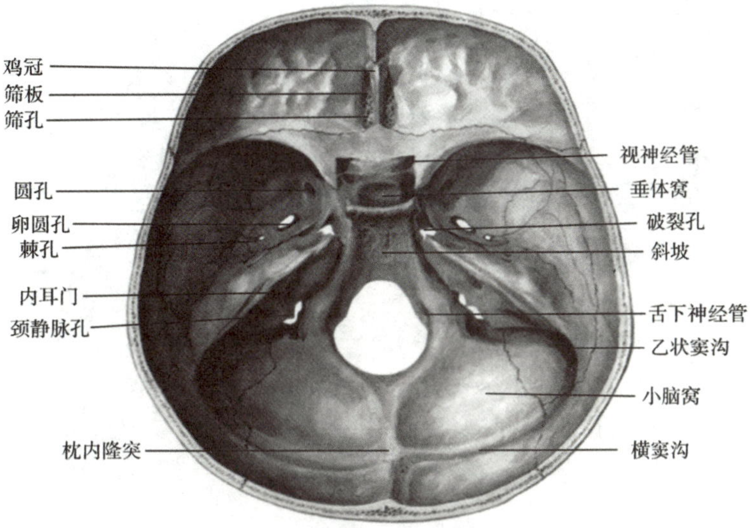

鸡冠
筛板
筛孔
圆孔
卵圆孔
棘孔
内耳门
颈静脉孔
枕内隆突
视神经管
垂体窝
破裂孔
斜坡
舌下神经管
乙状窦沟
小脑窝
横窦沟

图 1-19 颅底内面观

3. 颅底外面观

颅底外面高低不平，分前、后两部分：前部为分隔口腔和鼻腔的水平骨板，称腭骨；后部可见枕骨大孔（图 1-20）。

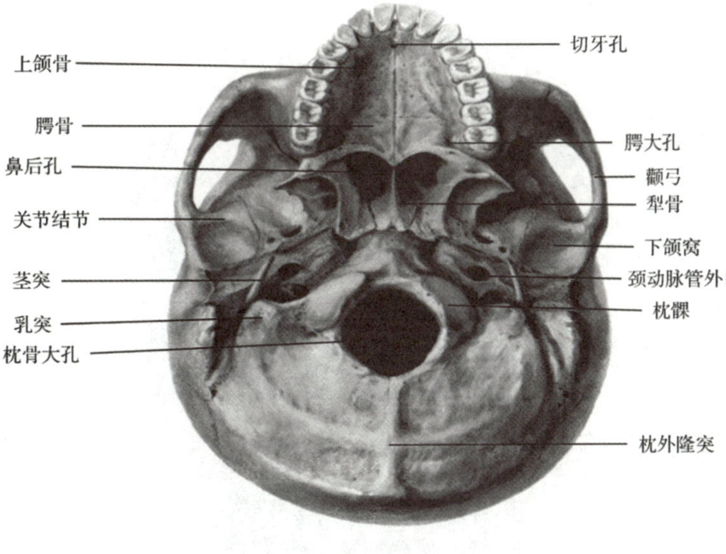

上颌骨
腭骨
鼻后孔
关节结节
茎突
乳突
枕骨大孔
切牙孔
腭大孔
颧弓
犁骨
下颌窝
颈动脉管外口
枕髁
枕外隆突

图 1-20 颅底外面观

4. 颅侧面观

中部有外耳门，外耳门后方为乳突，前方是颧弓，二者在体表可以触及。颧弓的内上方有一浅窝，称颞窝。颞窝前下部在额、顶、颞和蝶骨会合处构成“H”形的缝，横沟处称翼点。此处骨质薄弱，其内面有脑膜中动脉前支通过，故外伤骨折时，易伤及该血管，引起颅内出血（图 1-21）。

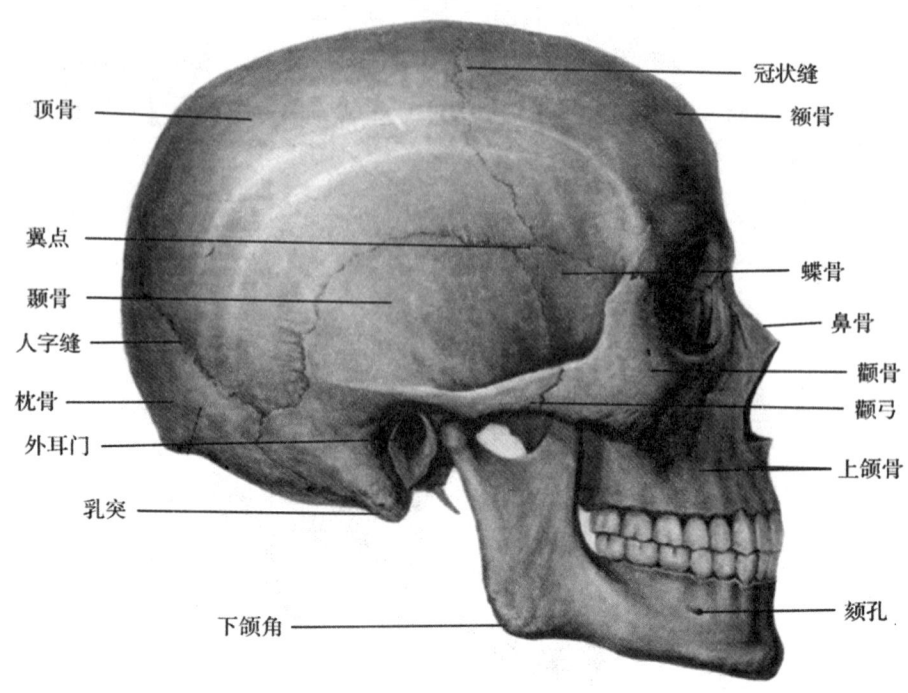

图 1-21　颅侧面观

5. 颅前面观

主要有眶和骨性鼻腔。眶容纳眼球及附属结构。骨性鼻腔位于面颅中央，骨性鼻中隔把骨性鼻腔分为左右两半。鼻腔外侧壁由上而下有 3 个突起的骨片，称上、中、下鼻甲；每个鼻甲下方为相应的鼻道，分别称上、中、下鼻道。骨性鼻窦为相应颅骨内含气的空腔，有额窦、筛窦、蝶窦和上颌窦，位于鼻腔周围并开口于鼻道（图 1-22）。

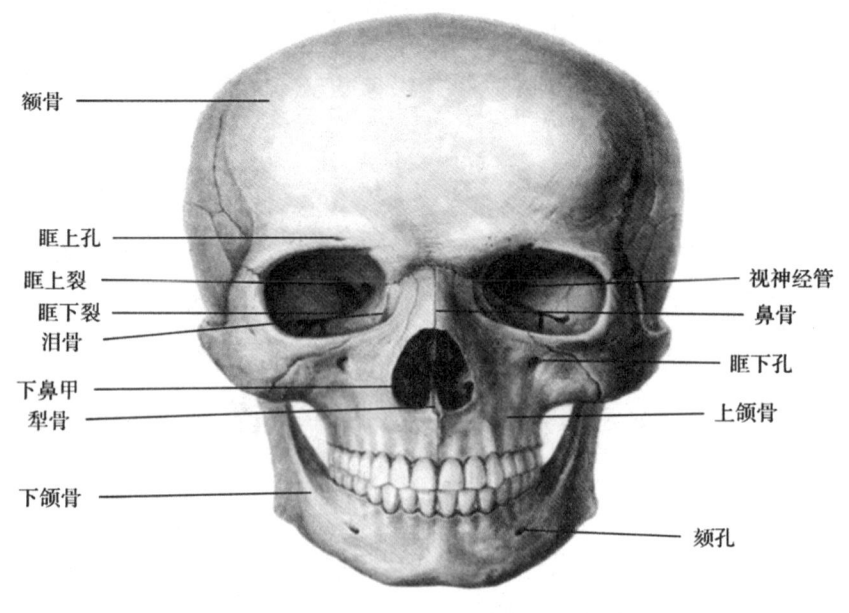

图 1-22　颅前面观

（三）颅骨的连结

颅骨之间多以直接连结相连，只有下颌骨与颞骨借关节相连。

颞下颌关节由下颌骨的下颌头与颞骨的下颌窝及关节结节组成（图 1-23），关节囊松弛，前部较轻薄，易向前下方脱位，关节腔内有关节盘。两侧颞下颌关节同时运动可使下颌骨上、下、左、右及前、后移动。

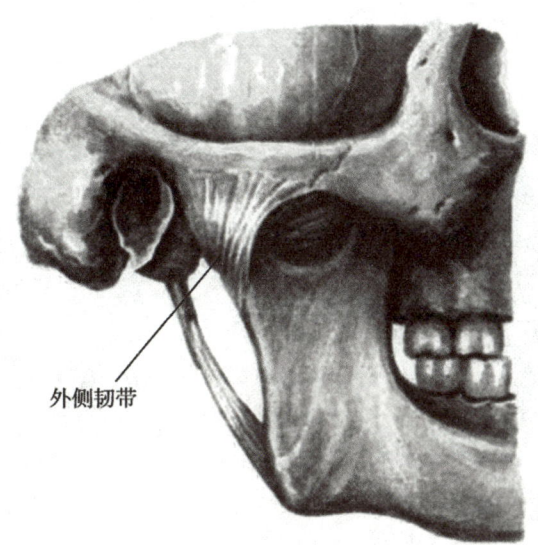

外侧韧带

图 1-23　颞下颌关节

四、四肢骨及其连结

（一）上肢骨及其连结

1. 上肢骨

分为上肢带骨（锁骨和肩胛骨）和自由上肢骨（肱骨、桡骨、尺骨、腕骨和手骨），共计64块。

（1）锁骨。横架于颈胸交界处，全长均可触及。锁骨呈"∽"型，分一体、两端，即中间部分的锁骨体，以及内侧粗大的胸骨端、外侧扁平的肩峰端。内侧2/3凸向前，外侧1/3凸向后（图1-24）。因锁骨位置表浅，故容易发生骨折。锁骨骨折多发生于中、外1/3交界处。

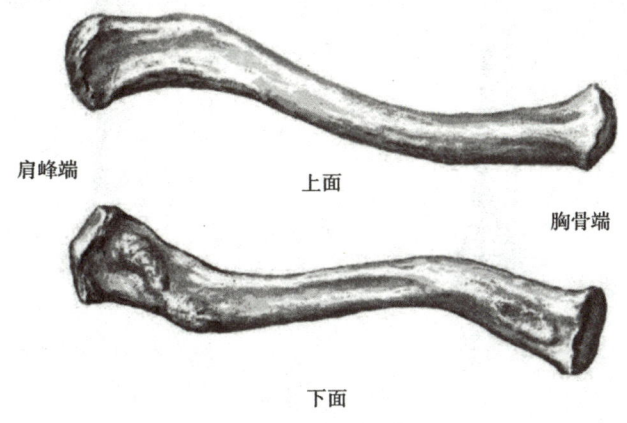

肩峰端　　　　　　　　上面　　　　　　　　　　胸骨端

下面

图 1-24　锁骨

（2）肩胛骨。位于胸廓后面外上方，为三角形扁骨，可分两面、三角和三缘（图1-25）。腹侧面微凹称肩胛下窝，背侧面中上部有一横向骨嵴称肩胛冈，肩胛冈上方和下方的浅窝分别称冈上窝和冈下窝。肩胛冈向外侧伸出的突起称肩峰，是肩部的最高点。肩胛骨外侧角膨大，称关节盂。肩胛骨上缘的外侧有一弯曲的指状突起，称喙突；内侧缘朝向脊柱，又称脊柱缘；外侧缘因近腋窝，又称腋缘。肩胛骨上角和下角分别平对第 2 肋和第 7 肋，在体表易触及，为背部计数肋骨数目的重要标志。

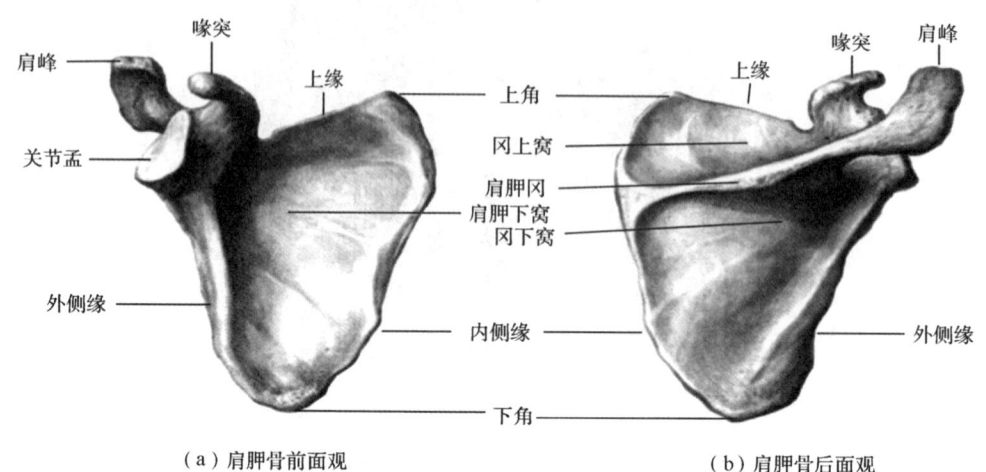

（a）肩胛骨前面观　　　　　　　　　　　（b）肩胛骨后面观

图 1-25　肩胛骨

（3）肱骨。位于臂部，为典型的长骨。上端是半球形的肱骨头，朝向内后上方，与关节盂相关节。肱骨上端与体交界处稍细，称外科颈，此处较易发生骨折。肱骨体中部外侧有三角肌粗隆，是三角肌的附着部位。肱骨后面中部有一从内上斜向外下的浅沟，称桡神经沟。肱骨下端扁平，外侧部前面有半球状的肱骨小头，内侧部有滑车状的肱骨滑车。肱骨下端内、外侧各有一突起，分别称内上髁和外上髁。内上髁后下方有一浅沟，称尺神经沟（图 1-26）。

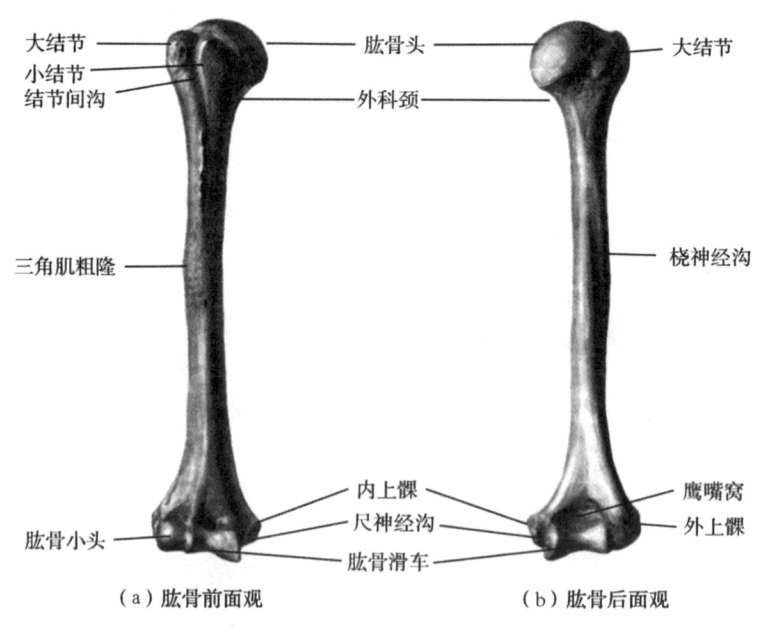

（a）肱骨前面观　　　　　　　　　　　（b）肱骨后面观

图 1-26　肱骨

（4）桡骨。位于前臂外侧。上端圆柱状，称桡骨头，与肱骨小头相关节；下端粗大，外侧向下突出，称桡骨茎突（图 1-27）。

（5）尺骨。位于前臂内侧。上端粗大，前面有一半月形深凹，称滑车切迹，与肱骨滑车相关节；切迹后上方的突起称鹰嘴。下端为尺骨头，尺骨头后内侧的突起称尺骨茎突（图 1-27）。

（6）手骨。包括 8 块腕骨、5 块掌骨和 14 块指骨。8 块腕骨排成近侧、远侧两列。从桡侧向尺侧依次是近侧列的手舟骨、月骨、三角骨、豌豆骨；远侧列是大多角骨、小多角骨、头状骨和钩骨（图 1-28）。

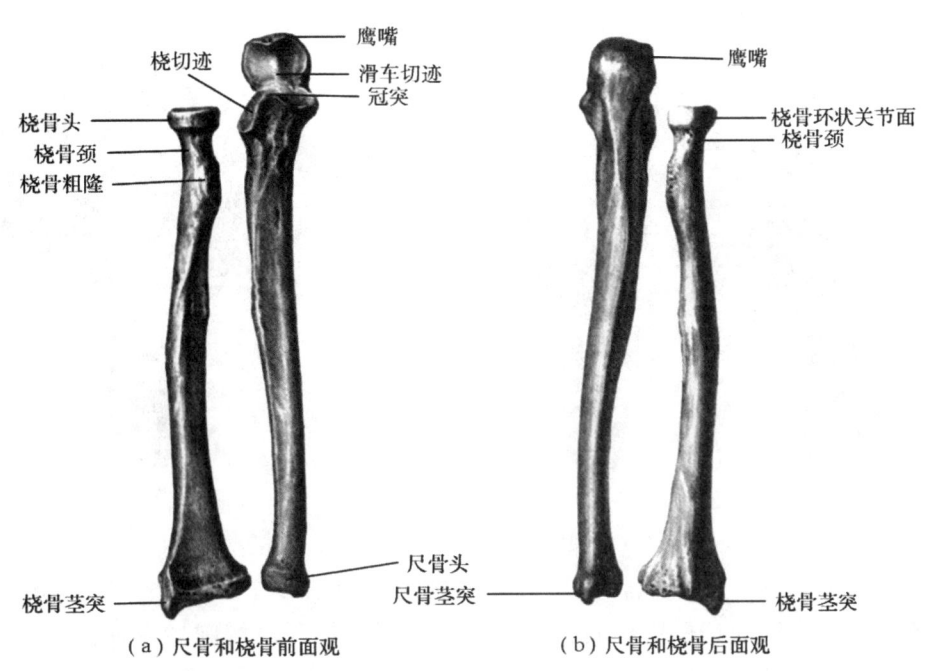

（a）尺骨和桡骨前面观　　　　（b）尺骨和桡骨后面观

图 1-27　尺骨和桡骨

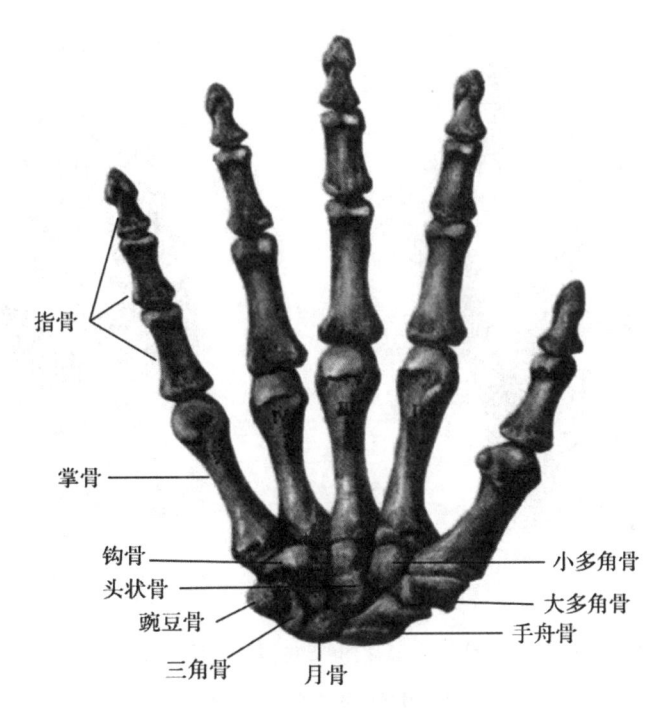

图 1-28　手骨前面观

2. 上肢骨的连结

（1）胸锁关节。是上肢与躯干连结的唯一关节，由锁骨内侧端、胸骨的锁切迹及第 1 肋软骨连结构成，关节内有关节盘，将关节腔分成两部分。该关节能使锁骨做多向小幅度运动。

（2）肩关节。由肱骨的肱骨头和肩胛骨的关节盂构成。肱骨头大，关节盂小而浅，是人体最灵活的关节（图 1-29）。关节囊薄而松弛，囊内有肱二头肌长头腱通过。关节囊前方、后方和上方有肌腱和韧带加强，下方最薄弱，易发生前下方脱位。肩关节可做屈伸动作，如跑步时背后摆臂或扩胸运动；内收外展动作，如双臂平举哑铃；旋内旋外动作，如掷铁饼前的预摆；环转动作，如跳绳时抢臂。

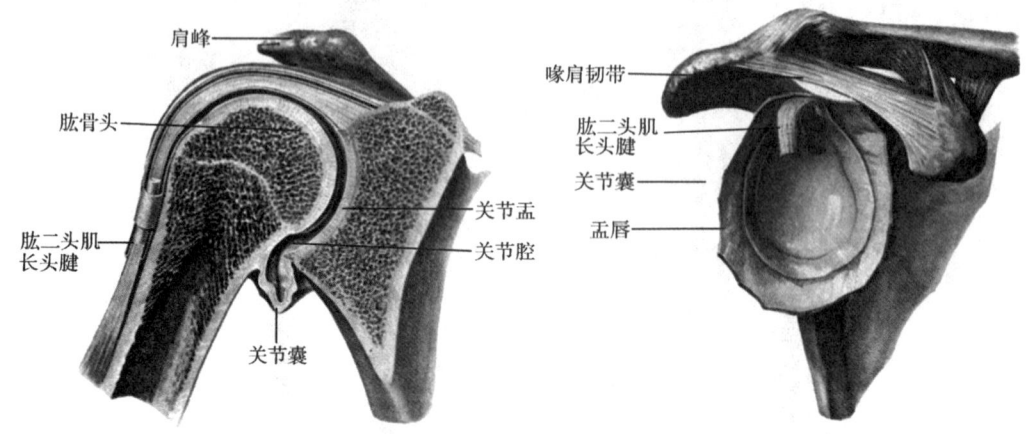

图 1-29　肩关节

（3）肘关节。由肱骨下端和桡骨、尺骨上端构成，包括 3 个关节：肱尺关节、肱桡关节、桡尺近侧关节。关节囊的前、后壁薄弱，两侧有桡侧副韧带和尺侧副韧带加强。尺骨鹰嘴和肱骨内、外上髁在肘关节伸直时连成一条直线，屈肘 90°时三点连成一等腰三角形，称肘后三角。当肘关节发生脱位或前臂骨折时，三点位置关系亦发生改变（图 1-30）。

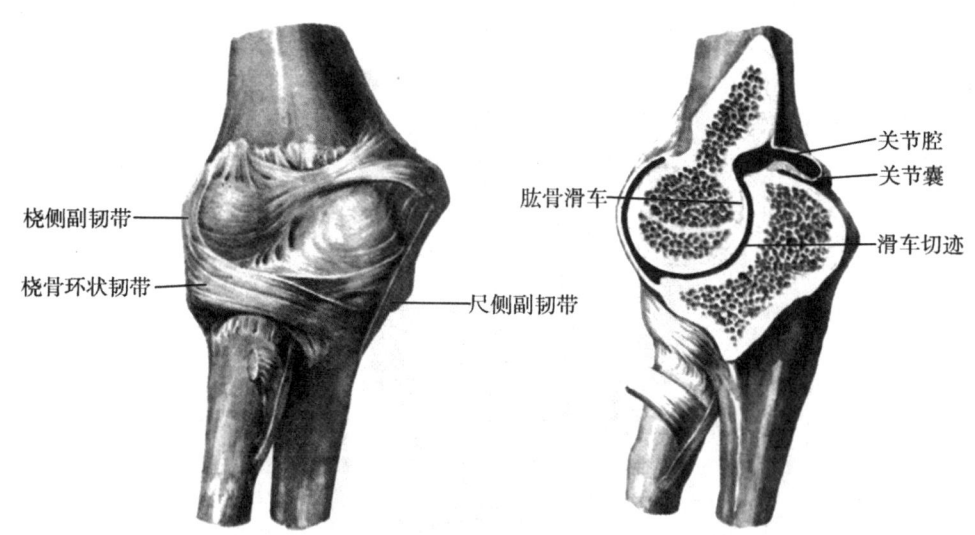

图 1-30　肘关节

（4）桡腕关节。亦称腕关节，由桡骨下端和尺骨头下方的关节盘与掌骨近侧面组成的关节头共同构成，周围有韧带加强。桡腕关节可做屈、伸、内收、外展和环转运动。

（二）下肢骨及其连结

1. 下肢骨

包括下肢带骨（髋骨）和自由下肢骨（股骨、髌骨、胫骨、腓骨和足骨），共 62 块。

（1）髋骨。位于躯干两侧，左右各一，由髂骨、耻骨、坐骨融合而成。髋骨外侧 3 骨会合形成的深窝，称髋臼；下部有一大孔，称闭孔。髂骨的上缘称髂嵴。两侧髂嵴最高点的连线平对第 4 腰椎棘突。髂嵴前端有髂前上棘、髂前下棘；髂嵴后端为髂后上棘、髂后下棘。髂骨内面的浅窝，称髂窝；髂窝下界有圆钝骨嵴称弓状线；弓状线向前下延续为耻骨梳，终于耻骨结节。坐骨后方有锐利突起称坐骨棘；坐骨棘的上方和下方分别有坐骨大切迹和坐骨小切迹；坐骨后下部的粗糙隆起为坐骨结节，为坐位时最低点（图1-31、图1-32）。

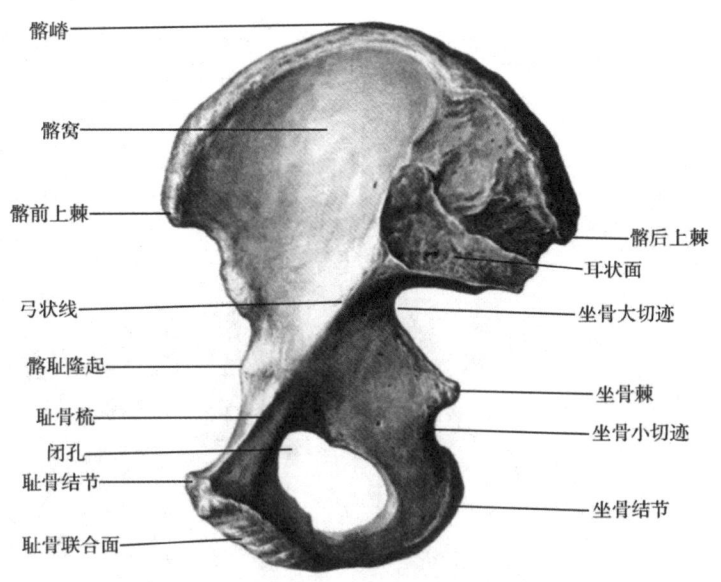

图 1-31　髋骨内面观

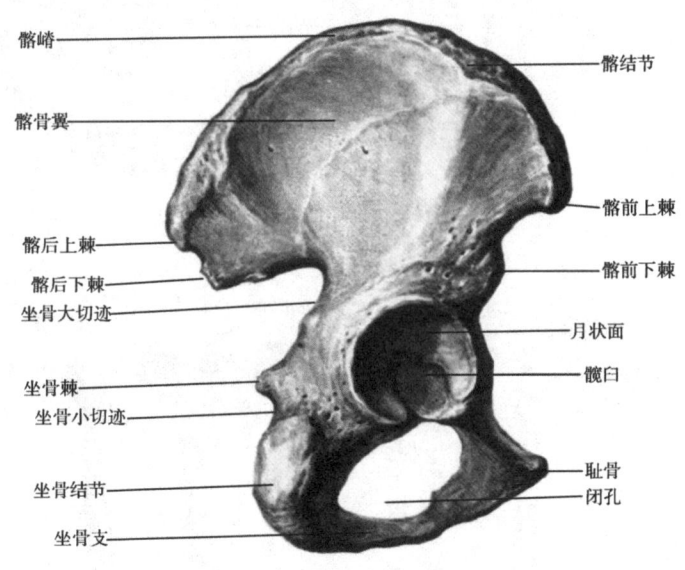

图 1-32　髋骨外面观

（2）股骨。位于下肢，是人体最长的骨，长度约为身高的1/4。股骨上端有朝向内上方的股骨头，头上有股骨头凹，头下有股骨颈、大转子和小转子。股骨体上端后面有粗糙的臀肌粗隆。下端膨大，有两个向后的突起为内侧髁和外侧髁，两髁之间的深窝称髁间窝，两髁的前方有髌面（图1-33）。

（3）髌骨。是人体最大的籽骨，呈三角形，位于膝关节的前面，包在股四头肌腱内，可在体表触及（图1-34）。

（4）胫骨。位于小腿内侧，是小腿的主要负重骨。胫骨上端膨大，向两侧突出形成内侧髁和外侧髁；两髁之间称髁间隆起。上端稍下方的前面有一隆起称胫骨粗隆。胫骨体呈三棱柱

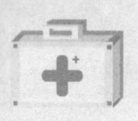

状，较锐的前缘可在皮下触及。下端内下方的突起称内踝（图1-35）。

（5）腓骨。位于小腿外侧，上端稍膨大称腓骨头，头下方稍细为腓骨颈，下端的外侧有一膨大突起称外踝（图1-35）。

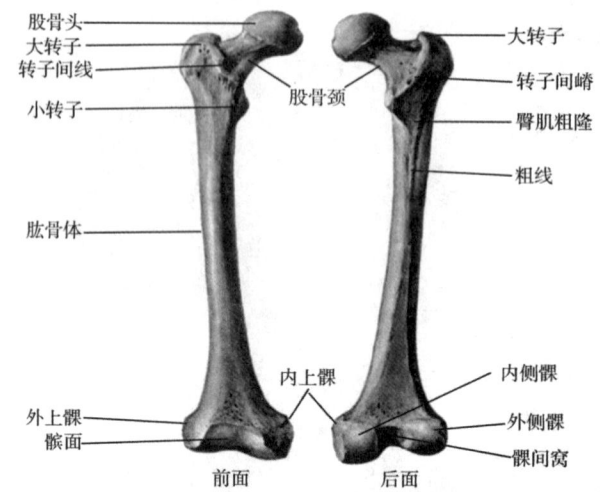

图 1-33 股骨

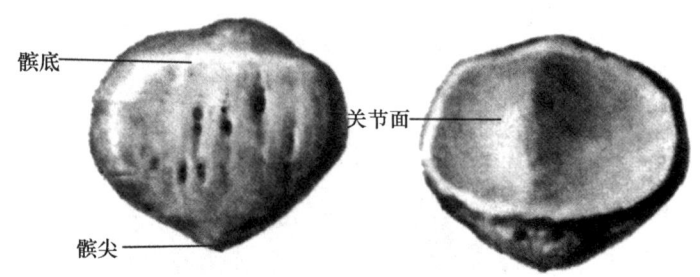

图 1-34 髌骨

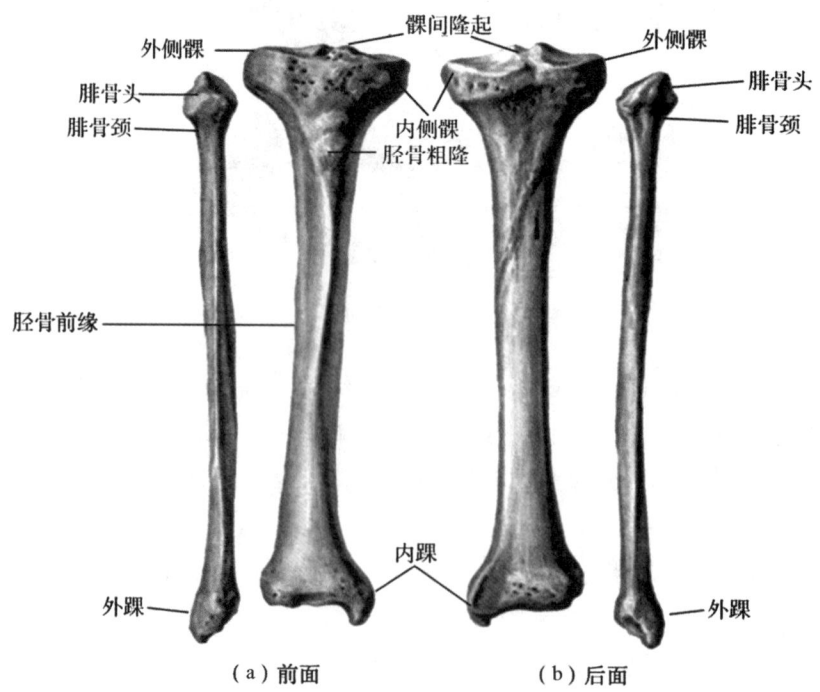

图 1-35 胫骨和腓骨

（6）足骨。包括7块跗骨、5块跖骨、14块趾骨。跗骨属于短骨，从内向外依次为距骨、跟骨、骰骨、足舟骨；其远端为3块楔骨（图1-36）。

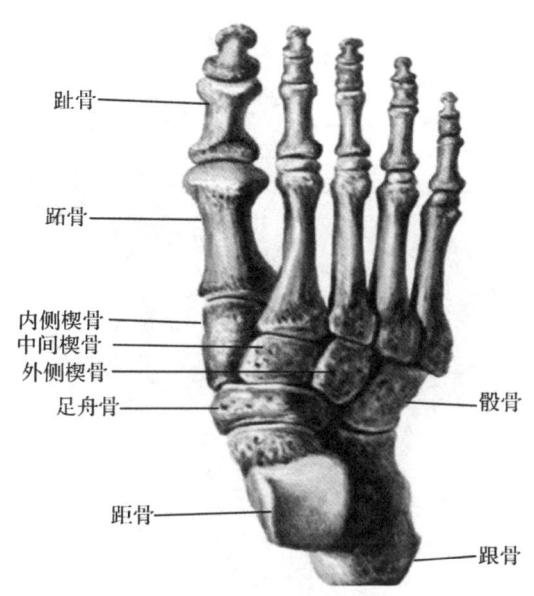

图1-36 足骨

2. 下肢骨的连结

（1）骨盆。由两侧髋骨与骶骨和尾骨连结而成，分为居前上方的大骨盆和后下方的小骨盆。两者以由骶骨岬向两侧经弓状线、耻骨梳、耻骨结节至耻骨联合上缘连结而成的环形线为界限。

小骨盆有上、下两口。上口即上述界线，下口由尾骨尖、骶结节韧带、坐骨结节、耻骨弓和耻骨联合的下缘围成。小骨盆上、下口之间为骨盆腔。两侧坐骨支与耻骨下支连成耻骨弓，它们之间的夹角称为耻骨下角。骨盆有性别差异，男性骨盆长而窄，上口小，近似桃形。女性骨盆短而宽，上口近似圆形（图1-37）。女性骨盆的特点有利于妊娠及胎儿娩出。骨盆具有支持体重和保护盆腔脏器的作用。

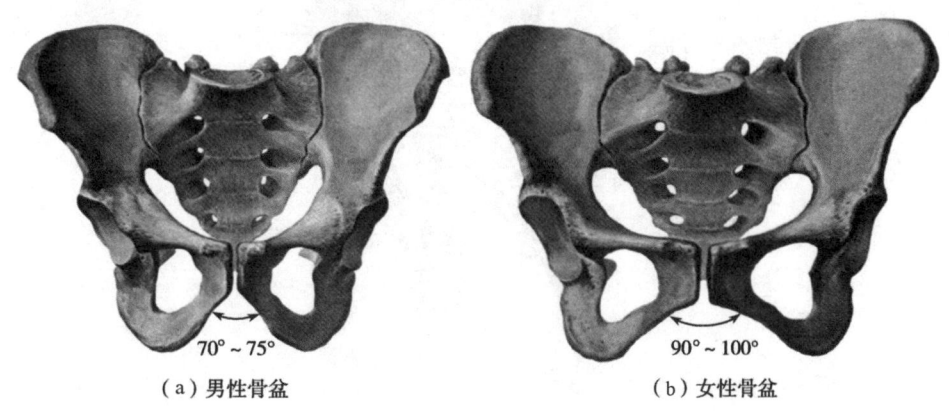

图1-37 男女性骨盆

（2）髋关节。由髋臼和股骨头构成（图1-38）。髋臼窝深，股骨头几乎全部纳入髋臼内。关节囊紧张而坚韧，周围有韧带加强。前方强韧的髂股韧带限制髋关节过度后伸并维持站立姿势。关节囊后下部薄弱，股骨头易向此脱位。关节腔内有股骨头韧带，连于股骨头凹与髋臼横

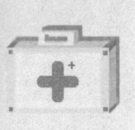

韧带之间，内有滋养股骨头的血管。髋关节可做屈、伸、内收、外展、旋转和环转运动。厚而紧的关节囊和强劲的韧带等结构使髋关节稳固性强，适应承重和行走功能。

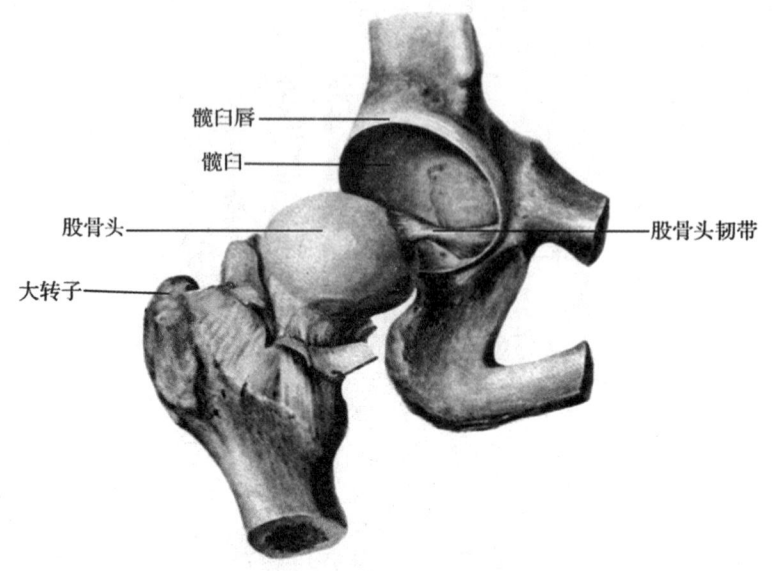

髋臼唇———
髋臼———
股骨头———
大转子———
———股骨头韧带

图 1-38　髋关节

（3）膝关节。由股骨内、外侧髁，胫骨内、外侧髁和髌骨构成，是人体最复杂的关节。关节囊薄而松弛，前面有髌韧带，两侧有腓侧副韧带、胫侧副韧带加强（图 1-39）。关节囊内有前、后交叉韧带，可防止胫骨向前、后移位和过度的屈伸。关节囊内还有内、外侧两个纤维软骨构成的半月板，内侧较大，呈"C"形，外侧较小，近似"O"形（图 1-40）。半月板有缓冲压力、增强关节稳定性的作用。膝关节主要做屈伸运动，在半屈位时，还可轻度旋转运动。

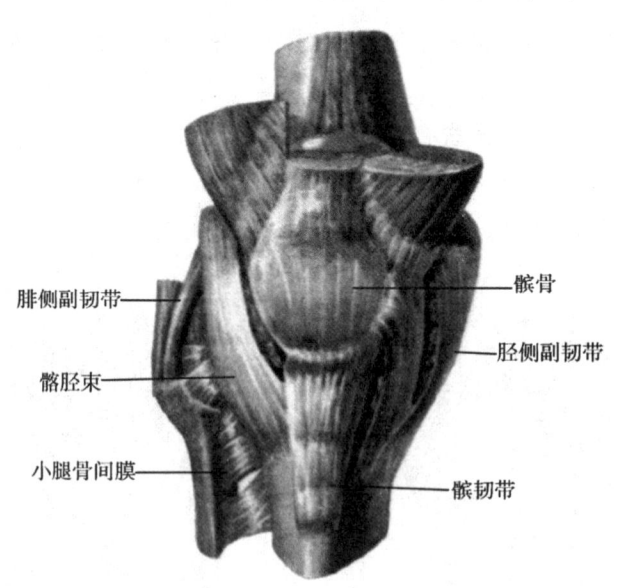

腓侧副韧带———
髂胫束———
小腿骨间膜———
———髌骨
———胫侧副韧带
———髌韧带

图 1-39　膝关节前面观

（4）距小腿关节。又称踝关节，由胫骨下端、腓骨下端与距骨构成。其关节囊附着于各关节面的周围，前、后壁薄而松弛，两侧有韧带加强。由于外侧韧带远比内侧韧带分散而薄弱，故过度内翻时易损伤外侧韧带。

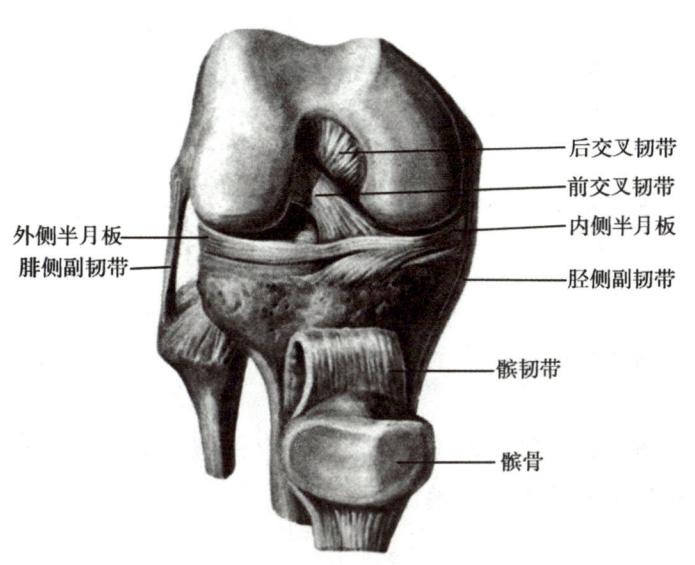

外侧半月板 —
腓侧副韧带 —

后交叉韧带
前交叉韧带
内侧半月板
胫侧副韧带

髌韧带

髌骨

图 1-40　膝关节内部结构

踝关节能做伸（背屈）和屈（跖屈）运动，轻度的外展、内收运动；与跗骨间关节协同作用时，还可使足内翻和外翻（脚心向内或外）。

（5）足弓。足弓是足骨借关节和韧带连结而成的凸向上的弓。足弓具有弹性，与椎间盘、脊柱的生理弯曲等构成缓冲系统，在行走和跳跃时可缓冲震荡保护脑。同时足弓还可保护足底的血管和神经免受压迫。当足弓结构发育不良或损伤时，足弓不明显或没有，称扁平足。

五、骨性标志与护理应用

骨性标志在确定解剖部位或某些重要结构的体表投影时往往有重要指导意义。位于体表的许多骨性隆起，其表面覆盖的软组织相对较薄，有些部位仅覆以皮肤与极薄的浅筋膜，这些部位往往是压（褥）疮的好发部位，在临床护理中应予以重视。

（一）头颈部

1. 眉弓

眉弓位于眶上缘的上方、额结节的下方，呈一弓状隆起，此处皮肤长有眉毛。眉弓内侧份的深面有额窦。

2. 下颌角

下颌角位于下颌体下缘与下颌支后缘相交处，下颌角位置微向外突出，骨质较薄弱，是下颌骨骨折的好发部位之一。

3. 颧弓

颧弓位于耳屏与眶下缘连线上，颧弓下缘与下颌切迹之间的半月形中点，为咬肌神经封闭及上、下颌神经阻滞麻醉的进针点。颧弓是颌面部骨折的好发部位。

4. 枕外隆凸

枕外隆凸是位于枕骨外面中部的一个隆起，其内为窦汇（属硬脑膜窦的一部分）。

5. 乳突

乳突位于耳郭后下方，呈乳头状突起，乳突根部深面相当于乙状窦（属硬脑膜窦的一部分）。

27

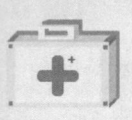
6．颈动脉结节

颈动脉结节即第 6 颈椎横突前结节，颈总动脉行经其前方，在胸锁乳突肌前缘中点，即环状软骨弓处，向后压迫，可阻断颈总动脉的血流。

7．舌骨

沿颈部前正中线自下颌体下缘向下触摸到的第一个骨性结构即舌骨。

（二）胸部

1．颈静脉切迹

颈静脉切迹是位于胸骨柄上缘中份的凹陷或切迹，平对第 2～3 胸椎。

2．胸骨角

胸骨角是胸骨柄与体连接处微向前突起的角，在体表易触及。胸骨角两侧平对第 2 肋，是计数肋的重要标志，该角平对第 4 胸椎椎体下缘。

3．剑突

剑突位于胸骨的下部，细长，上接胸骨体，称"剑胸结合"，上端两侧与第 7 肋软骨相接，下端游离。

4．锁骨

锁骨呈"～"形弯曲，架于胸廓前上方，全长在皮下均可触及，其外、中 1/3 交界处下方有一凹陷，为"锁骨下窝"，该窝深处有腋动脉、腋静脉和臂丛穿过，并在其内下方深按可触及肩胛骨的喙突。

5．肋与肋间隙

在锁骨下方触及的第 2 肋（第 1 肋被锁骨和肌肉掩盖），依次向下可触及各肋和肋间隙。相邻肋之间的间隙称"肋间隙"。肋和肋间隙可作为胸腔脏器的定位标志。

6．肋弓

肋共有 12 对，第 1～7 肋的前端均与胸骨相连结，称"真肋"。第 8～12 肋前端不与胸骨直接连结，称"假肋"。其中，第 8～10 肋前端借肋软骨与上位肋软骨依次相连，形成肋弓。肋弓从剑突两侧由内上斜向外下，肋弓最低点向后对第 3 腰椎。

7．剑肋角

剑肋角是剑突与肋弓间的夹角。左侧剑肋角是心包穿刺常用的进针部位之一。

（三）腹部与盆部

1．耻骨联合上缘

耻骨联合上缘是自脐部向下沿前正中线可触及的第一个骨性结构，该部位男、女性均长有阴毛。

2．耻骨嵴

耻骨嵴是位于耻骨联合上缘至耻骨结节间的粗糙骨面。

3．耻骨结节

阴阜部最外侧的骨点在耻骨联合外侧约 2.5cm 处，其外上方有腹股沟管外口，该结节外下方 3.0～4.0cm 处有隐静脉裂孔（卵圆窝）。

4．髂嵴和髂前上棘、髂后上棘

髂骨上缘从上面观察呈"～"形，称为"髂嵴"，其前端向前下方突出，为髂前上棘，有腹股沟韧带附着；髂嵴后端突向后下方称为"髂后上棘"，有骶结节韧带等附着。两侧髂嵴最高点连线平对第 4 腰椎棘突。

5. 髂结节

髂骨翼上缘分为内侧唇和外侧唇，距髂前上棘 5.0～7.0cm 处外侧唇向外突出，称"髂结节"，是盆部最外侧骨点。

6. 坐骨结节

坐骨上、下支移行处下后部，骨质粗糙肥厚，称坐骨结节，为盆部最低点，股二头肌、半腱肌、半膜肌及骶结节韧带附着于该结节上。

7. 尾骨尖

尾骨呈三角形，底向上与骶椎相接，尖向下，位于肛管后方，有肛尾韧带附着。

（四）脊柱区（背部）

1. 棘突

棘突恰位于后正中线上；第 7 颈椎棘突较长，低头时尤为明显，常作为辨认椎骨序数的标志；胸椎棘突斜向后下；腰椎棘突呈水平位，弯腰时棘突间隙加大，多以此姿势进行椎管穿刺；骶骨棘突融合成骶正中嵴。

2. 骶管裂孔和骶角

沿骶正中嵴向下，第 4、第 5 骶椎背面与尾骨围成的孔为骶管裂孔，是椎管的下口，裂孔两侧向下的突起为骶角，易于触及，是骶管麻醉时进针定位标志。

3. 肩胛冈

肩胛冈是位于肩胛骨背面高耸的横行骨嵴，两侧肩胛冈内侧端的连线平对第 3 胸椎棘突。

4. 肩胛骨下角

肩胛骨下角呈锐角，由肩胛骨的内、外侧缘会合而成。两侧肩胛下角的连线平对第 7 肋或第 7 肋间隙。

（五）上肢

1. 肩峰

肩峰为肩胛冈向外延伸的扁平突起，是肩部最高骨点。

2. 喙突

喙突是肩胛骨上缘外侧端的一个突起，在锁骨中、外 1/3 交界处的下方 2.5cm 处向后外方按压可触及。

3. 肱骨大、小结节

肱骨大、小结节为肱骨头外侧和前方的突起，肱骨大结节是肩部最外侧的骨点。

4. 肱骨内、外上髁

肱骨内、外上髁是肱骨下端两侧膨出的突起，尺神经沟紧贴肱骨内上髁后面。

5. 鹰嘴

鹰嘴为尺骨上端滑车切迹后上方的突起。

6. 桡骨头

桡骨上端稍膨大，称"桡骨头"，在肘后窝内可触及。

7. 桡骨和尺骨茎突

桡骨和尺骨茎突约平腕中纹的两侧，尺骨茎突比桡骨茎突高 1.0～1.5cm。

（六）下肢

1. 大转子

大转子为股骨颈与股骨体连接处外上侧的方形隆起，位于大腿外侧上部，约在髂结节下方

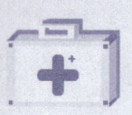

一掌宽处可触及。

2．髌骨

髌骨是人体最大的籽骨，位于膝前部，被髌韧带包绕。

3．股骨内、外上髁和胫骨内、外侧髁

股骨内、外上髁和胫骨内、外侧髁分别为股骨下端和胫骨上端向两侧的突起。

4．胫骨粗隆

胫骨粗隆是胫骨上端内、外侧髁间向前方的隆起，是髌韧带附着部位。

5．腓骨头

平胫骨粗隆外方的突起为腓骨头。

6．内踝和外踝

内踝为胫骨下端的扁突，位于踝关节的内侧；外踝是位于腓骨下端的膨大，呈三角形，位于踝关节的外侧。

第二节　骨骼肌

一、概述

运动系统的肌均为骨骼肌，全身有 600 余块，约占体重的 40％（图 1-41）。每块肌具有一定的形态和结构，并有丰富的血液供应和神经支配，所以均可视为一个器官。

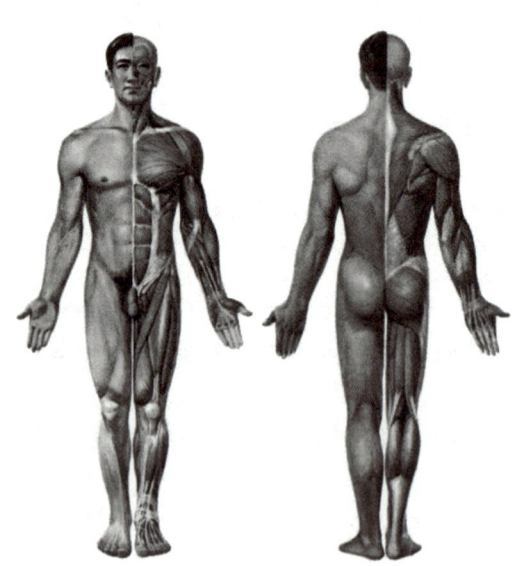

扫一扫

概　述

图 1-41　全身肌的分布

（一）肌的结构

每块骨骼肌都由肌腹和肌腱构成。肌腹由骨骼肌纤维聚集而成，具有收缩功能，是运动系统的动力部分。肌腱主要由致密结缔组织构成，白色，坚韧，无收缩功能，只起力的传递作用。肌多借肌腱附着于骨骼。长肌的肌腱呈条索状；扁肌的肌腱呈膜状，称腱膜（图 1-42）。

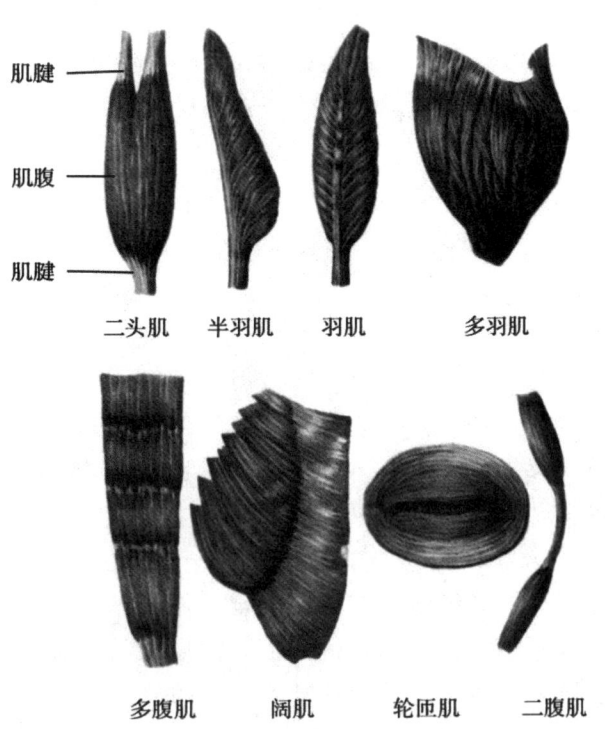

肌腱

肌腹

肌腱

二头肌　半羽肌　羽肌　多羽肌

多腹肌　阔肌　轮匝肌　二腹肌

图 1-42　肌的形态及构造

（二）肌的分类和命名

肌按外形可分为长肌、短肌、扁肌和轮匝肌；按位置可分为头肌、颈肌、躯干肌和四肢肌；按作用可分为屈肌、伸肌、内收肌、外展肌等。肌通常按形态结构、位置或起止等命名。如三角肌、菱形肌是按形状命名的；胸大肌、胸小肌则是按位置和大小综合命名的；胸锁乳突肌则是按起止命名的。

（三）肌的起止和配布

肌通常借两端的肌腱附着于两块或两块以上的骨面，中间跨过一个至几个关节（图 1-43）。收缩时使两块骨相互靠近而产生运动。肌在固定骨上的附着点称起点，通常位于靠近身体正中矢状面或四肢近侧端，或在相对固定骨上；反之为止点。肌收缩时一般是止点向起点靠拢。

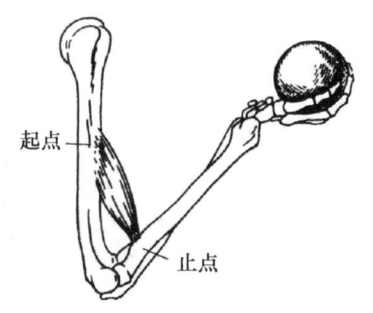

起点

止点

图 1-43　肌的起止点

肌在关节周围的配布与关节的运动密切相关。在每个关节运动轴的两侧，至少配布两群作用相反的肌，称为拮抗肌。共同完成一个动作的多块肌称为协同肌。拮抗肌和协同肌在神经系统的统一调节下互相协调、互相配合，共同完成关节的各种运动。

（四）辅助结构

肌的周围有一些辅助结构，具有保持肌的位置、保护和协调肌活动的作用。

1. 筋膜

分浅、深两种（图 1-44）。浅筋膜（皮下筋膜、皮下脂肪）位于皮下，由疏松结缔组织构成，对肌起保护作用；深筋膜位于浅筋膜深面，由致密结缔组织构成，覆盖在全身肌表面，呈鞘状包裹一块或一群肌，形成筋膜鞘。

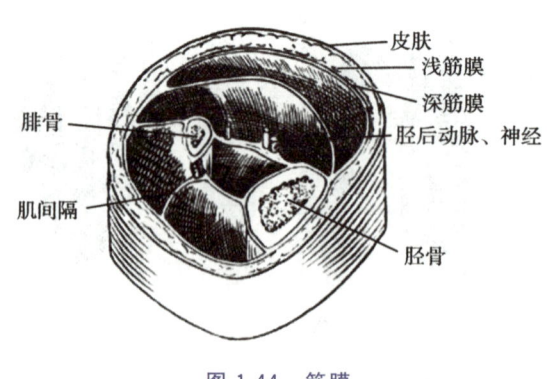

图 1-44　筋膜

皮肤
浅筋膜
深筋膜
胫后动脉、神经
腓骨
肌间隔
胫骨

2. 滑膜囊

是封闭的结缔组织囊，多位于肌腱与骨面相接触处，内有滑液。有的滑膜囊与关节腔相通，以减小两者之间的摩擦，增加运动的灵活性。

3. 腱鞘

包绕肌腱，分为 2 层：外层纤维层，有约束肌腱的作用；内层滑膜层，呈双层套管状。外层贴在纤维层的内面和骨面，内层包在肌腱的外面，两层之间含有少量滑液，有利于肌腱在鞘内滑动。腱鞘存在于腕、踝、手指和足趾等活动度较大的部位。

二、头肌

头肌分为面肌和咀嚼肌两部分（图 1-45）。

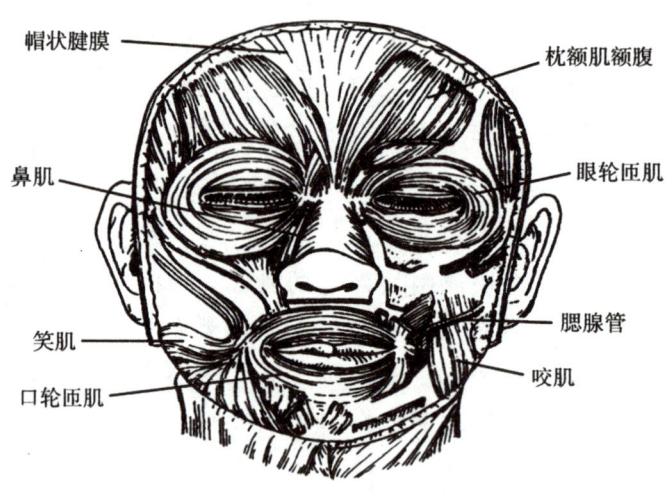

帽状腱膜
枕额肌额腹
鼻肌
眼轮匝肌
笑肌
腮腺管
口轮匝肌
咬肌

图 1-45　头肌前面观

面肌位置表浅，大多起于颅骨，止于面部皮肤，故又称皮肌。面肌收缩时面部皮肤显示出各种表情，故也称表情肌，主要分布于眼、鼻、口等孔、裂周围，如眼轮匝肌和口轮匝肌。

咀嚼肌均位于颞下颌关节周围，主要有咬肌和颞肌，运动颞下颌关节，参与咀嚼运动。

三、颈肌

颈肌分颈浅、颈中、颈深三群，主要包括胸锁乳突肌和舌骨上、下肌群等（图 1-46）。

胸锁乳突肌位于颈部两侧，起自锁骨内侧和胸骨斜向后上止于颞骨乳突，一侧收缩时头向同侧倾斜，面部转向对侧；双侧同时收缩使头后仰。

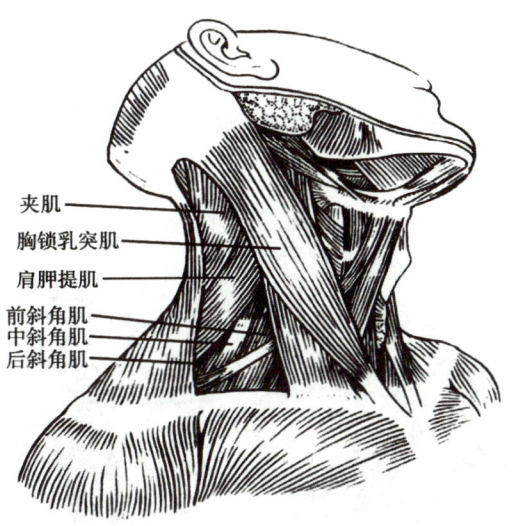

图 1-46 颈肌（右侧）

四、躯干肌

躯干肌包括背肌、胸肌、膈、腹肌和盆底肌。

（一）背肌

背肌位于躯干后面，可分为深、浅两群。浅群主要有斜方肌、背阔肌等；深群主要有竖脊肌（图 1-47）。

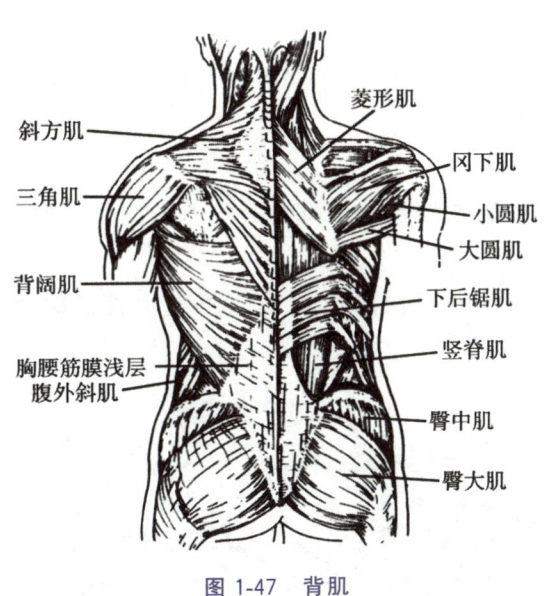

图 1-47 背肌

1. 斜方肌

位于项部和背上部。斜方肌两侧同时收缩，使肩胛骨向脊柱靠拢；上部肌束可上提肩胛骨，下部肌束使肩胛骨下降。如肩胛骨固定，两侧同时收缩时可使头颈后仰。

2. 背阔肌

位于背的下半部及胸部后外侧。收缩时使肩关节内收、后伸和旋内，呈背手姿势；上肢固定时，可引体向上。

3. 竖脊肌

位于躯干的背面、脊柱两侧。一侧肌束收缩使脊柱侧屈，两侧肌肉同时收缩可伸脊柱和仰头（抬头挺胸），维持人体直立姿势。

（二）胸肌

胸肌可分为胸上肢肌和胸固有肌两群。胸上肢肌包括胸大肌、胸小肌和前锯肌。胸固有肌主要有肋间肌，构成胸壁（图1-48）。

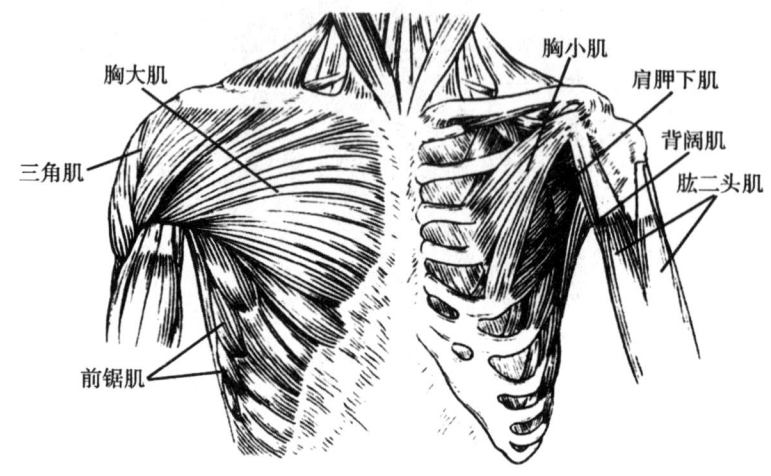

图 1-48　胸肌

1. 胸大肌

位置表浅，覆盖胸廓前壁的大部。收缩时可使肩关节前屈、内收、旋内；当上肢固定时可上提躯干，提肋助吸气。

2. 胸小肌

位于胸大肌深面，呈三角形。收缩时可拉肩胛骨向前下方旋转；当肩胛骨固定可提肋助吸气。

3. 前锯肌

紧贴胸外侧面。收缩时拉肩胛骨向前，协助上肢上举；如肩胛骨固定可提肋助深吸气。

4. 肋间肌

位于肋间隙内，分为浅、深两层：浅层为肋间外肌，收缩时提肋助吸气；深层为肋间内肌，收缩时降肋助呼气（图1-49）。

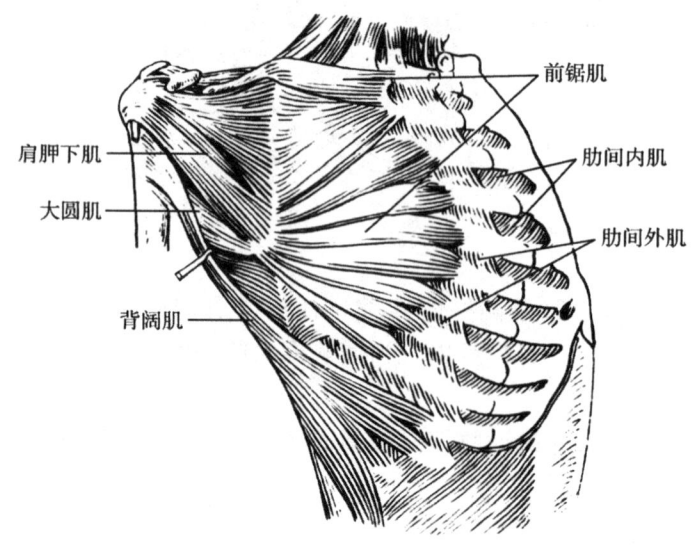

图 1-49　肋间肌

（三）膈

膈位于胸腹腔之间，是胸腔的底和腹腔的顶。肌部附着于胸廓下口周边和腰椎前部，向上膨隆，肌束向中央部集中形成中心腱（图 1-50）。膈上有 3 个裂孔。

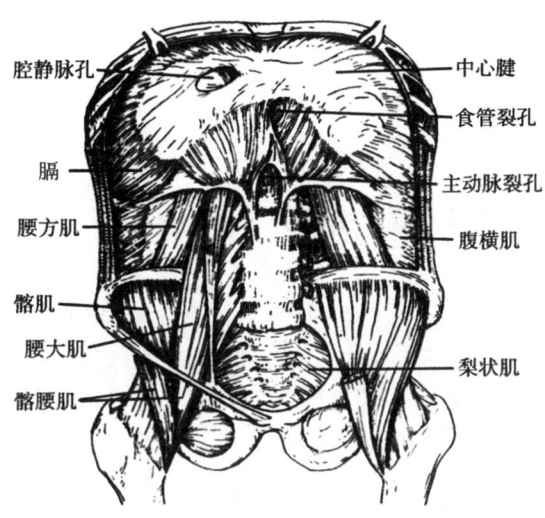

图 1-50　膈的位置图

1. 主动脉裂孔

位于第 12 胸椎水平，有主动脉和胸导管通过。

2. 食管裂孔

位于第 10 胸椎水平，有食管和迷走神经通过。

3. 腔静脉孔

位于第 8 胸椎水平，有下腔静脉通过。

膈是最主要的呼吸肌，收缩时膈穹隆下降，胸腔容积增大，有助吸气；舒张时膈穹隆上升回至原位，胸腔容积缩小，有助呼气。

（四）腹肌

腹肌位于胸廓和骨盆之间，参与组成腹壁（图 1-51）。

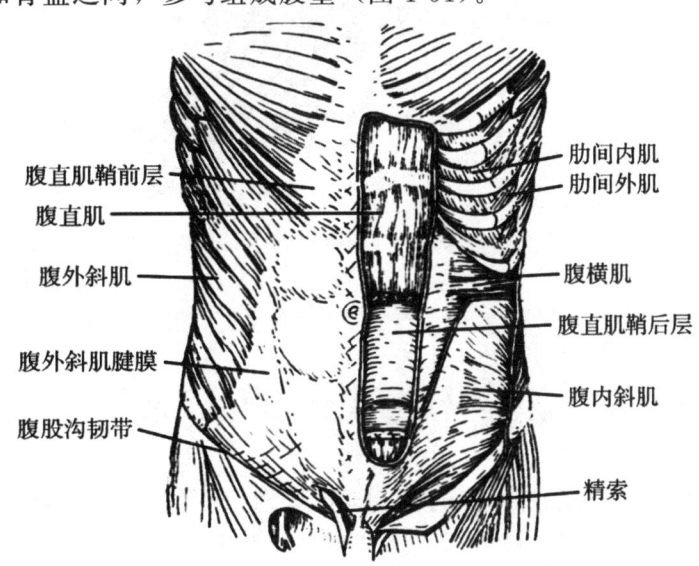

图 1-51　腹前壁肌

1. 腹外斜肌

位于腹前外侧壁的浅层，腱膜的下缘卷曲增厚，连于髂前上棘与耻骨结节之间形成腹股沟韧带，是重要的肌性标志。

2. 腹内斜肌

位于腹外斜肌深面。

3. 腹横肌

位于腹内斜肌深面，较薄弱。

上述 3 层肌肉的腱膜在靠近腹前壁正中线时，分前、后两层包裹腹直肌，构成腹直肌鞘。

4. 腹直肌

呈带状，纵向分布于腹前壁正中线两旁的腹直肌鞘内，全长被 3～4 条横行的腱划分成多个肌腹。

以上 4 类肌肉可以共同保护腹腔脏器及维持腹内压，可协助咳嗽、分娩、呕吐及排便等功能；可使脊柱前屈、侧屈及旋转；可降肋助呼气。

5. 腹肌形成的特殊结构

除上述腹股沟韧带和腹直肌鞘外，还包括白线和腹股沟管。

（1）白线。位于腹前壁正中线，由两侧的腹直肌鞘纤维彼此交织形成，自剑突直达耻骨联合。

（2）腹股沟管。是腹前外侧壁 3 层扁肌间肌腱裂隙（图 1-52）。腹股沟管内口称腹股沟管深环（腹环），外口称腹股沟管浅环（皮下环），男性内有精索通过，女性内有子宫圆韧带通过。

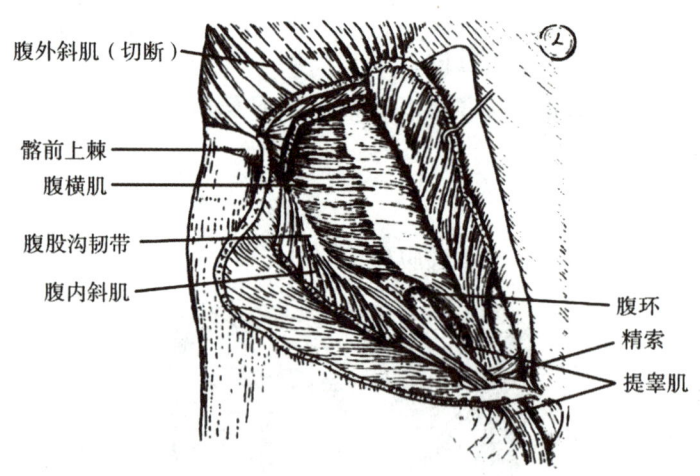

图 1-52　腹前壁下方

五、上肢肌

上肢肌可分为上肢带肌、臂肌、前臂肌和手肌（图 1-53、图 1-54）。

1. 上肢带肌

肌肉数目多且相对小，以适应上肢的灵活运动，主要有三角肌、冈上肌、冈下肌、小圆肌、大圆肌和肩胛下肌，均起于上肢带骨，止于肱骨上端，有稳定和运动肩关节的作用。

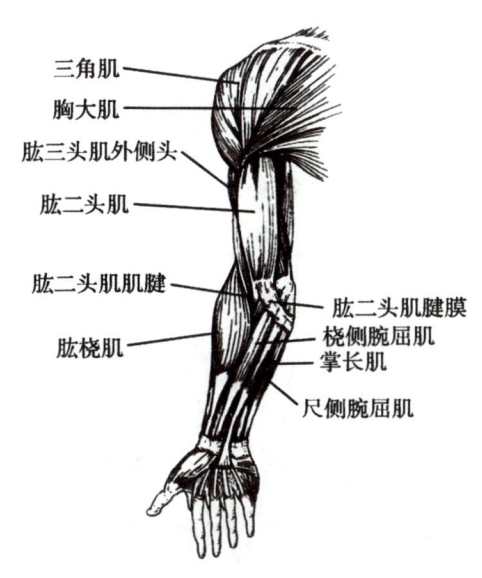

图 1-53 上肢浅层肌（前面）

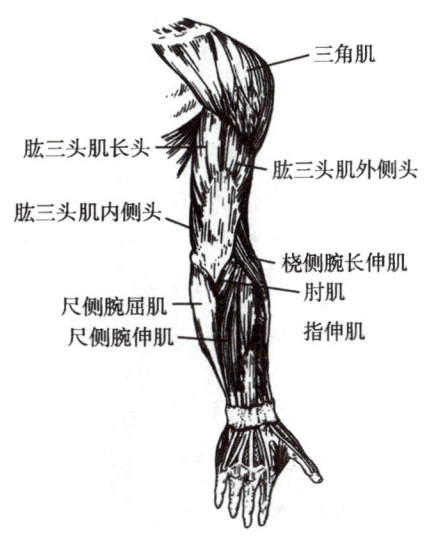

图 1-54 上肢浅层肌（后面）

2. 臂肌

分前群屈肌和后群伸肌，主要有肱二头肌和肱三头肌。肱二头肌位于肱骨前方，有长、短两个头，收缩时可屈肘关节，使前臂旋后，协助屈肩关节。肱三头肌位于肱骨后部，收缩时可伸肘关节。

3. 前臂肌

大多数为长肌，近端为肌腹，远端则为细长的腱。分为前、后两群，可运动腕关节和手掌、手指。前群主要是屈肌和旋前肌；后群主要是伸肌和旋后肌。

4. 手肌

位于手掌面，是一些短小的肌，主要作用是运动手指。主要有拇指侧的鱼际和小指侧的小鱼际等。鱼际为手掌外侧群肌，包括拇短展肌、拇短屈肌、拇对掌肌、拇收肌，各肌的作用与其名称一致。小鱼际为手掌内侧群肌，收缩时可使小指做外展运动。

六、下肢肌

下肢肌包括髋肌、大腿肌、小腿肌和足肌（图 1-55—图 1-57）。

1. 髋肌

位于髋关节周围，跨过髋关节，止于股骨，分为前、后两群。

（1）前群。主要有髂腰肌，由腰大肌和髂肌组成，作用是使髋关节前屈和旋外。

（2）后群。主要包括臀大肌、臀中肌、臀小肌和梨状肌等。臀大肌大而肥厚，形成臀部隆起，作用为伸髋关节并旋外。

2. 大腿肌

位于股骨周围，分为前群、内侧群和后群。

（1）前群。主要有缝匠肌和股四头肌。缝匠肌是全身最长的肌，可屈髋关节和膝关节。股四头肌是全身体积最大的肌，四个头向下合并形成肌腱，包绕髌骨，延续为髌韧带止于胫骨粗隆，可屈髋关节和伸膝关节。

（2）内侧群。主要作用是内收髋关节。

（3）后群。主要有股二头肌，作用是伸髋关节和屈膝关节。

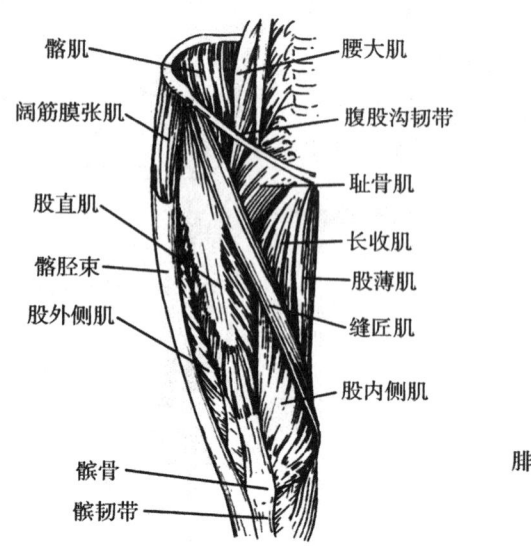

图 1-55 髋肌和大腿肌前群（浅层）

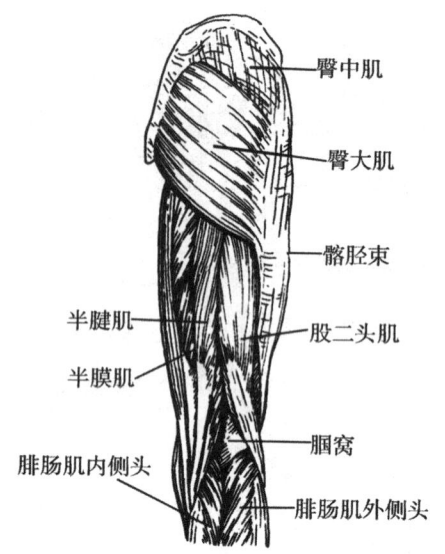

图 1-56 髋肌和大腿肌后群（浅层）

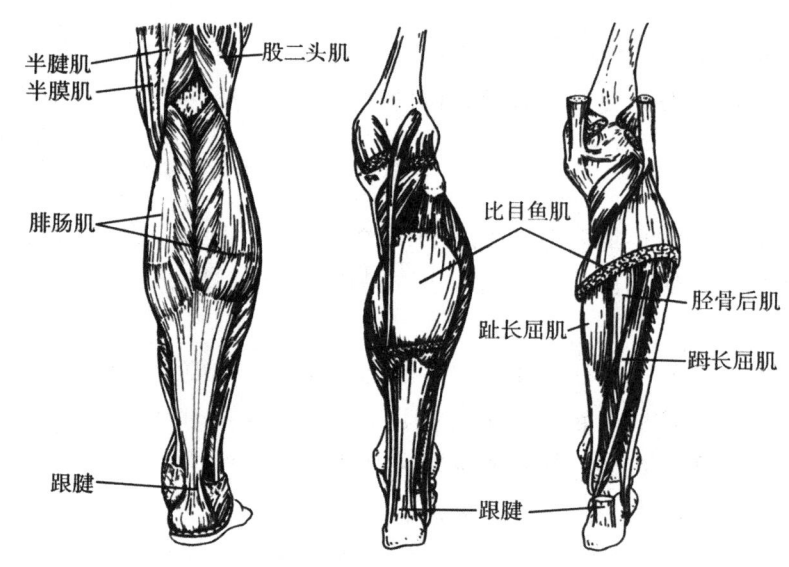

图 1-57 小腿肌后群

3. 小腿肌

分为前群、外侧群和后群。

（1）前群。作用是使足背屈，足内翻和伸趾。

（2）外侧群。作用是使足外翻和足跖屈。

（3）后群。浅层有小腿三头肌，由两块腓肠肌和一块比目鱼肌组成，向下形成粗大的跟腱止于跟骨。小腿三头肌收缩可屈踝关节和膝关节。后群深层肌作用是使足跖屈、足内翻和屈趾。

4. 足肌

分为 2 部分，足背肌作用是伸趾；足底肌作用是屈趾和维持足弓。

第三节 肌性标志

在活体体表可以观察或触及的骨性突起和凹陷、肌的轮廓等，均称体表标志。应用这些体表标志可以确定体内血管和神经的走行，以及内部器官的位置、形状和大小，也可作为临床检查、治疗和针灸取穴的标志，故有实用意义。

一、常用的骨性标志

枕外隆凸：为头后正中线处的骨性隆起。

乳突：为耳郭后方的骨性突起，属于颞骨。

颧弓：位于耳前方的骨性弓。

眶上缘、眶下缘：为眼眶上、下的骨性边界。

眉弓：为眶上缘上方的横行隆起。

下颌角：为下颌体与下颌支交界处下缘的后端。

背纵沟：为背部正中纵行的浅沟，在沟底可触及各椎骨的棘突。低头时，颈部可触及显著突起的第 7 颈椎棘突。脊柱下端可触及尾骨尖和骶角。

肩胛骨：位于皮下，可以触及肩胛冈、肩峰和上角、下角。上角平第 2 肋，下角平第 7 肋或第 7 肋间隙。

髂嵴：位于皮下，其最高点约平第 4 腰椎棘突。

髂后上棘：为髂嵴的后端，瘦人为一骨性突起，皮下脂肪较多者则为一皮肤凹陷，此棘平对第 2 骶椎棘突。

锁骨：全长均可触及，锁骨的内侧端膨大，突出于胸骨颈静脉切迹的两侧，其内侧 2/3 凸向前，外侧 1/3 凸向后。

颈静脉切迹：胸骨柄上缘正中，平齐第 2 胸椎体下缘。

胸骨角：胸骨柄与胸骨体相接处形成凸向前的横行隆起，两侧平第 2 肋软骨。胸骨角相当于第 4 胸椎体下缘水平。

剑突：在胸骨体的下方两肋弓的夹角处，有三角形凹陷，此处可触及剑突。

肋弓：由剑突向外下方可触及。

肱骨内、外上髁：在肘关节两侧的稍上方，内上髁突出较明显。

尺骨鹰嘴：在肘后方易触及。

桡骨头：在肱骨外上髁下方，伸肘时在肘后方容易触及。

桡骨茎突：位于腕桡侧，为桡骨下端外侧份的骨性隆起。

尺骨茎突：位于腕尺侧，在尺骨头后内侧，前臂旋前时可在尺骨头下方触及。正常情况下，尺骨茎突比桡骨茎突高。

坐骨结节：为坐骨最低点，取坐位时与凳子相接触，在皮下易触及。

股骨内、外侧髁和胫骨内、外侧髁：都在膝关节两侧皮下。

髌骨：在膝关节前面的皮下。

胫骨粗隆：为髌骨下方的骨性隆起，向下续于胫骨前缘。

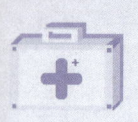

腓骨头：位于胫骨外侧髁的后外方，位置稍高于胫骨粗隆。

外踝：为腓骨下端一窄长的隆起，比内踝低。

内踝：为胫骨下端内侧面的隆凸。

二、常用的肌性标志

常用的肌性标志

竖脊肌：在背纵沟的两侧，呈纵行隆起。

胸大肌：为胸前壁上部的肌性隆起。

腹直肌：位于腹前壁正中线两侧，被 3～4 条横沟分成多个肌腹，这些横沟即腱划，肌收缩时在脐以上可见到。

咬肌：咬紧牙关时，在下颌角前上方的肌性隆起。

颞肌：在颧弓上方的颞窝内。

胸锁乳突肌：头转向对侧时，在颈部可明显看到自后上斜向前下的长条状肌性隆起。

三角肌：从前、外、后三方包绕肱骨的上端，形成肩部圆隆的外形。

肱二头肌：在臂前面，其内、外侧各有一纵行的浅沟，内侧沟较明显；肱二头肌下部肌腱可在肘窝处触及。

臀大肌：形成臀部圆隆的外形。

股四头肌：形成大腿前面的肌性隆起，肌腱经膝关节前面包绕髌骨的前面和两侧缘，向下延伸为髌韧带，止于胫骨粗隆，为临床上膝跳反射叩击部位。

半腱肌腱、半膜肌腱：附于胫骨上端的内侧，构成腘窝的上内界。

股二头肌肌腱：为一粗索，附着于腓骨头，构成腘窝的上外界。

腓肠肌两个头：腓肠肌肌腹形成小腿后面的肌性隆起，俗称"小腿肚"。其内、外两个头构成腘窝的下内、下外界。

跟腱：在踝关节后方，呈粗索状，向下止于跟骨结节。

思考题

1. 试述运动系统的组成及其功能。

2. 骨按形态分为哪几类？并举例说明。

3. 简述膝关节、肩关节的组成及特点。

4. 简述椎间盘的位置、结构特点及临床意义。

5. 计数椎骨和肋骨数目的体表标志有哪些？

6. 何为胸骨角、椎间盘、翼点？

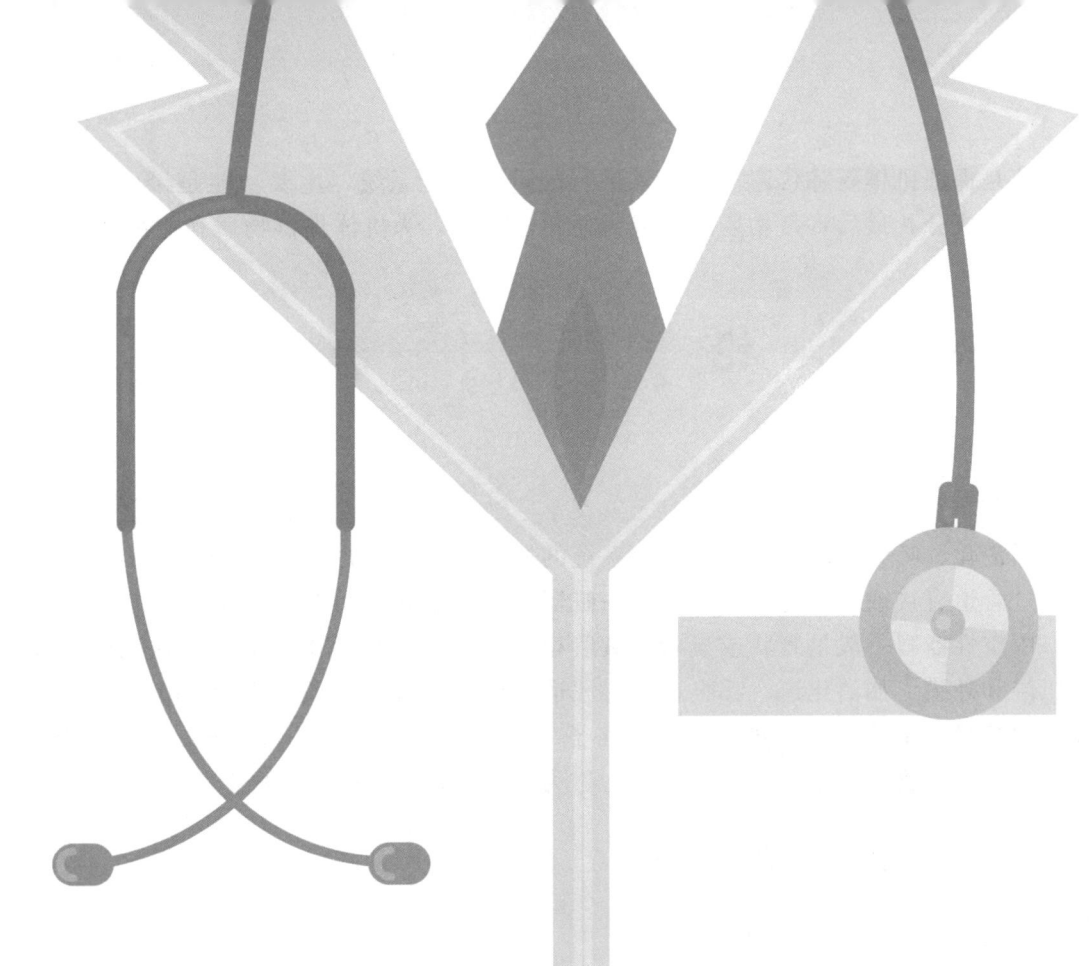

第二章
消化系统

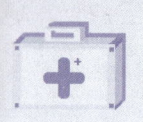

消化系统是保证机体新陈代谢活动正常进行的重要功能系统，主要功能是摄取食物、进行消化和吸收营养成分，最后将食物残渣形成粪便排出体外，为机体提供物质和能量。

第一节 总 论

一、内脏的概述

内脏包括消化、呼吸、泌尿、生殖 4 个系统的器官。大部分内脏器官位于胸腔、腹腔和盆腔内，并通过管道直接或间接与外界相通。内脏器官按基本构造可分为中空性器官和实质性器官两大类。中空性器官一般呈管状或囊状，其管壁通常分为四层，由内向外依次为：黏膜、黏膜下层、肌层和外膜，如消化道、呼吸道、泌尿道、生殖道等；实质性器官多为腺组织，表面包有结缔组织被膜或浆膜，被膜伸入器官内将器官分隔成若干小叶，如肝脏、胰腺、肾脏等。每个器官的神经和导管出入之处常为一凹陷，称为门，如肾门、肺门、肝门等。

二、胸部的标志线和腹部分区

（一）胸部的标志线（图 2-1）

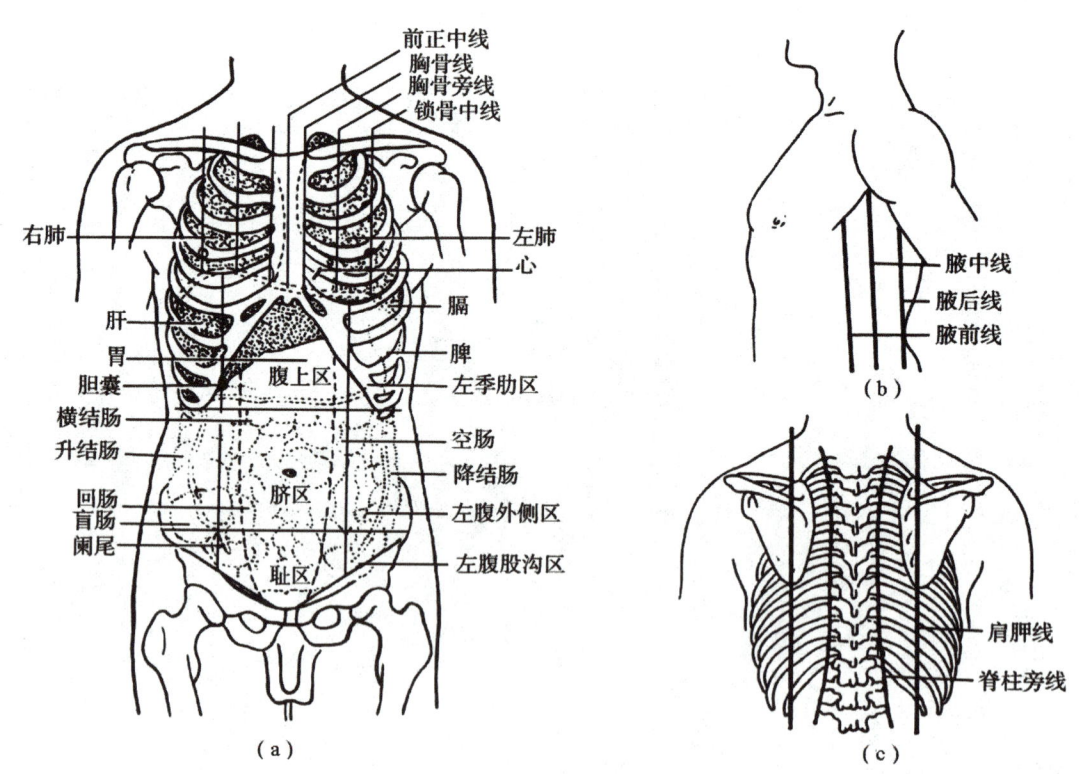

图 2-1　胸部标志线和腹部分区

胸部的标志线和腹部分区

1. 前正中线

沿身体前正中线所作的垂直线。

2. 胸骨线

沿胸骨最宽处的外侧缘所作的垂直线。

3. 锁骨中线

通过锁骨中线所作的垂直线。

4. 胸骨旁线

通过胸骨线和锁骨中线之间连线中点所作的垂直线。

5. 腋前线

通过腋前襞所作的垂直线。

6. 腋后线

通过腋后襞所作的垂直线。

7. 腋中线

通过腋前、后襞之间中点所作的垂直线。

8. 肩胛线

通过肩胛下角所作的垂直线。

9. 后正中线

沿身体后正中线所作的垂直线。

（二）腹部分区

为了便于描述内脏器官的位置及其体表投影，通常借助腹部体表标志和人为画线将腹部分为几个区域，常用的是九区分法（图 2-2），即在腹部前面，用两条横线和两条纵线将腹部分成"井"字形的 9 个区。上横线为通过两侧肋弓最低点的连线；下横线为通过两侧髂结节的连线；左右两条纵线为通过两侧腹股沟中点与两条横线垂直相交的直线。划分后的 9 个区：腹上部的腹上区、左右季肋区；腹中部的脐区、左右外侧区；腹下部的腹下区、左右腹股沟区。

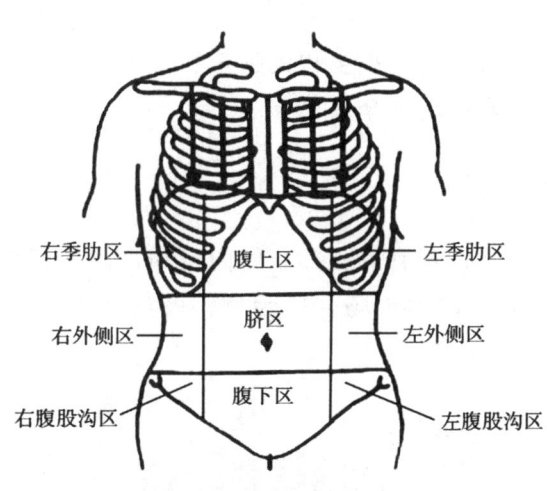

图 2-2 腹部九分区示意图

三、消化系统概述

消化系统由消化管和消化腺两大部分组成（图 2-3）。消化管是从口腔到肛门之间的一条粗细不等的连续管道，包括口腔、咽、食管、胃、小肠和大肠。消化腺主要包括唾液腺（腮腺、下颌下腺、舌下腺）、肝、胰，以及消化管壁内的许多小腺体，如胃腺和肠腺等。消化腺分泌的消化液排入消化管腔内，可对食物进行化学性消化。

消化系统的主要功能是消化食物，即摄取和消化、吸收食物中的营养，为机体提供能量、构筑细胞和组织，最后排出食物残渣（粪便）。此外，口腔、咽等还与呼吸、发音和语言活动有关。

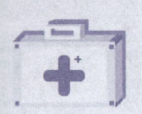

人体解剖学

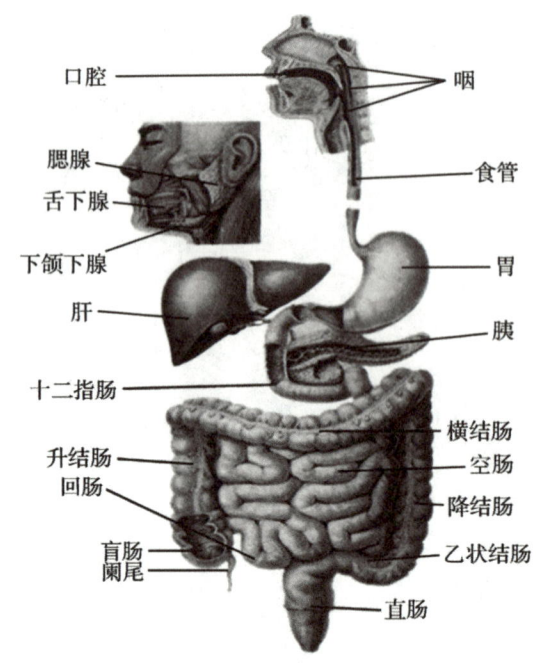

图 2-3　消化系统的组成

第二节　消化管

消化管包括口腔、咽、食管、胃、小肠和大肠等器官，其主要功能是通过机械作用完成对食物的磨碎、与消化液的混合及推动食糜的下移等。

一、消化管的微细结构

消化管属内脏器官中的中空性器官，各部分的内径和机能各不相同，但除口腔外的消化管管壁结构一般可分为 4 层，以横切的小肠管壁为例，可见其由内向外依次为黏膜层、黏膜下层、肌层和外膜（图 2-4）。

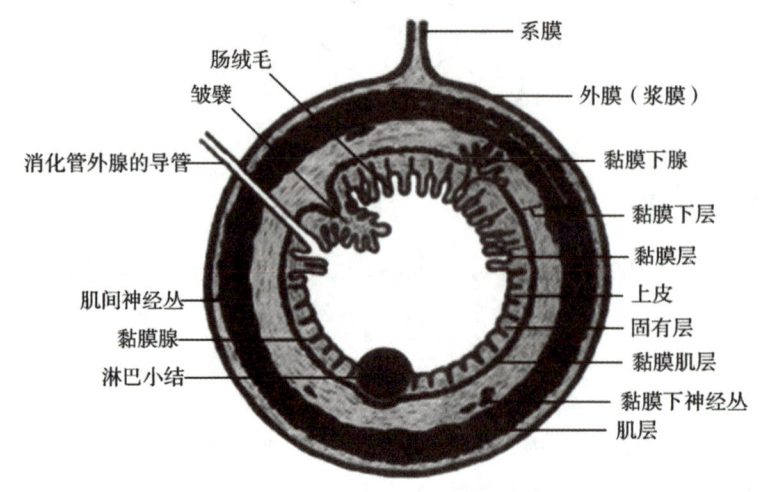

扫一扫

消化管的微细结构

图 2-4　消化管微细结构模式图

44

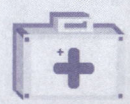

1. 黏膜

位于管壁的最内层,是结构最复杂、功能最集中的部分,黏膜可分为以下几个部分。

(1)上皮。覆盖于消化管腔的内表面。口腔、咽、食管及肛管的上皮为复层扁平上皮,能耐受食物和残渣的摩擦;胃、肠道的上皮为单层柱状上皮,以吸收、分泌功能为主。

(2)固有层。黏膜固有层由疏松结缔组织构成,内有小腺体、血管、神经、淋巴管和淋巴组织。

(3)黏膜肌层。黏膜肌层由薄层的平滑肌构成,收缩时可使黏膜微弱地运动,有助于血液运行、腺体分泌物的排出和营养物质的吸收。

2. 黏膜下层

黏膜下层由疏松结缔组织构成,含丰富的小血管、淋巴管和黏膜下神经丛,有利于黏膜和肌层的活动。

3. 肌层

口腔、咽、食管上段和肛门周围的肌层属于骨骼肌,其余各段均为平滑肌。肌层一般分为内环和外纵2层。肌层的收缩与舒张,使消化管产生多种形式的运动,将消化管中的内容物向下推进,并与消化液充分混合,促进消化和吸收。

4. 外膜

咽、食管、直肠下段的外膜由薄层结缔组织构成,称纤维膜。胃、小肠和部分大肠的外膜由薄层结缔组织和间皮共同构成,称为浆膜。浆膜表面光滑,可减少器官运动时相互之间的摩擦。

二、口腔

口腔是消化管的起始部,向前经口裂通外界,向后经咽峡与咽相通。口腔前壁为上、下唇,两侧壁为颊,上壁为腭,下壁为口腔底。口腔以上、下牙弓(包括牙槽突、牙龈和牙列)为界,分为口腔前庭和固有口腔2部分。当上、下牙列咬合时,口腔前庭可经第3磨牙后方的间隙与固有口腔相通,临床在患者牙关紧闭时可经此插管或注入营养物质。

(一)唇、颊、腭

1. 唇和颊

唇和颊由皮肤、皮下组织、肌和黏膜组成。上、下唇间的裂隙称口裂,其左右结合处称口角。上唇两侧以弧形的鼻唇沟与颊分界,上唇外面正中线处有一纵行浅沟称为人中,昏迷患者急救时常在此处进行指压或针刺。在上颌第二磨牙相对的颊黏膜处,有腮腺管的开口。

2. 腭

构成口腔的上壁,分隔鼻腔和口腔。腭分为前2/3的硬腭及后1/3的软腭。硬腭以骨腭为基础,表面覆以黏膜,黏膜与骨紧密结合。软腭是硬腭向后延伸的柔软部分。软腭后部中央有一向下的突起,称腭垂,也称之为悬雍垂。自腭垂向两侧各有两条弓形皱襞,前方一对向下延续于舌根,称腭舌弓;后方一对向下延至咽侧壁,称腭咽弓。腭垂、左右腭舌弓及舌根共同围成咽峡,是口腔和咽的分界(图2-5)。

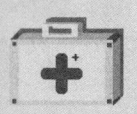

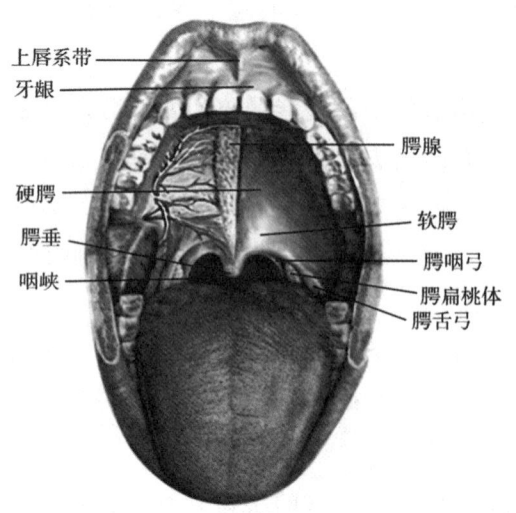

图 2-5　口腔与咽峡

（二）舌

舌位于口腔底，由骨骼肌构成，表面覆有黏膜，具有感受味觉、搅拌食物、协助吞咽和辅助发音的功能。

1. 舌的形态

舌分为舌尖、舌体和舌根三部分。舌有上、下两面，上面称舌背，其后部可见"∧"形的界沟将舌分为前 2/3 的舌体和后 1/3 的舌根，舌体的前端称舌尖。

2. 舌的黏膜

呈淡红色，覆于舌的表面。舌背黏膜上有许多小突起，称舌乳头。舌乳头内有一般感受器和味觉感受器，能感受一般感觉和味觉。舌根的黏膜内有淋巴组织构成的舌扁桃体。

舌下面的黏膜在舌的中线处有连于口腔底的黏膜皱襞，称舌系带。在舌系带根部的两侧有一对小圆形隆起，称舌下阜，是下颌下腺管和舌下腺大管的开口处。舌下阜向两侧延续称舌下襞，舌下腺位于舌下襞深面（图 2-6）。

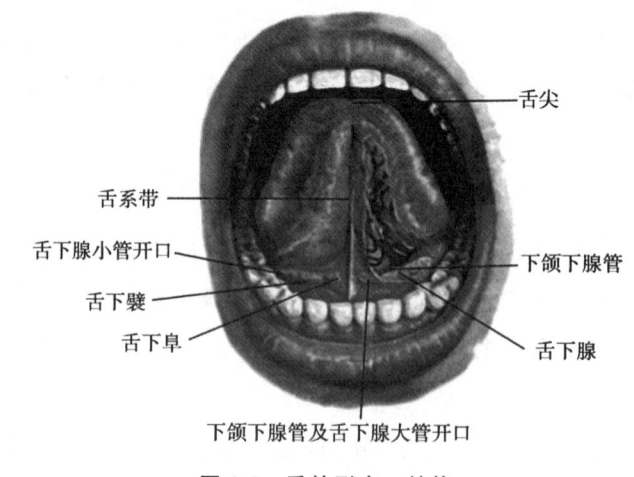

图 2-6　舌的形态、结构

3. 舌肌

为骨骼肌，分为舌内肌和舌外肌。舌内肌起止均在舌内，收缩时可改变舌的形状。舌外肌起自舌外而止于舌内，收缩时可改变舌的位置。其中，颏舌肌的功能在临床上较重要：两侧颏

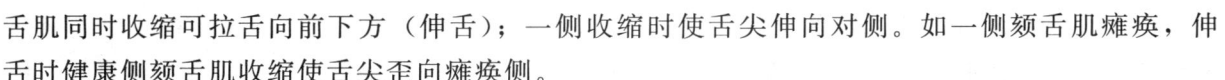

舌肌同时收缩可拉舌向前下方（伸舌）；一侧收缩时使舌尖伸向对侧。如一侧颏舌肌瘫痪，伸舌时健康侧颏舌肌收缩使舌尖歪向瘫痪侧。

（三）牙

牙是人体最坚硬的器官，嵌于上、下颌骨的牙槽内，具有对食物进行机械加工和辅助发音的作用。

1. 牙的形态

牙在外形上可分为牙冠、牙颈和牙根三部分。暴露在口腔内的称牙冠；嵌于牙槽内的称牙根；介于牙冠与牙根交界部分称牙颈。牙内的空腔，称为牙腔或髓腔，包括位于牙根内的牙根管和牙冠内的牙冠腔。

2. 牙的构造

由牙质、牙釉质、牙骨质和牙髓组成（图2-7）。牙质构成牙的大部分。在牙冠部的表面有坚硬洁白的牙釉质。在牙颈和牙根部的牙质外面包有牙骨质。牙髓位于牙腔内，由神经、血管和结缔组织共同构成，当牙髓发炎时常可引起剧烈疼痛。

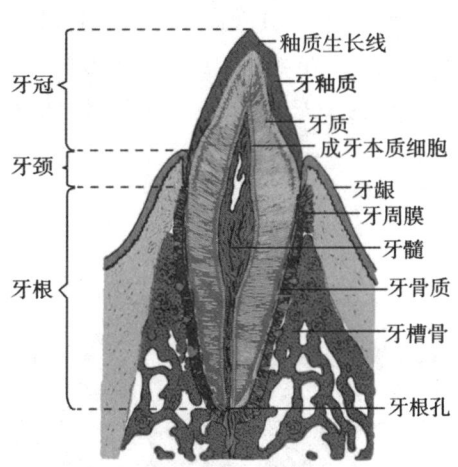

图 2-7　牙的形态和构造

3. 牙的分类

牙是对食物进行机械加工的器官，并有协助发音等作用。根据牙的形态和功能，可分为切牙、尖牙、前磨牙和磨牙（图2-8）。

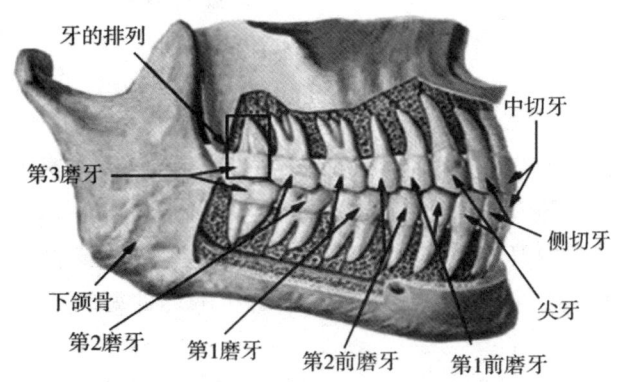

图 2-8　牙的分类与排列

人的一生中先后生长两套牙。第一套牙称为乳牙，一般在出生后 6 个月开始萌出，3 岁左

47

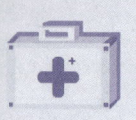

右出全，共 20 个。第二套牙称为恒牙，6 岁左右乳牙开始脱落，恒牙开始萌出，12～14 岁逐步出全并替换全部乳牙；第三磨牙萌出最迟，故称迟牙，通常在 17～25 岁才萌出，有的甚至终生不出。因此，恒牙数为 28～32 个均属正常。

4. 牙的排列

乳牙上、下颌左右各 5 个，共 20 个。恒牙上、下颌左右各 8 个，共 32 个。临床上记录牙的位置时，常以人的方位为准，以"十"记号划分四区表示左、右侧及上、下颌的牙位，乳牙用罗马数字 Ⅰ～Ⅴ 表示，恒牙用阿拉伯数字 1～8 表示。

5. 牙的组织

包括牙周膜、牙槽骨和牙龈 3 部分。牙周膜是介于牙龈和牙槽骨之间的致密结缔组织，固定牙根，并可缓冲咀嚼时的压力。牙龈是口腔黏膜的一部分，血管丰富、包被牙颈，与牙槽骨的骨膜紧密相连。牙周组织对牙起保护、固定和支持作用。

三、咽

咽是一个前后略扁的漏斗形肌性管道，上宽下窄，位于颈椎的前方，上起颅底，下达第 6 颈椎下缘，移行于食管，全长约 12cm，是消化道和呼吸道的共同通道。咽的前壁不完整，自上而下分别与鼻腔、口腔和喉腔相通。以软腭和会厌上缘平面为界，可将咽腔分为鼻咽、口咽和喉咽（图 2-9）。

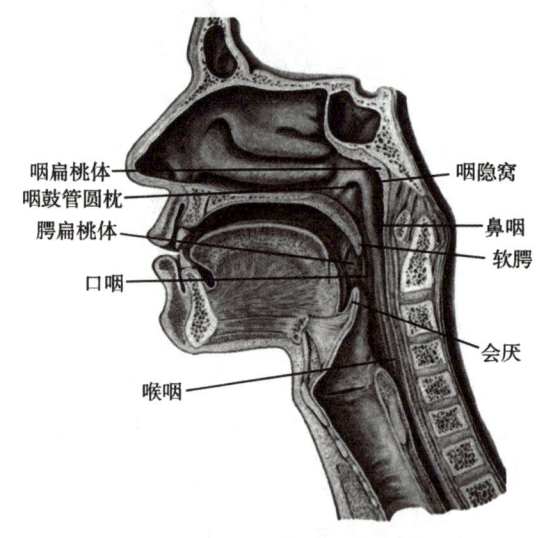

图 2-9 咽的分布

1. 鼻咽

鼻咽位于鼻腔的后方，介于颅底与软腭之间，向前经鼻后孔与鼻腔相通。在鼻咽的两侧壁相当于下鼻甲后方 1.5cm 处各有一个咽鼓管咽口，借咽鼓管通中耳鼓室。咽部感染时，细菌可经咽鼓管传播至中耳，引发中耳炎。该口的前、上和后方有明显的半环形隆起，称咽鼓管圆枕。咽鼓管圆枕的后方有一纵行深窝，称咽隐窝，是鼻咽癌的好发部位。

2. 口咽

口咽位于口腔的后方，介于软腭与会厌上缘之间，向上通鼻咽，向下通喉咽，向前经咽峡通口腔。口咽外侧壁在腭舌弓与腭咽弓之间的凹陷称扁桃体窝，窝内容纳腭扁桃体。

3. 喉咽

喉咽位于喉的后方，上起会厌上缘，下至第 6 颈椎体下缘平面与食管相续，向前经喉口通喉腔。喉咽是咽腔中最狭窄的部分，在喉口两侧各有一个深凹，称梨状隐窝，是异物易滞留的部位。

四、食管

（一）食管的位置和形态

食管为一肌性管道，上端于第 6 颈椎体下缘平面与咽相续，经气管后面下行，穿过膈的食管裂孔进入腹腔，下端约在第 11 胸椎左侧与胃连接，全长约 25cm。按其行程可分为颈部、胸部和腹部三部分（图 2-10）。颈部较短，自起始端至颈静脉切迹平面；胸部较长，自颈静脉切迹平面至食管裂孔；腹部最短，自食管裂孔至贲门。

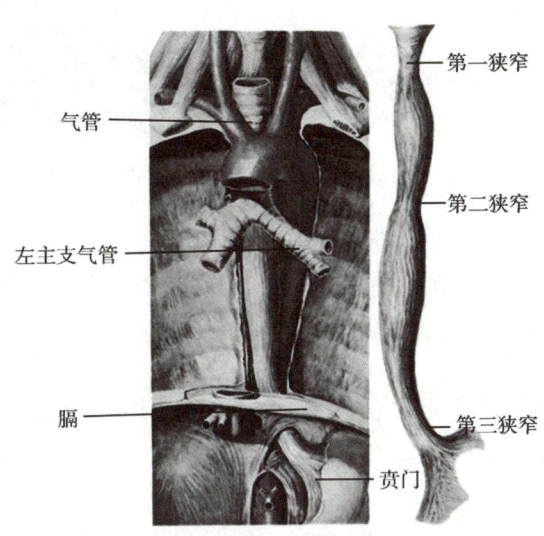

气管

左主支气管

膈

第一狭窄

第二狭窄

第三狭窄

贲门

图 2-10　食管及其生理性狭窄

（二）食管的生理性狭窄

食管有 3 处生理性狭窄：第一狭窄在食管的起始处，距中切牙约 15cm；第二狭窄在食管与左主支气管交叉处，距中切牙约 25cm；第三狭窄在食管穿膈的食管裂孔处，距中切牙约 40cm。这些狭窄，尤其是第二狭窄部常为异物滞留和食管癌的好发部位。临床上进行食管内插管时，要注意这三处狭窄，以免损伤食管（图 2-10）。

五、胃

胃是消化管中最膨大的部分，向上续于食管，向下与十二指肠相接。胃有容纳食物、分泌胃液、搅拌食物和消化食物的功能。成人胃容量约为 1500mL，新生儿胃容量约为 30mL。

（一）胃的形态和分部

胃有两壁、两口和两缘。两壁即前后壁。胃的上口称贲门，上接食管；下口称幽门，接十二指肠。在幽门的表面常有缩窄的环形沟，为幽门括约肌所在之处。胃的上缘较短，朝向右上，称胃小弯。在胃小弯的最低处可明显见到一切迹，称角切迹，它是胃体与幽门部在胃小弯的分界。下缘凸而长，朝向左下，称胃大弯（图 2-11）。

胃可分为 4 部分：位于贲门附近的部分称贲门部；位于贲门平面以上向左上方隆起的部分称胃底；胃的中间部分称胃体；位于角切迹与幽门之间的部分称为幽门部，也称之为胃窦部。

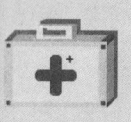

在幽门部大弯侧有一不太明显的浅沟，称中间沟，此沟将幽门部分为右侧呈管状的幽门管和左侧较为扩大的幽门窦。胃溃疡和胃癌多发生于幽门窦附近胃小弯处。

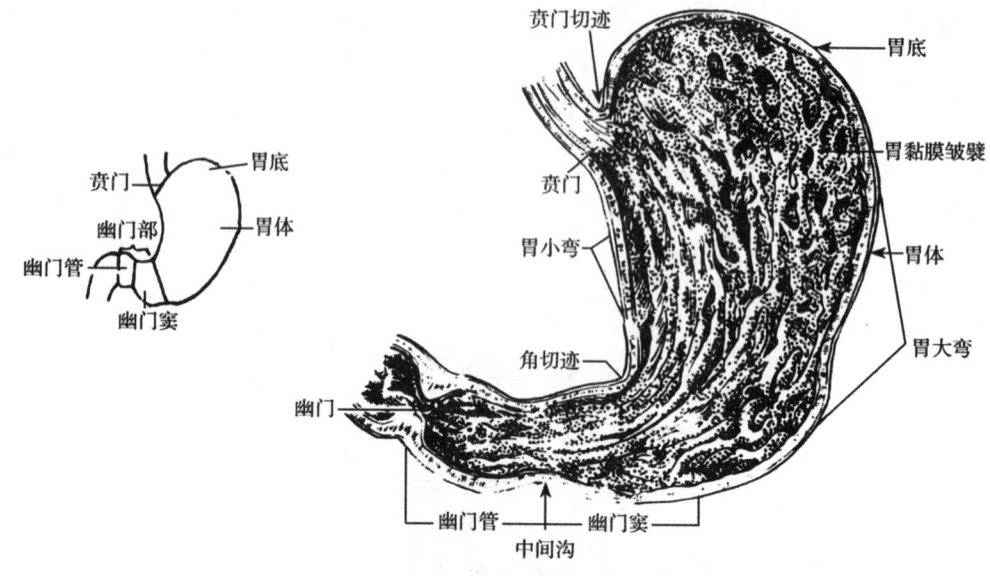

图 2-11　胃的形态、分布及黏膜

（二）胃的位置和毗邻

胃的位置随体型、体位和胃的充盈程度不同而改变。胃在中等程度充盈时，大部分位于左季肋区，小部分位于腹上区。贲门和幽门的位置比较固定，贲门位于第 11 胸椎左侧，幽门则在第 1 腰椎右侧。

胃前壁右侧部分与肝左叶相邻，左侧与膈相邻，被左肋弓所掩盖，其余部分与腹前壁直接相贴，是临床上触诊胃的部位。胃后壁与胰、横结肠、左肾和左肾上腺相邻，胃底则与膈和脾相邻。

（三）胃壁的结构特点

胃壁的 4 层结构中，其微细结构特点主要表现在黏膜和肌层（图 2-12）。

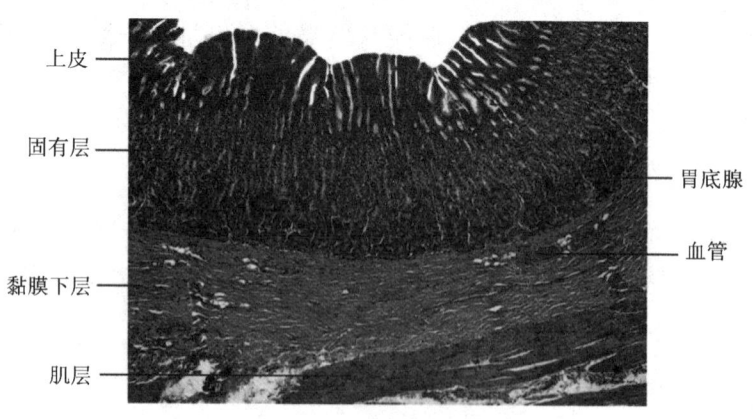

图 2-12　胃壁的微细结构

1. 黏膜

胃黏膜较厚，肉眼观察为淡红色，有光泽。黏膜表面有许多针孔样小窝，称胃小凹，凹的底部有胃腺开口。胃空虚时，黏膜与黏膜下层隆起成皱襞，胃充盈时，皱襞变低或展平，而胃

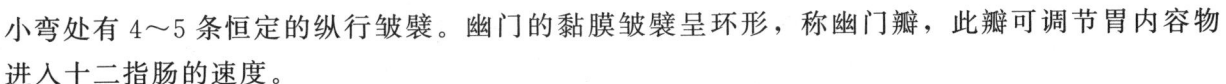

小弯处有4～5条恒定的纵行皱襞。幽门的黏膜皱襞呈环形,称幽门瓣,此瓣可调节胃内容物进入十二指肠的速度。

(1) 上皮。为单层柱状上皮,能分泌黏液,保护胃黏膜。

(2) 固有层。由疏松结缔组织构成,内含大量紧密排列的管状腺,可分为胃底腺、贲门腺和幽门腺3种。胃底腺位于胃底和胃体部,主要由3种细胞组成。①主细胞:又称胃酶细胞,能分泌胃蛋白酶原。胃蛋白酶原经盐酸作用后成为有活性的胃蛋白酶,参与蛋白质的分解。②壁细胞:又称盐酸细胞,能合成、分泌盐酸和内因子。盐酸是胃液的重要组成部分,有杀菌作用,还能激活胃蛋白酶原成为胃蛋白酶。内因子能促进回肠对维生素 B_{12} 的吸收。③颈黏液细胞:数量少,细胞呈柱状,细胞核扁圆形,位于基底部。颈黏液细胞能分泌黏液,对胃黏膜有保护作用。

(3) 黏膜肌层。由内环行和外纵行两薄层平滑肌组成。

2. 黏膜下层

为疏松结缔组织,内含较粗的血管、淋巴管和神经。

3. 肌层

较厚,由内斜行、中环行和外纵行3层平滑肌构成。环行肌在幽门处增厚,称幽门括约肌,在幽门瓣的深面,有延缓胃内容物排空和可防止小肠内容物逆流入胃的作用。

4. 外膜

为浆膜。

◩ 六、小肠

小肠上起幽门,下接盲肠,成人长5～7m,分为十二指肠、空肠和回肠三部分,是消化和吸收营养物质的主要场所 (图 2-13)。

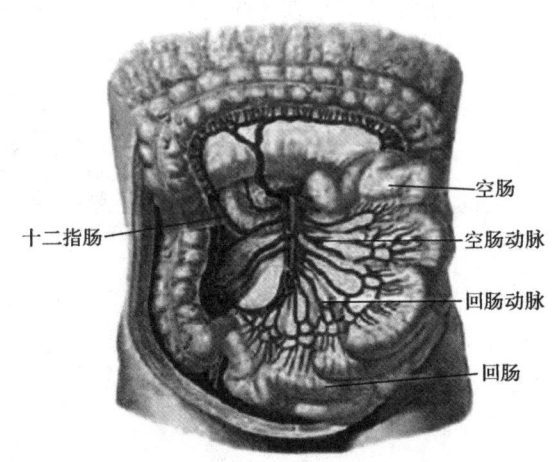

图 2-13　小肠的组成

(一) 十二指肠

十二指肠介于胃和空肠之间,成人长约25cm,呈"C"字形包绕胰头,可分为上部、降部、水平部和升部4部分 (图 2-14)。

1. 上部

长约5cm,在第1腰椎体的右侧,起于幽门,行向右后,至胆囊颈附近急转向下,与降部相续。上部与幽门相连接的一段肠管,肠壁薄,黏膜比较光滑,无环形皱襞,称为十二指肠

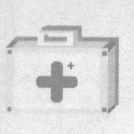

球，也称之为十二指肠壶腹，是临床上十二指肠溃疡和穿孔的好发部位。

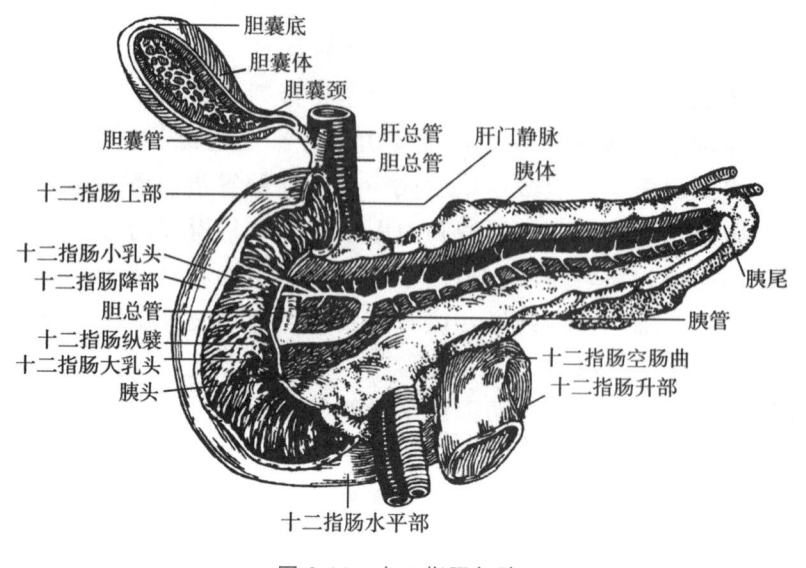

图 2-14　十二指肠与胰

2. 降部

沿第 1～3 腰椎体右侧下降，达第 3 腰椎下缘弯向左侧，移行为水平部。在降部下端有一突起称为十二指肠大乳头，是胆总管和胰管的共同开口。

3. 水平部

在第 3 腰椎下缘平面横行向左越过脊柱和下腔静脉，至腹主动脉前方移行为升部。

4. 升部

斜向左上方，达第 2 腰椎左侧弯向下续于空肠。十二指肠与空肠转折处形成的弯曲，称为十二指肠空肠曲。此曲被十二指肠悬肌固定于腹后壁。十二指肠悬肌是手术时识别空肠起始部的重要标志。

（二）空肠和回肠

空肠、回肠迂回盘曲于腹腔中、下部。空肠和回肠之间无明显的分界，近侧 2/5 为空肠，位于腹腔左上部，管径较粗，管壁较厚，黏膜环形皱襞高而密，血供丰富；远侧 3/5 为回肠，位于腹腔右下部，管径较细，管壁较薄，黏膜环形皱襞低而稀疏（图 2-15）。

（三）小肠壁的微细结构特点

1. 黏膜

特点是腔面有环形皱襞、许多细小的绒毛和微绒毛。皱襞是由黏膜层和部分黏膜下层突入肠腔形成的（图2-16），绒毛是由上皮和固有层向肠腔突起而成的。

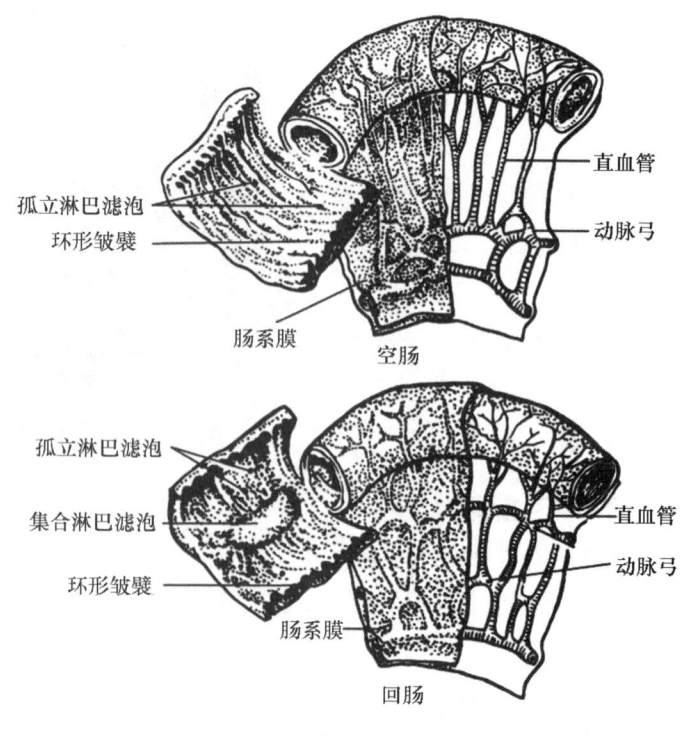

图 2-15　空肠、回肠内观面

52

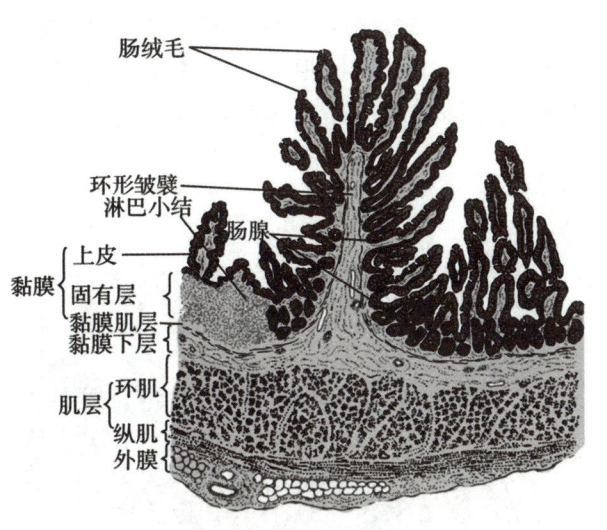

图 2-16　小肠的微细结构

（1）上皮。为单层柱状上皮，由吸收细胞和杯状细胞构成。吸收细胞的游离面有许多微绒毛，有利于细胞的吸收功能。杯状细胞散在于吸收细胞之间，分泌黏液，有润滑和保护作用。

（2）固有层。结缔组织中有大量小肠腺。绒毛中央有 1～2 条纵行毛细淋巴管，称中央乳糜管。在中央乳糜管周围有丰富的毛细血管，绒毛内还有少量平滑肌，平滑肌的舒缩有利于物质吸收及淋巴和血液运行。

（3）黏膜肌层。由内环行和外纵行两薄层平滑肌组成。

2. 黏膜下层

有较多血管和淋巴管。

3. 肌层

由内环行和外纵行两层平滑肌组成。

4. 外膜

除部分十二指肠壁为纤维膜外，其余均为浆膜。

七、大肠

大肠在右髂窝与回肠相接，末端终于肛门，全长约 1.5m，分为盲肠、阑尾、结肠、直肠和肛管 5 部分（图 2-17）。

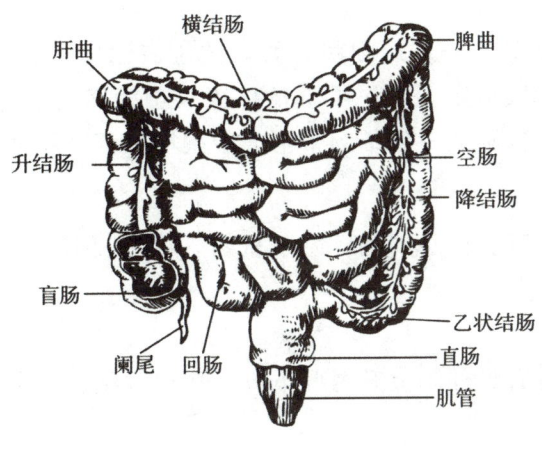

图 2-17　大肠的构成

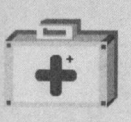

　　盲肠和结肠的外形具有 3 种特征性结构，即结肠带、结肠袋和肠脂垂（图 2-18）。结肠带有 3 条，沿肠管的纵轴平行排列，汇集于阑尾根部。结肠袋是肠管形成的许多由横沟隔开的囊状突。肠脂垂是沿结肠带两侧分布的许多大小不等的脂肪突起。

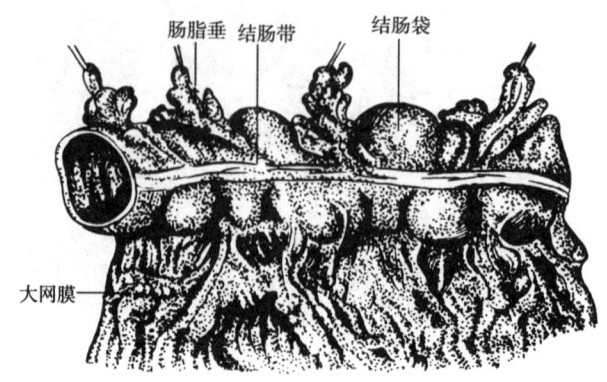

图 2-18　结肠的特征性结构（横结肠）

　　这三种特殊结构是肉眼区分结肠和小肠的重要标志。

（一）盲肠

　　盲肠是大肠的起始段，位于右髂窝内，长 6～8cm。盲肠与回肠相接处，回肠末端突入盲肠，此处有上下两个半月形的皱襞，称为回盲瓣。回盲瓣可以控制小肠内容物进入盲肠的速度，又可防止大肠内容物逆流入小肠（图 2-19）。

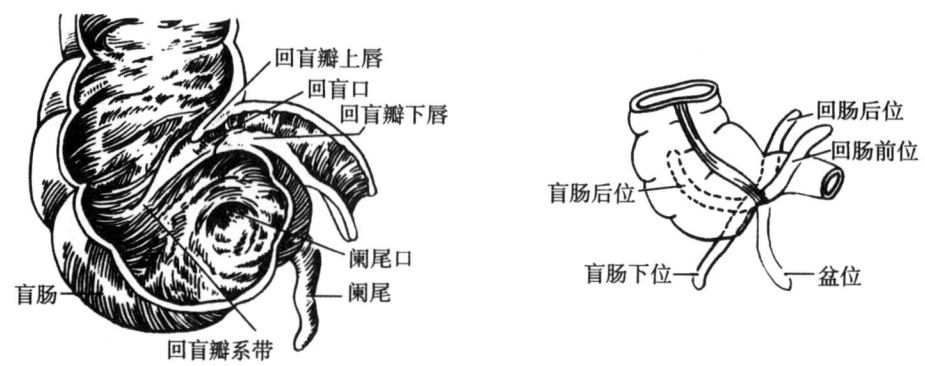

图 2-19　盲肠和阑尾

（二）阑尾

　　阑尾是连于盲肠后内侧壁的一条蚯蚓状盲管，位于右髂窝，长 6～8cm。阑尾的末端位置变化较大，但其根部的位置较恒定。阑尾根部的体表投影为脐与右髂前上棘连线的中、外 1/3 交点处，此点称为麦氏点。盲肠的 3 条结肠带汇合于阑尾根部，手术时可借此寻找阑尾。

（三）结肠

　　结肠呈方框状围绕在空肠、回肠周围，始于盲肠，终于直肠，分为升结肠、横结肠、降结肠和乙状结肠四部分。

1. 升结肠

　　为盲肠的直接延续，在右腹外侧上升至肝下方，弯曲成结肠右曲。

2. 横结肠

　　起自结肠右曲，向左横行形成一略向下垂的弓形弯曲，至左季肋区，在脾的下方折转成结肠左曲。横结肠通过横结肠系膜连于腹后壁，故活动度较大。

3. 降结肠

起自结肠左曲，至左髂嵴处续于乙状结肠。

4. 乙状结肠

呈"乙"字形弯曲下行入盆腔，至第 3 骶椎平面处续于直肠。

（四）直肠

直肠是消化管的末段，长 13～18cm，沿骶骨和尾骨前面下行，穿过盆膈移行为肛管。人类的直肠在矢状面上有两个弯曲：上部弯曲沿着骶骨盆面凸向后，称骶曲；下部弯曲绕过尾骨尖凸向前，称会阴曲。在冠状面上有 3 个不恒定的弯曲，一般中间较大的一个凸向左侧，上、下两个凸向右侧。

直肠下段肠腔膨大，称为直肠壶腹。其内表面有 2～3 个由环行肌和黏膜形成的半月形皱襞，称为直肠横襞。其中，最大且位置最恒定的直肠横襞位于直肠壶腹稍上方的前右侧壁上，距肛门约 7cm，可作为直肠镜检的定位标志。男性直肠的前方有膀胱、前列腺、精囊腺；女性直肠的前方有子宫和阴道。直肠指诊可触到这些器官。

（五）肛管

肛管上端在盆膈平面接续直肠，下端终于肛门，长约 4cm。肛管内面有 6～10 条纵行的黏膜皱襞，称为肛柱。各肛柱下端之间的半月形黏膜皱襞称为肛瓣，肛瓣与相邻两个肛柱下端之间形成开口向上的小凹窝，称为肛窦。各肛柱的下端和肛瓣的边缘共同连成一条锯齿状的环行线，称为齿状线，它是黏膜和皮肤的分界线。在齿状线下方的肛管内面有一宽约 1cm 的环行带，称为肛梳，其下缘有一环行浅沟，称为白线。白线是肛门内括约肌与肛门外括约肌的分界线（图 2-20）。

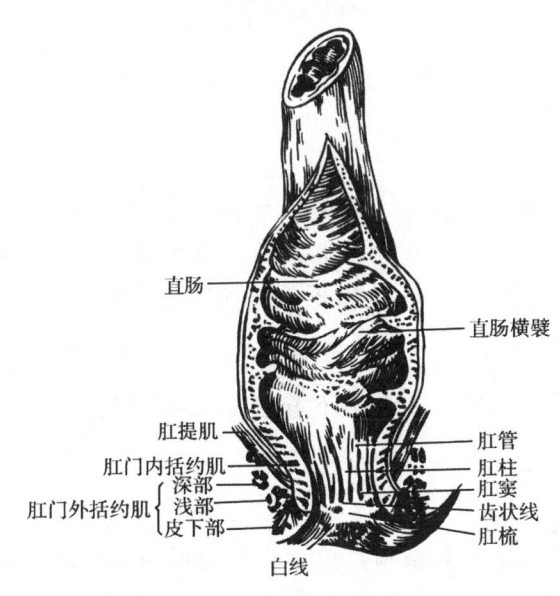

图 2-20 肛管的结构

肛梳的皮下组织和肛柱黏膜的下层内含有丰富的静脉丛，有时可因某种病理因素而形成静脉曲张，突入管腔内，称为痔。发生在齿状线上方的痔，称为内痔；位于齿状线以下者，称为外痔；上、下跨越齿状线，称为混合痔。

肛管及肛门周围有肛门内、外括约肌围绕。直肠的环形平滑肌在肛管处增厚，形成肛门内

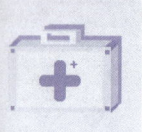

括约肌,有协助排便的作用。在肛门内括约肌的外下方骨骼肌形成肛门外括约肌,围绕整个肛管,受意识支配,有括约肛门、控制排便的作用。

第三节　消化腺

消化腺属内脏器官中的实质性器官,包括小消化腺和大消化腺,前者散在于消化管的管壁内(如食管腺、胃腺、肠腺等),分泌物直接排入消化管内;后者是独立的器官(如唾液腺、胰腺和肝脏),分泌物借导管排入消化管内。

一、唾液腺

人有 3 对唾液腺,分泌的唾液排入口腔,起到湿润口腔、杀菌和帮助消化的作用(图 2-21)。

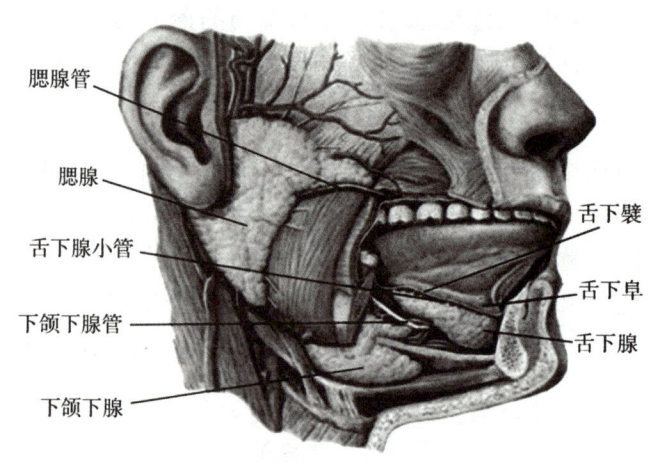

图 2-21　腮腺、下颌下腺和舌下腺

(一)腮腺

腮腺是最大的唾液腺,重 15～30g,略呈三角形,位于外耳道前下方、咬肌后部的表面。由腺的前端靠近上缘处发出腮腺管,在颧弓下方约一横指处在咬肌表面前行,至咬肌前缘转向内侧,斜穿颊肌,开口于上颌第 2 磨牙牙冠水平的颊黏膜。

(二)下颌下腺

略呈卵圆形,位于下颌下三角内。下颌下腺管由腺的内侧面发出,沿口底黏膜深面前行,开口于舌下阜。

(三)舌下腺

舌下腺是最小的唾液腺,细长而略扁,位于口底黏膜深面。舌下腺导管有大小两种,小管 5～15 条,直接开口于口底黏膜;大管常与下颌下腺管汇合开口于舌下阜。

二、肝

肝是人体内最大的消化腺,成人肝重约 1500g。肝的血液供应丰富,质软而脆,受暴力打击时易发生破裂。肝的功能极其复杂,有分泌胆汁、参与物质代谢、储存糖原等,胚胎时期还具有造血功能。

（一）肝的形态、位置

肝呈不规则的楔形，活体呈棕红色，可分为前、后两缘，上、下两面。肝的前缘薄而锐利，后缘钝圆，朝向脊柱。肝的上面隆凸，紧贴膈的下面，又称为膈面。膈面被矢状位的镰状韧带分为大而厚的右叶和小而薄的左叶（图 2-22）。

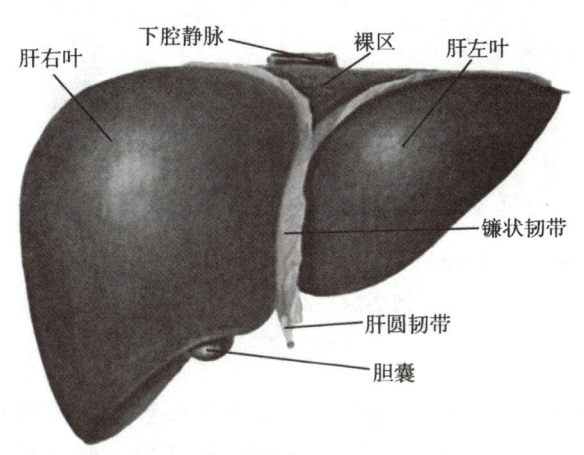

图 2-22　肝前面观

肝下面凹凸不平，与腹腔脏器相邻，故又称脏面。脏面有一近似"H"形的沟，即左右两条纵沟和一条横沟（图 2-23）。右侧纵沟的前部为一浅窝，称为胆囊窝，容纳胆囊；右侧纵沟的后部为腔静脉沟，有下腔静脉通过。左侧纵沟的前部有肝圆韧带，左侧纵沟的后部容纳静脉韧带。横沟称为肝门，是肝固有动脉、肝门静脉、肝左右管、神经和淋巴管等出入肝的部位。上述结构被结缔组织包绕，共同构成一条索状结构称为肝蒂。肝的脏面被上述诸沟分为 4 个叶：右纵沟右侧为右叶；左纵沟左侧为左叶；横沟前方为方叶；后方为尾状叶。

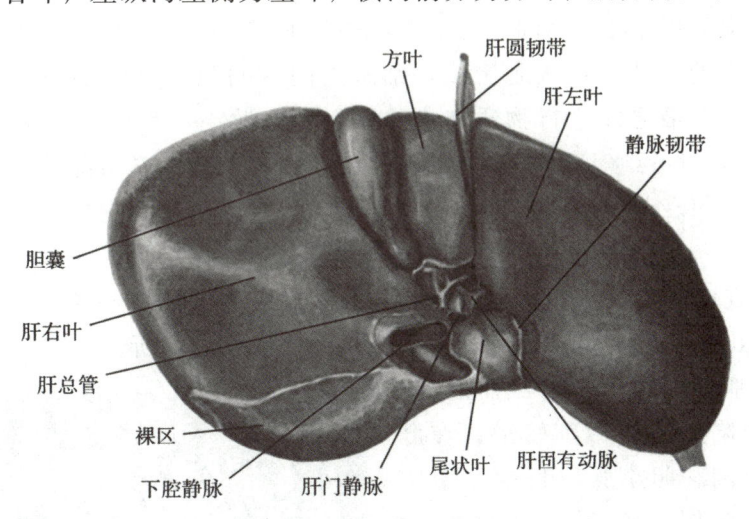

图 2-23　肝下面观

肝的微细结构

肝大部分位于右季肋区和腹上区，小部分位于左季肋区。肝的最高点，右侧相当于右锁骨中线与第 5 肋的交点水平，左侧相当于左锁骨中线与第 5 肋间隙的交点。肝的下界，右侧与右肋弓一致，故成人在右肋弓下一般不能触及肝，在腹上区则可达剑突下方约 3cm。

（二）肝的微细结构

肝表面被覆一层由致密结缔组织构成的被膜，被膜在肝门处伸入肝内，将肝实质分隔成许多棱柱状的肝小叶（图 2-24）。

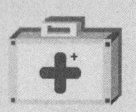

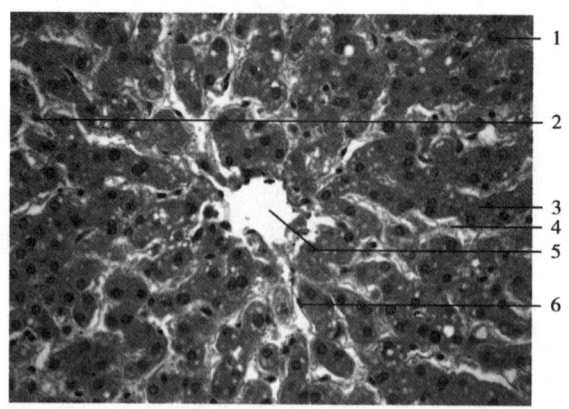

1. 双核肝细胞；2. 肝巨噬细胞；3. 肝索；4. 肝血窦；5. 中央静脉；6. 肝血窦内皮

图 2-24 肝小叶的结构

1. 肝小叶

是肝的结构单位，呈不规则多面棱柱体。肝小叶中央有一条沿其长轴走行的中央静脉，肝索、肝血窦和窦周隙以中央静脉为中心向周围呈放射状排列。肝细胞以中央静脉为中心形成放射状排列的板状结构，称为肝板，其断面呈索状，称为肝索。肝板之间有相互连通的肝血窦。

（1）肝细胞。肝细胞体积较大，呈多边形，核大而圆，位于细胞中央，有的可见双核，胞质呈嗜酸性。肝细胞高度分化，各种细胞器发达，细胞的功能复杂多样。线粒体遍布于细胞质内，为肝细胞代谢提供能量；粗面内质网能合成各种血浆蛋白；滑面内质网与胆汁的合成、糖原和固醇类物质的代谢及解毒等功能有关；高尔基复合体参与肝细胞的分泌活动；溶酶体参与细胞内消化、胆红素代谢和铁的储存。此外，肝细胞内还有糖原、脂滴和色素等包涵物，它们的含量因机体生理和病理状况的不同而异。

（2）肝血窦。位于相邻肝板之间，为形态不规则的腔隙，通过肝板上的孔互相连成网状管道。窦壁由一层扁平的有孔内皮细胞围成，细胞之间有间隙，窦壁不完整，故有较强的通透性，有利于肝细胞与血液之间进行物质交换。肝血窦内散在一种体积较大而形态不规则的细胞，称为肝巨噬细胞。肝巨噬细胞来自血液中的单核细胞，能吞噬清除从胃肠道进入肝门静脉的细菌、病毒、异物和衰老的红细胞等，还能监视、抑制和杀伤体内的肿瘤细胞，尤其是肝癌细胞。

（3）窦周隙。在电镜下，肝血窦内皮细胞与肝细胞之间的狭窄间隙，称为窦周隙。窦周隙内充满由肝血窦渗出的血浆，是肝细胞与血液进行物质交换的场所。

（4）胆小管。胆小管是相邻肝细胞之间、两侧细胞膜局部凹陷形成的微细管道，在肝板内穿行并吻合成网。胆小管以盲端起于中央静脉附近，向小叶周边延伸，出肝小叶后汇合成小叶间胆管。肝细胞分泌的胆汁经胆小管输入小叶间胆管。

2. 门管区

在几个相邻的肝小叶之间，由结缔组织围绕着小叶间胆管、小叶间动脉和小叶间静脉形成的区域称为门管区。每个肝小叶周围一般有 3～5 个肝门管区（图 2-25）。

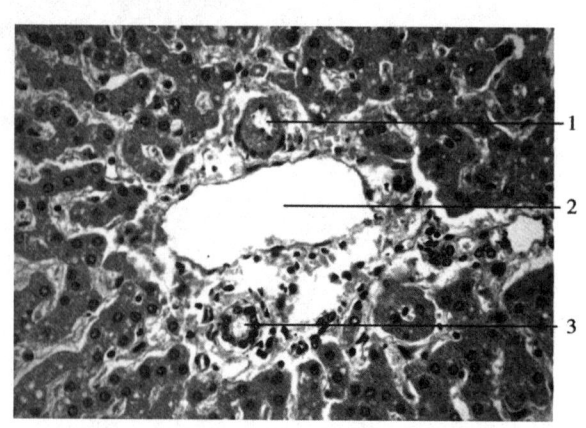

1. 小叶间动脉；2. 小叶间静脉；3. 小叶间胆管

图 2-25 肝门管区

（三）胆囊与输胆管道

1. 胆囊

位于肝脏面的胆囊窝内。胆囊呈长梨形，分为胆囊底、胆囊体、胆囊颈和胆囊管 4 部分。胆囊底钝圆，常露出肝前缘，与腹前壁相贴。胆囊底的体表投影在右锁骨中线与右肋弓下缘相交处。胆囊炎时，此处常有明显压痛。胆囊具有储存和浓缩胆汁的功能，其容量为 40～60mL（图 2-26）。

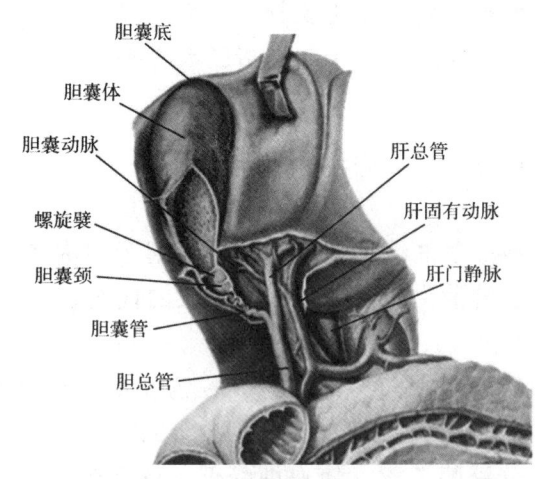

图 2-26　胆囊的结构

2. 胆汁输出管道

简称胆管，是将胆汁输送至十二指肠的管道。胆管分肝内和肝外两部分，肝内是指胆小管和小叶间胆管。胆小管合成小叶间胆管，后逐级汇合，分别形成肝左管和肝右管，出肝门后汇合成肝总管。肝总管和胆囊管汇合成胆总管（图 2-27）。胆总管长 4～8cm，与胰管汇合，形成**略膨大的肝胰壶腹**，开口于十二指肠大乳头。肝胰壶腹周围有平滑肌形成的肝胰壶腹括约肌。该括约肌具有控制胆总管排放胆汁和胰管排泄胰液进入十二指肠的作用。

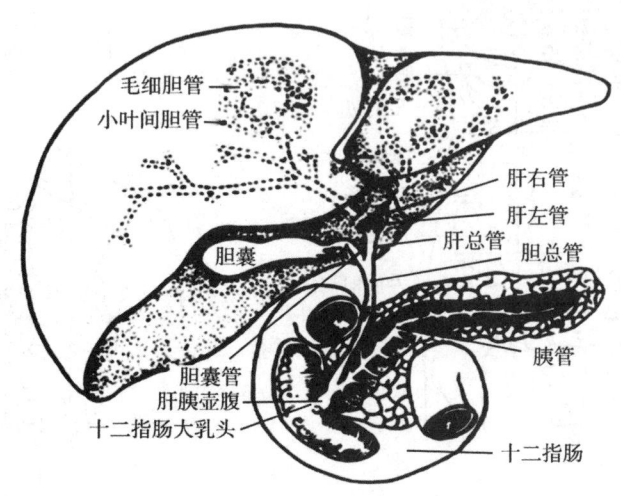

图 2-27　输胆管道

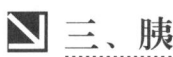 **三、胰**

胰是人体内的第二大消化腺，位于胃的后方。由外分泌部和内分泌部两部分组成。外分泌

部分泌胰液，内含多种消化酶，有分解消化蛋白质、糖和脂肪的作用；内分泌部分泌胰岛素和胰高血糖素，调节血糖浓度。

（一）胰的位置和形态

胰紧贴腹后壁，横置于胃的后方，相当于第1、第2腰椎高度。质地柔软，颜色灰红，可分为胰头、胰体和胰尾3部分，各部之间无明显界限。胰头被十二指肠呈"C"字形包绕，胰体位于胰头和胰尾之间，占胰的大部分。胰尾较细，向左上方抵达脾门。在腺实质内有贯穿整个胰、走行与胰的长轴一致的排泄管，称为胰管，自胰尾经胰体至胰头沿途有许多小排泄管汇入，最后与胆总管汇合成肝胰壶腹，开口于十二指肠大乳头。

（二）胰的微细结构

胰的实质由外分泌部和内分泌部（胰岛）两部分组成。

1. 外分泌部

由腺泡和导管组成。腺泡由浆液性细胞构成。导管起于腺泡腔，逐渐汇合成一条胰管。胰的外分泌部分泌胰液，内含多种消化酶，参与营养物质的代谢。

2. 内分泌部

是散在于外分泌部之间的大小不等的细胞团，称为胰岛（图2-28），其分泌的激素直接进入血流。胰岛主要包括A、B、D三种细胞。A细胞，约占20%，分泌胰高血糖素，能使血糖升高；B细胞，约占70%，分泌胰岛素，使血糖降低；D细胞，数量较少，约占5%，分泌生长抑素，对A、B细胞的分泌活动起调节作用。

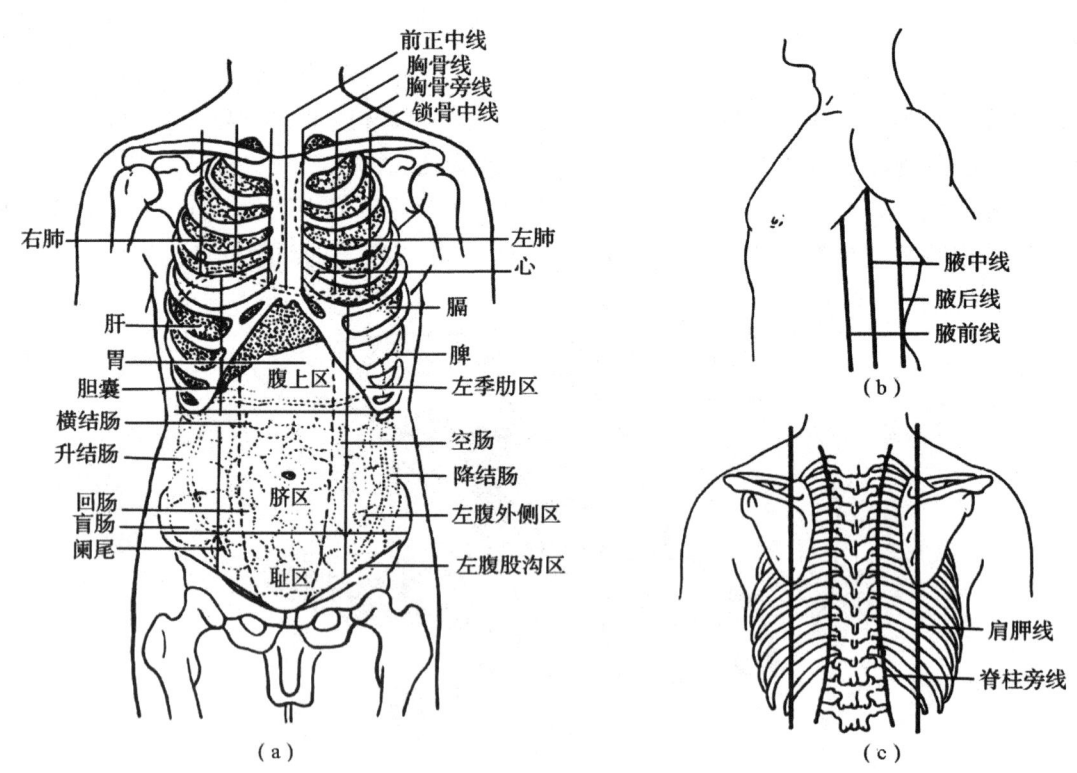

1. 外分泌部；2. 胰岛；3. 腺泡；4. 泡心细胞

图 2-28　胰腺与胰岛

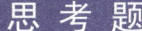

思 考 题

1. 食管 3 个狭窄各位于何处？各狭窄距中切牙的距离是多少？
2. 简述胃的位置及分部。
3. 说明肝的位置及形态。
4. 简述胰的形态位置及功能。

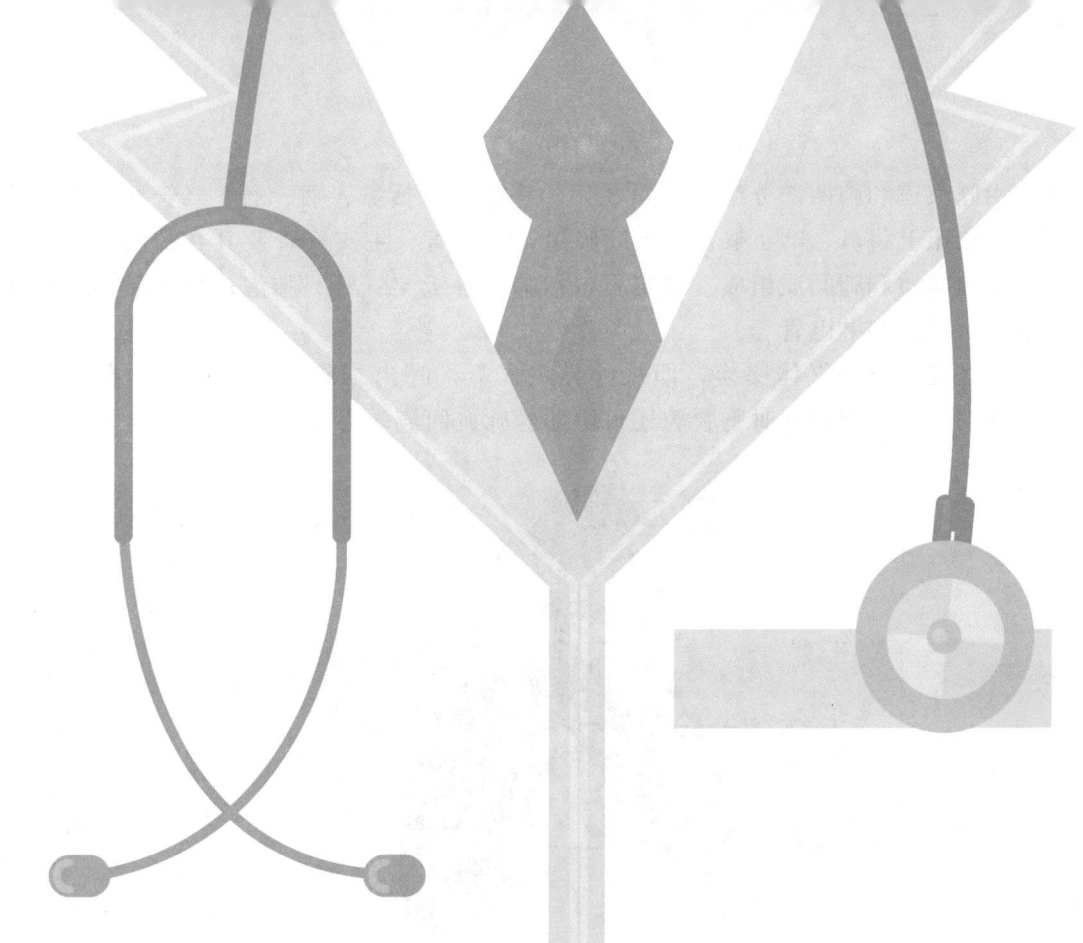

第三章
呼吸系统

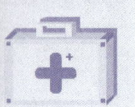
呼吸系统由呼吸道和肺两部分组成（图 3-1）。呼吸道包括鼻、咽、喉、气管和主支气管及其各级支气管；临床上将鼻、咽、喉称为上呼吸道，将气管、主支气管及其在肺内的分支称为下呼吸道。肺由肺实质和肺间质组成。肺实质包括肺内各级支气管、肺泡；肺间质为实质间的结缔组织、血管、神经和淋巴管等。

呼吸系统的主要功能是气体交换，即从外界吸入氧，呼出二氧化碳。此外，鼻为嗅觉器官，喉有发音的功能，呼吸运动时胸膜腔还可协助静脉血回流入心等。

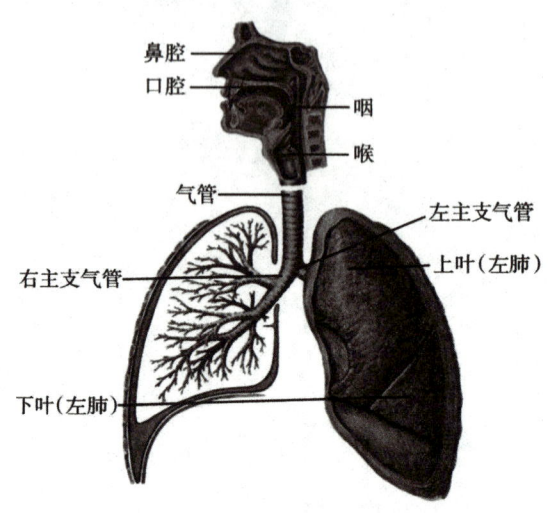

图 3-1　呼吸系统模式图

第一节　呼吸道

一、鼻

鼻既是呼吸道的起始部，也是嗅觉器官，可分为外鼻、鼻腔和鼻旁窦 3 部分。

（一）外鼻

外鼻（图 3-2）位于面部中央，以鼻骨和鼻软骨为支架，外被覆皮肤、内覆黏膜而成。外鼻上端突起于两眼之间的狭窄部分称鼻根，向前下延伸为鼻背，末端称鼻尖，鼻尖两侧呈弧形膨隆的部分称鼻翼，呼吸困难者可见鼻翼扇动的症状。鼻尖和鼻翼处皮肤较厚，富含皮脂腺和汗腺，是疖肿好发的部位。从鼻翼向外下方到口角的浅沟称鼻唇沟，面肌瘫痪时同侧鼻唇沟变浅或消失。

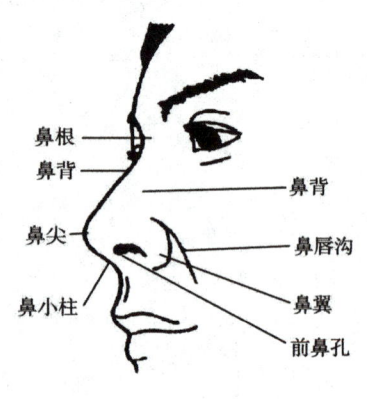

图 3-2　外鼻

（二）鼻腔

鼻腔位于颅前窝的下方、腭的上方，以骨和软骨为基础，内覆黏膜和皮肤。鼻腔被鼻中隔分为左右两腔，鼻中隔位置通常偏向一侧。每侧鼻腔向前下通外界处称鼻孔，向后通鼻咽处称鼻后孔。每侧鼻腔又以鼻阈为界分为鼻前庭和固有鼻腔，鼻阈为皮肤与黏膜的交界。

1. 鼻前庭

为鼻腔的前下部分，由鼻翼围成。鼻前庭内衬以皮肤，生有鼻毛，有滤过灰尘、净化空气功能，因其缺少皮下组织且富有皮脂腺和汗腺，所以易患疖肿且疼痛剧烈。

2. 固有鼻腔

为鼻腔的主要部分，由骨性鼻腔衬以黏膜而成。固有鼻腔外侧壁自上而下有上、中、下 3 个鼻甲突向鼻腔（图 3-3），各鼻甲下方分别有上、中、下鼻道。上鼻甲的后上方与蝶骨体之间的凹陷，为蝶筛隐窝。上、中鼻道及蝶筛隐窝有各鼻旁窦的开口，下鼻道的前部有鼻泪管的开口。

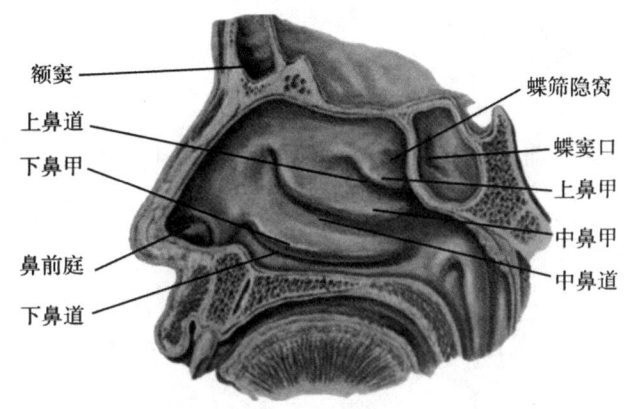

图 3-3 鼻腔外侧

固有鼻腔的黏膜，根据结构和功能分为嗅区和呼吸区两部分。上鼻甲平面以上的鼻腔黏膜区域为嗅区，呈淡黄色，富有嗅细胞，能感受嗅觉刺激。嗅区以外的鼻腔黏膜均属呼吸区，呈淡红色，有丰富的血管、黏液腺和纤毛，可对吸入的空气进行加温、加湿和净化。鼻中隔的前下部黏膜内毛细血管丰富，位置表浅，外伤或干燥刺激均易引起出血，90% 左右的鼻出血发生于此区，故称为易出血区（Little 区）。

（三）鼻旁窦

鼻旁窦又称副鼻窦、鼻窦，由骨性鼻旁窦衬以黏膜构成，能减轻颅骨重量、协助调节空气的温度和湿度，并对发音起共鸣作用（图 3-4）。

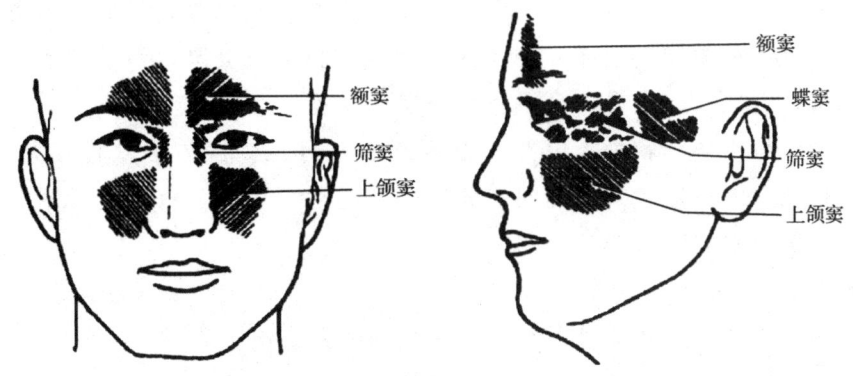

图 3-4 鼻旁窦的体表投影

鼻旁窦有 4 对，即额窦、筛窦、蝶窦和上颌窦，分别位于同名骨内，均开口于鼻腔。上颌窦、额窦和筛窦前、中群开口于中鼻道；筛窦后群开口于上鼻道；蝶窦开口于蝶筛隐窝。由于鼻旁窦黏膜与鼻腔黏膜相延续，故鼻腔黏膜的炎症易蔓延引起鼻旁窦炎。上颌窦是鼻旁窦中容

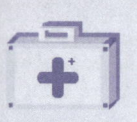

积最大的一对，因窦口位于其内侧壁最高处，开口位置高于窦底，引流不畅，故化脓性感染时容易积脓，同时窦底临近上颌第四磨牙牙根，此处骨质菲薄，易致牙源性上颌窦炎，故在临床上鼻窦炎以上颌窦炎多见。

二、咽

见第二章消化系统。

三、喉

喉既是呼吸的管道，又是发音的器官。

（一）喉的位置

喉位于颈前正中、喉咽的前方，平第 3～6 颈椎。喉的上方借甲状舌骨膜与舌骨相连，并借喉口通喉咽，下方与气管相连，前方被皮肤、颈筋膜、舌骨下肌群覆盖，两侧有颈部大血管和神经及甲状腺侧叶。喉可随吞咽或发音而上下移动。

（二）喉的结构

喉是中空性器官，以喉软骨为支架，借关节、韧带和喉肌连结，内衬黏膜而成。

1. 喉软骨

包括不成对的甲状软骨、环状软骨、会厌软骨和成对的杓状软骨。

（1）甲状软骨。是喉软骨中最大的一块，构成喉的前壁和侧壁，由两块近似四边形的左、右软骨板构成。两板的前缘以直角（女性为钝角）相融合形成前角向前突，前角上端向前突出，称喉结，成年男子尤为明显。前角上缘两板之间的"V"形的切迹，称上切迹。两侧板的后缘游离并向上、下发出突起，称上角和下角。上角较长，借韧带与舌骨大角连接；下角较短，与环状软骨相关节。

（2）环状软骨。位于甲状软骨的下方，由前部低窄的环状软骨弓和后部高阔的环状软骨板构成。环状软骨是喉软骨中唯一完整的软骨环，对支撑呼吸道、保持其畅通有重要作用。环状软骨的后方平对第 6 颈椎，是颈部重要的体表标志。

（3）会厌软骨。位于舌骨体后方，上宽下窄呈树叶状，上端游离于喉口上方，下端借甲状会厌韧带连于甲状软骨前角内面上部。会厌软骨被覆黏膜构成会厌，是喉口的活瓣，吞咽时喉随咽上提并向前移，会厌封闭喉口，可阻止食物误入喉腔。

（4）杓状软骨。位于环状软骨板后部上方两侧的一对三棱锥体形软骨。尖向上、底朝下。底部有关节面与环状软骨形成关节，并向前伸出的突起称声带突，有声韧带附着；向外侧伸出的突起称肌突，大部分喉肌附着于此（图 3-5）。

2. 喉的连结

（1）甲状舌骨膜。连于甲状软骨上缘与舌骨之间的结缔组织膜。

（2）环甲正中韧带。连于甲状软骨下缘与环状软骨弓上缘之间的韧带，主要由弹性纤维构成。急性喉阻塞时可在此进行穿刺，建立暂时的通气道。

（3）声韧带。由弹性纤维构成，连于甲状软骨前角后面与杓状软骨声带突之间。

（4）环甲关节。由甲状软骨下角与环状软骨两侧的关节面构成，该关节运动时，甲状软骨可做前倾和复位运动从而使声带紧张和松弛。

（5）环杓关节。由杓状软骨底与环状软骨板上缘的关节面构成，可沿垂直轴做旋转运动，使声带向内、外侧转动，从而使声门裂缩小或开大。

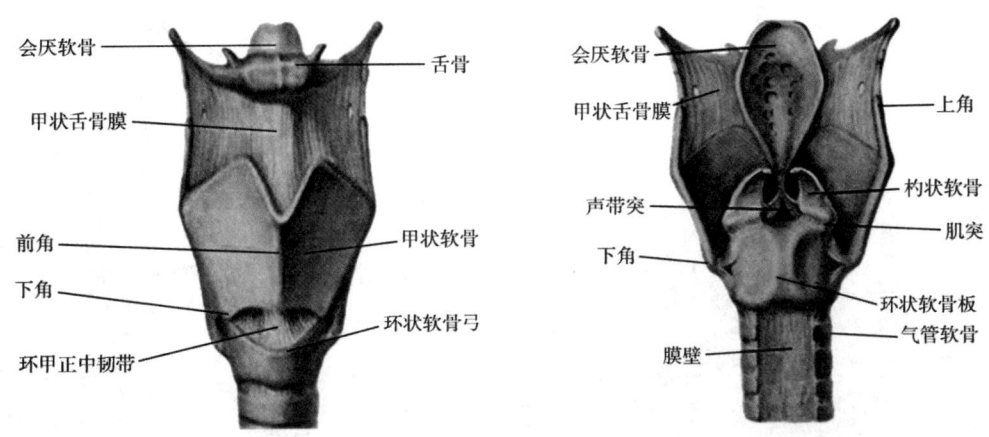

图 3-5　喉的软骨及其连接

3. 喉肌

为数块细小的骨骼肌，附着在喉软骨的内面和外面。按其作用可分两群：一群作用于环杓关节，使声门裂缩小或开大；另一群作用于环甲关节，使声带紧张或松弛。因此，喉肌的运动可控制发音的强弱和声调的高低（图 3-6）。

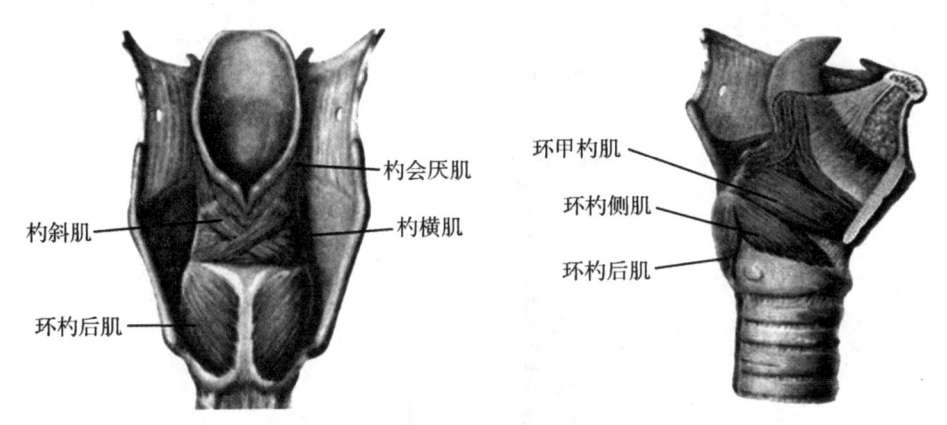

图 3-6　喉肌

4. 喉腔及黏膜

喉腔即喉的内腔，由喉软骨支架和喉壁围成，向上借喉口通喉咽部，向下在气管软骨下缘直通气管。喉腔内表面覆以喉黏膜并与咽和气管黏膜相延续。

在喉腔中部的外侧壁上，有上、下两对呈矢状位且平行的黏膜皱襞突向喉腔，上方的一对称为前庭襞，两侧前庭襞之间的裂隙称为前庭裂，活体呈粉红色；下方的一对称为声襞（内含声韧带与声带肌），比声门襞更突入喉腔，活体呈白色，表面光滑，边缘薄而整齐。两侧声襞之间的裂隙称为声门裂，简称声门，是喉腔最狭窄的部位。

喉腔借前庭裂平面和声门裂平面分为喉前庭、喉中间腔和声门下腔 3 部分（图 3-7、图 3-8）。喉前庭是喉口至前庭裂平面之间的部分，略呈漏斗形；喉中间腔位于前庭裂平面至声门裂平面之间，体积较小，该腔两侧向外延伸，在前庭襞与声襞之间形成一对梭形隐窝，称为喉室；声门下腔是声门裂平面至环状软骨下缘平面之间的部分，呈上窄下宽的圆锥形，声门下

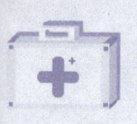

腔处的黏膜下组织比较疏松，炎症时易发生水肿，尤其是婴幼儿因喉腔窄小、水肿时常导致喉腔堵塞，引起呼吸困难。

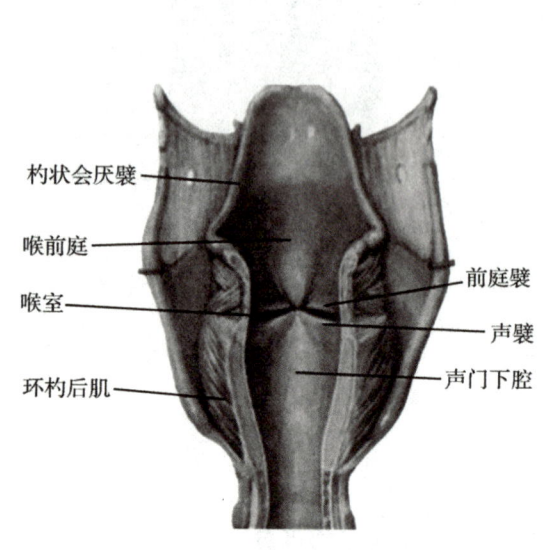

图 3-7 喉冠状切面

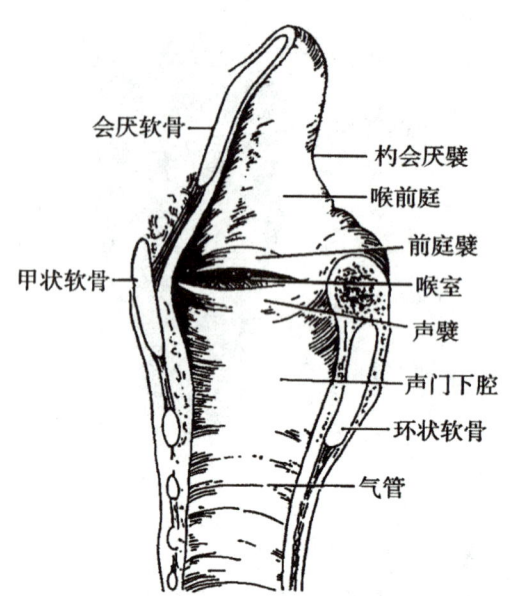

图 3-8 喉正中矢状切面

四、气管及主支气管

气管和主支气管是连于喉与肺之间的通气管道（图 3-9）。

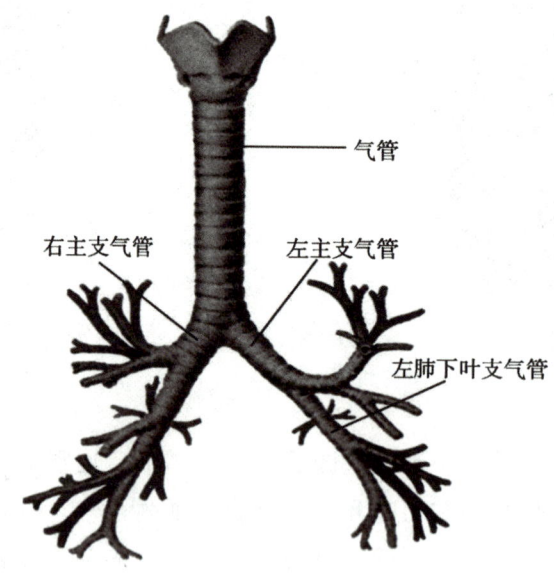

图 3-9 气管和主支气管

（一）气管

气管为后壁略扁平的长管状器官，为支架构成。上端与环状软骨下缘相接，向下至胸骨角平面（平第 4 胸椎体下缘）分为左、右主支气管。其分叉处称为气管杈，气管杈内面有一矢状位、向上凸起的半月状嵴，通常略偏向左侧，称气管隆嵴，是临床支气管镜检查时的重要标志。

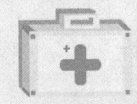

气管壁由软骨、平滑肌、黏膜和结缔组织构成。气管软骨呈开口向后的"C"字形,一般有14～16个,各软骨间借环韧带相连接,其后方的缺口由平滑肌和结缔组织构成的平坦的膜壁所封闭,腔壁衬以黏膜。由于软骨的支架作用,使管腔能保持开放状态,而环韧带和膜壁具有一定的舒展性,以适应颈部的运动及后方食管的扩张。

气管由颈部经胸廓上口入胸腔,成年男性平均长度为10.3cm,女性为9.7cm,以胸廓上口为界,分为颈部和胸部。气管颈部短而表浅,在颈前正中下行,于颈静脉切迹上方可触及,前面除有皮肤、浅筋膜、颈深筋膜和舌骨下肌群覆盖外,在第2～4气管软骨环前方还有甲状腺峡横过,两侧临近颈部大血管和甲状腺叶,后方紧邻食管。急救时,可在第3～5气管软骨环处施行气管切开术。气管胸部较长,位于胸腔上纵隔内。

(二)主支气管

气管发出的分支为各级支气管,第一级分为支主支气管,分左、右两支(图3-9),至左、右肺门处即分出肺叶支气管入肺。左、右主支气管的外形和结构与气管基本相同。

左主支气管细而长,走行倾斜(近于水平)。右主支气管粗而短,走行陡直,可视为气管的直接延续。根据右主支气管的走行和形态特点,以及气管隆嵴常偏向左侧,右肺通气量大等因素,经气管坠入的异物多进入右主支气管。

(三)气管与主支气管的微细结构

气管与主支气管的管壁由内向外依次分为黏膜、黏膜下层和外膜三层(图3-10),各层间无截然分界。管壁的特点是有软骨为支架,以保证管腔通畅;管径随分支越变越小,管壁相应越变越薄。

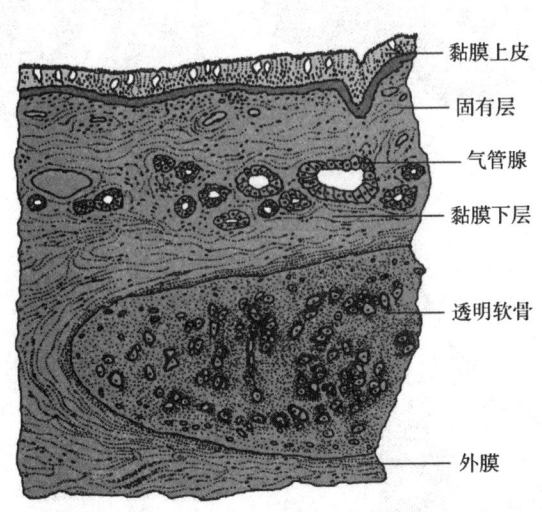

黏膜上皮
固有层
气管腺
黏膜下层
透明软骨
外膜

图3-10 气管管壁的微细结构

1. 黏膜

由上皮和固有层构成。上皮为假复层纤毛柱状上皮,固有层的结缔组织中含有较多的弹性纤维。

2. 黏膜下层

由疏松结缔组织构成,除含有血管、淋巴管、神经外,还有较多的混合腺,腺细胞的分泌物经导管排入管腔。腺细胞可分泌黏液和溶菌酶,并产生分泌片。浆细胞产生的IgA与分泌片结合形成分泌性免疫球蛋白(SIgA),排入管腔后附着于黏膜表面,有抑制外来病原菌的作用。

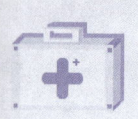

3. 外膜

由"C"形的透明软骨环和疏松结缔组织构成，软骨环的缺口处由弹性纤维构成的韧带和平滑肌束封闭，构成管壁支架，保持气道通畅。

第二节　肺

肺左右各一，是呼吸系统进行气体交换的器官，由肺内各级支气管及其所连的肺泡、血管、淋巴管、神经和结缔组织构成（图 3-11、图 3-12）。

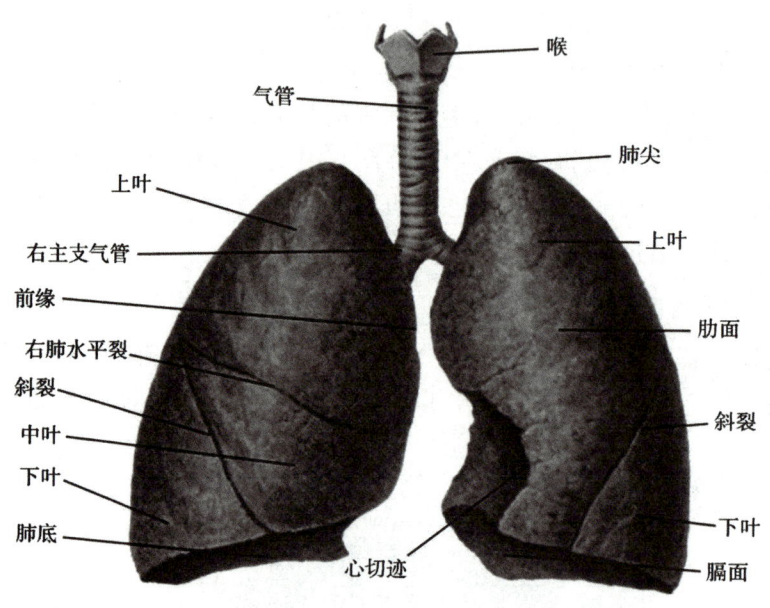

图 3-11　肺

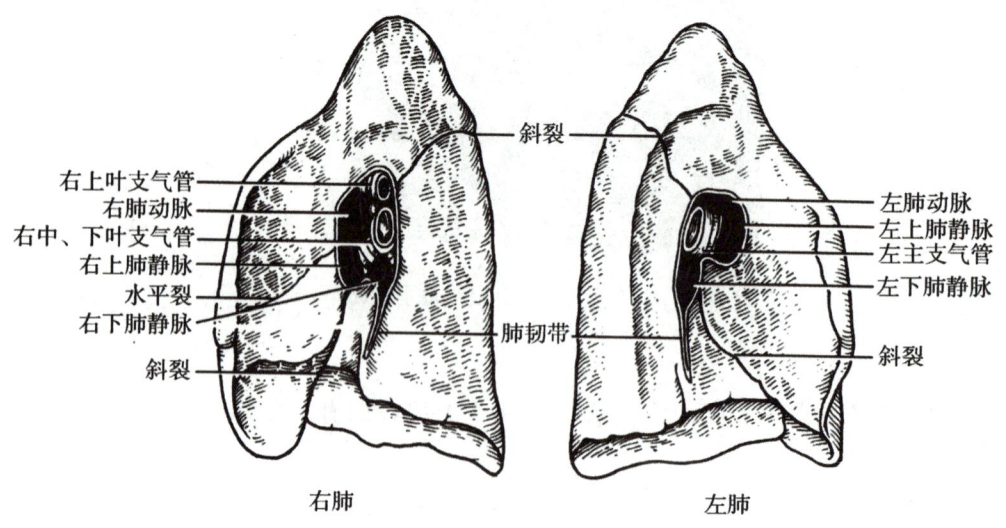

图 3-12　肺内侧面

70

一、肺的位置和形态

肺位于胸腔内，纵隔的两侧，膈的上方。成年人的肺重，男性平均为 1000～1300g，女性平均为 800～1000g。肺质柔软而轻，呈海绵状，富有弹性。幼儿新鲜肺呈浅红色，成人由于肺内不断有吸入空气中的尘粒沉积，颜色逐渐变为深灰，甚至呈蓝黑色，老年人肺颜色更深。因受肝的影响，右纵隔位置高，且心脏偏居左侧，故右肺宽而短，左肺狭而长。

肺形似纵切的半圆锥体形（图 3-11、图 3-12），可分一尖（肺尖）、一底（肺底）、两面（肋面、纵隔面）、三缘（前缘、后缘和下缘）。肺尖钝圆，经胸廓上口伸入颈根部，可超出锁骨内侧 1/3 上方 2～3cm。肺底又名膈面，位于膈上，宽阔而向上凹陷。肋面与胸廓的外侧壁和前、后壁相邻，广阔而圆凸。纵隔面即内侧面，与纵隔相对，其中部有一长椭圆形凹陷区域，称为肺门，是支气管、血管、神经、淋巴管等出入的部位。这些出入肺门的结构，被结缔组织包裹成束状，称为肺根。肺的前缘由肋面与纵隔面在前方的移行而成，较锐利，左肺前缘下部有一明显的凹陷，称心切迹。后缘由肋面与纵隔面在后方移行而成，较钝圆。下缘由膈面与肋面、纵隔面移行而成，也较锐利，可随呼吸运动而上下移动。

肺的分叶（图 3-11、图 3-12）：肺裂将肺分成几个，左肺被自后上斜向前下的斜裂分为上、下两叶。右肺除斜裂外还有一条近似水平方向且与斜裂相交的水平裂，因而被分为上、中、下三叶。

二、肺段支气管和肺段

左、右主支气管进入肺门后分为肺叶支气管，其中左肺有上、下 2 支，右肺有上、中、下 3 支。每一肺叶支气管进入相应的肺叶后再直接发出的 2～5 个分支称肺段支气管。

每一个肺段支气管的各级分支及其所属的肺组织构成一个支气管肺段，简称为肺段。左、右肺均可分为 10 个肺段。每个肺段均呈锥形，尖端朝向肺门，底在肺表。各肺段都占有一定的部位，相邻肺段之间以薄层的结缔组织相隔，肺动脉分支常与肺段支气管并行，肺静脉则常行于肺段之间。当肺段支气管发生阻塞时，此肺段内的空气供应完全断绝。因此，无论从形态、结构或功能上，都可以把肺段看作为具有一定独立性的功能单位，临床上常以肺段的解剖学知识进行诊断定位并指导肺段切除手术。

三、肺的微细结构

肺的表面覆以浆膜，为胸膜脏层。

肺分为肺实质和肺间质两部分（图 3-13）。肺实质即肺内支气管的各级分支和肺泡；肺间质即肺实质之间的结缔组织、血管、神经和淋巴管等。

主支气管从肺门入肺后反复分支，越分越细，呈树枝状，故称支气管树。支气管分支可达 23～25 级，最后连于肺泡。肺段支气管以下的多次分支，统称为小支气管。其管径至 1mm 以下时称细支气管。细支气管继续分支，至管径为 0.5mm 时，则为终末细支气管。终末细支气管仍继续分支，直至与肺泡相连。每个细支气管及其所属分支和肺泡，组成一个肺小叶（图 3-14）。肺小叶呈锥形，尖朝向肺门，底朝向肺的表面，透过胸膜可见其呈许多多角形的小区。每个肺叶内有 50～80 个肺小叶。肺小叶是肺的结构单位，临床上小儿常见的支气管肺炎就是以肺小叶为中心的病变，故又称小叶性肺炎。

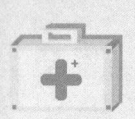

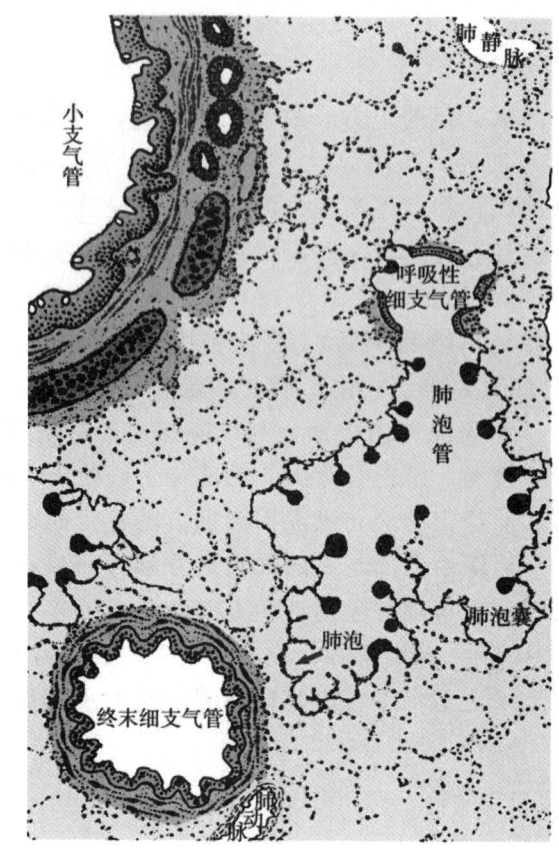

图 3-13 肺切面结构模式图

肺实质根据其功能不同，可分为导气部和呼吸部。

（一）导气部

导气部是指主支气管入肺后至终末细支气管的各级分支，包括肺叶支气管、肺段支气管、小支气管、细支气管和终末细支气管（图 3-14）。导气部是肺内气体传送的通道，不能进行气体交换。

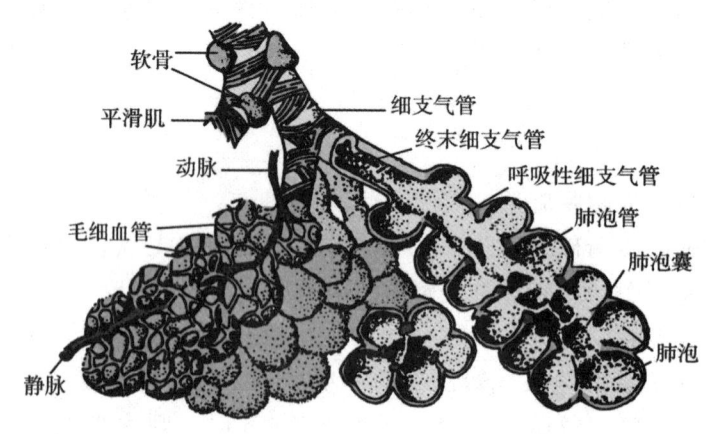

图 3-14 肺小叶模式图

导气部各级支气管管壁的结构，除细支气管和终末细支气管外，基本和气管、支气管相似，但随着支气管的反复分支，其管径逐渐由大变小，管壁逐渐由厚变薄，结构渐趋简单，微细结构也发生相应的变化，主要表现为：①黏膜上皮由假复层纤毛柱状上皮逐渐变为单层纤毛柱状上皮或单层柱状上皮；②纤毛、杯状细胞和腺体逐渐减少，最后消失；③外膜中的软骨组织逐渐变成间断的软骨碎片，直至完全消失；④平滑肌纤维逐渐增多，最后形成完整的环行肌层。

细支气管和终末细支气管管壁的杯状细胞、腺体和软骨均消失，平滑肌形成一完整的环形肌层。因此，平滑肌的收缩或舒张可直接改变管径大小，从而影响出入肺泡的空气流量。在某些病理情况下，如果终末细支气管的平滑肌发生痉挛性收缩，导致管腔持续狭窄，可使出入肺泡气流量减少，引起呼吸困难，临床上称支气管哮喘。

（二）呼吸部

呼吸部由呼吸性细支气管、肺泡管、肺泡囊和肺泡组成（图 3-15），有气体交换的功能。

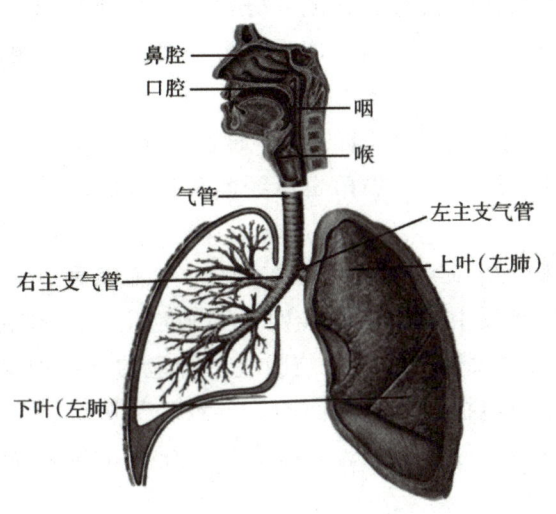

1. 呼吸性细支气管；2. 肺泡囊；3. 肺泡；4. 肺内血管

图 3-15　呼吸性细支气管肺泡囊的光镜像（低倍）

1. 呼吸性细支气管

是终末细支气管的分支。管壁上皮为单层立方上皮，管壁上连有少量肺泡，故具有气体交换的功能。

2. 肺泡管

是呼吸性细支气管的分支。管壁上有大量肺泡和肺泡囊的开口，在相邻肺泡开口之间仅存不完整的管壁，有薄层的结缔组织和少量平滑肌，其表面覆有单层立方上皮或扁平上皮，故在肺泡管的断面上，在肺泡开口处的肺泡隔末端呈结节状膨大。

3. 肺泡囊

与肺泡管相连续，为若干肺泡的共同开口形成的管腔。

4. 肺泡

肺泡为大小不等的多面形囊泡（图 3-16），一侧开口于肺泡囊、肺泡管和呼吸性细支气管，是气体进行交换的场所。成人每侧肺内有肺泡 3 亿~4 亿个，总面积可达 70~80m²。肺泡壁极薄，由肺泡上皮构成，相邻肺泡间有肺泡隔。肺

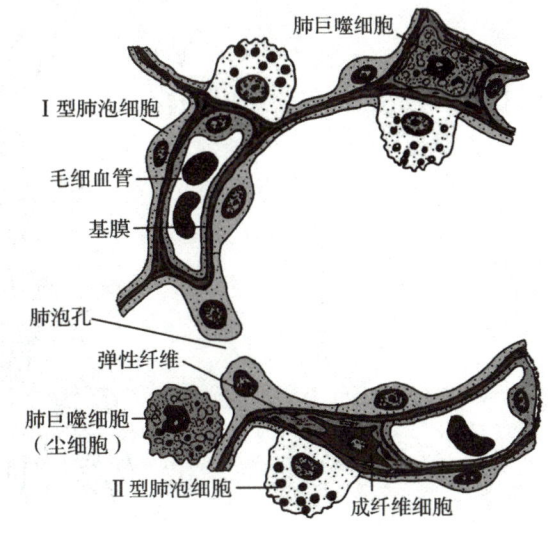

图 3-16　肺泡结构模式图

73

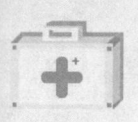

泡上皮为单层上皮，由Ⅰ型和Ⅱ型两种类型的细胞构成。

（1）Ⅰ型肺泡细胞。肺泡表面97%由Ⅰ型肺泡细胞覆盖。Ⅰ型肺泡细胞扁平，表面光滑，核呈扁圆形，含核部分略厚，其余部分很薄。Ⅰ型肺泡细胞为气体交换提供了一个广而薄的面，使气体易于通过。

（2）Ⅱ型肺泡细胞。Ⅱ型肺泡细胞散在于Ⅰ型肺泡细胞之间，数量较少，覆盖肺泡3%的表面积。体积较大，细胞呈立方形或圆形，胞质中有嗜锇性板层小体，主要含有二棕榈酰卵磷脂，细胞以胞吐方式将其排至肺泡表面，形成一层薄膜，称肺泡表面活性物质。肺泡表面活性物质能降低肺泡表面张力，防止肺泡塌陷及过度扩张，起到稳定肺泡直径的作用。创伤、休克、中毒或感染时，肺泡表面活性物质的合成和分泌受到抑制或破坏，可引起肺泡塌陷，影响气体交换功能。Ⅱ型肺泡细胞还有分裂增生能力，可修复受损的Ⅰ型肺泡细胞。

5. 肺泡孔

相邻肺泡之间相通的小孔，是肺泡间的气体通道。细支气管阻塞时，可借此形成侧支通气，有利于气体交换，但肺部感染时，病菌也可经此孔扩散而造成感染的蔓延。

6. 肺泡隔

是肺泡与肺泡之间的薄层结缔组织，内含丰富的毛细血管网、弹性纤维、成纤维细胞、肺巨噬细胞及肥大细胞等。肺泡隔中的毛细血管网紧贴肺泡上皮，有利于肺泡内的 O_2 与血液中的 CO_2 进行交换。肺泡隔内的大量弹性纤维与吸气后肺泡的弹性回缩有关。当肺泡弹性纤维变性时，可使肺泡弹性减弱，肺泡扩大，不能回缩，导致肺气肿。肺泡隔内的肺巨噬细胞能吞噬吸入的灰尘、细菌、异物及渗出的红细胞。吞噬大量灰尘后的肺巨噬细胞又称尘细胞，可进入肺泡腔，随呼吸道分泌物排出。

气-血屏障：气-血屏障又称呼吸膜，是肺泡与血液间气体交换所通过的结构，由肺泡表面液体层（含表面活性物质）、Ⅰ型肺泡上皮细胞及其基膜、薄层结缔组织、毛细血管的基膜与内皮组成（图3-16、图3-17）。

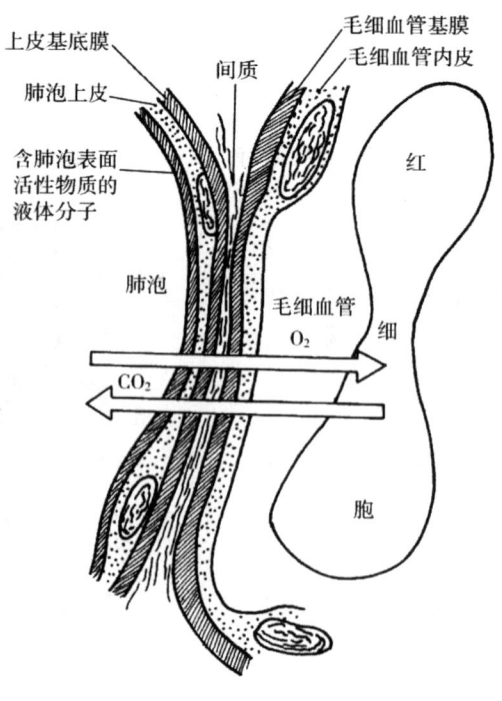

图 3-17　气-血屏障

四、肺的血管

肺有两套血管：肺动脉和肺静脉参与气体交换，是肺的功能性血管；支气管动脉和支气管静脉供给肺氧气和营养物质，为营养性血管。

五、肺的体表投影

肺尖可高出锁骨内侧 2～3cm。

两肺前缘自肺尖开始，向内下方斜行，经胸锁关节后方下降至第 4 胸肋关节处，两肺前缘分离。右肺前缘由此继续垂直下降，至第 6 胸肋关节处弯向外下，移行于肺下缘；左肺前缘因有心切迹，自第 4 胸肋关节处即稍向外下弯曲，至第 6 肋软骨中点处移行为左肺下缘（图 3-18）。

两肺下缘投影大致相同，沿第 6 肋向外下行，于锁骨中线处与第 6 肋相交、在腋中线处与第 8 肋相交、在肩胛线处与第 10 肋相交，在后正中线处达第 10 胸椎棘突的外侧。当深呼吸时，肺下缘可上下移动 2～3cm，临床上称为肺下缘移动度。

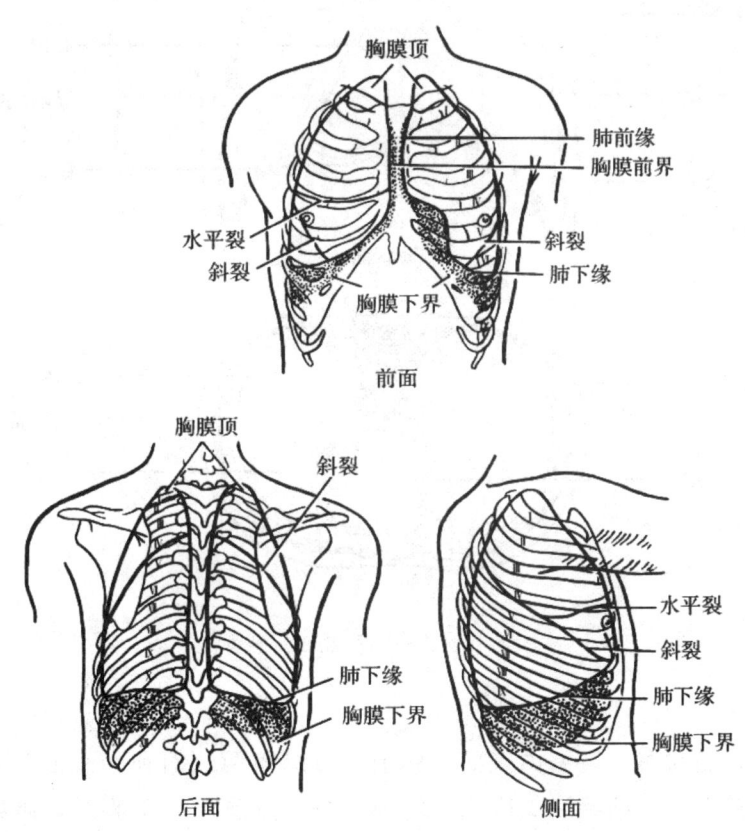

图 3-18 肺与胸膜的体表投影

六、肺的其他功能

肺不仅是气体交换的器官，同时也参与体内物质的代谢。肺血管内皮细胞含多种酶，参与 5-羟色胺、前列腺素的生成与灭活，以及去甲肾上腺素和缓激肽等的灭活及血管紧张素的转化等，从而参与全身的生理动态平衡。

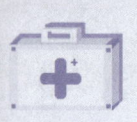
第三节 胸膜与纵隔

一、胸膜

（一）胸腔、胸膜与胸膜腔的概念

1. 胸腔

胸腔由胸廓和膈围成（图3-19）。上界为胸廓上口，与颈部相连；下界为膈，并借膈与腹腔分开。胸腔中部被纵隔所占据，两侧容纳左、右肺及胸膜腔。

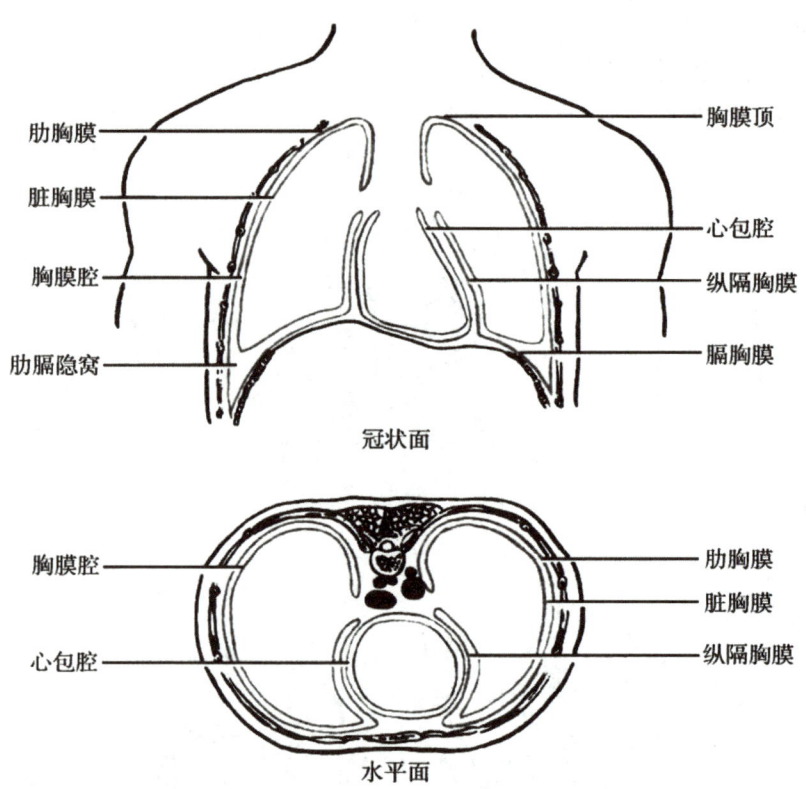

图 3-19 胸膜与胸膜腔示意图

2. 胸膜和胸膜腔

胸膜（图3-19）是衬覆于胸壁内表面、膈上面、纵隔两侧面和肺表面等处的一层浆膜，薄而光滑，由单层扁平上皮和结缔组织构成。胸膜可分为壁胸膜和脏胸膜，脏壁胸膜在肺根处相互移行，在两肺周围分别围成左右密闭的、潜在的腔隙，称胸膜腔，腔内呈负压。胸膜腔内仅有少许浆液，可减少呼吸时的摩擦。

（二）胸膜的分部

胸膜分脏胸膜和壁胸膜两部（图3-19）。

1. 脏胸膜

脏胸膜贴附于肺表面，并深入肺裂内包被各肺叶，与肺实质紧密结合。

2. 壁胸膜

按衬覆部位不同分为以下4部分。①肋胸膜：贴于胸壁内表面，与胸壁间较易剥离。②膈

76

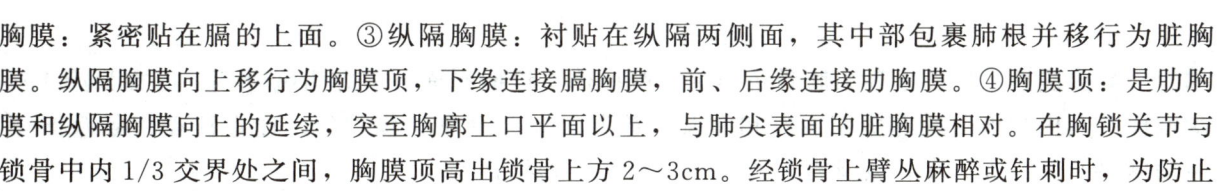

胸膜：紧密贴在膈的上面。③纵隔胸膜：衬贴在纵隔两侧面，其中部包裹肺根并移行为脏胸膜。纵隔胸膜向上移行为胸膜顶，下缘连接膈胸膜，前、后缘连接肋胸膜。④胸膜顶：是肋胸膜和纵隔胸膜向上的延续，突至胸廓上口平面以上，与肺尖表面的脏胸膜相对。在胸锁关节与锁骨中内 1/3 交界处之间，胸膜顶高出锁骨上方 2～3cm。经锁骨上臂丛麻醉或针刺时，为防止刺破肺尖，进针点应高于锁骨上 4cm。

平静呼吸时，由于胸膜腔的负压及浆液的吸附，壁胸膜和脏胸膜紧贴，而在壁胸膜各部移行转折处，胸膜腔仍留有一定的间隙，即使在深吸气时，肺缘也不能伸入其中，这些部位称为胸膜隐窝或胸膜窦。每侧的肋胸膜与膈胸膜返折形成的肋膈隐窝呈半环形，左、右各一，深吸气时肺下缘不伸入其内，是胸膜腔的最低位置，胸膜发炎渗出的积液常先积存于此，炎症后的粘连也常发生于此处。

（三）胸膜的体表投影

胸膜顶和胸膜前界的投影基本与肺尖和肺前缘一致，因此在胸膜前界的下段，有一个尖向上的三角形胸膜间区，下胸膜间区在胸骨体下部和左侧第 5～6 肋软骨的后方，此处心包因无胸膜掩盖，又称心包裸区。临床上常在第 4～5 肋间隙、胸骨左缘进行心内注射而不会损伤肺和胸膜。

两侧胸膜的下界是膈胸膜与肋胸膜的返折线。两侧基本一致，其投影比两肺下缘的投影约低 2 个肋骨。

二、纵隔

（一）纵隔的概念和位置

纵隔（图 3-20）是位于两侧纵隔胸膜之间全部器官、结构和结缔组织的总称。纵隔上窄下宽、前短后长。其前界为胸骨，后界为脊柱胸段，两侧界为纵隔胸膜，上达胸廓上口，下至膈。因心脏偏左的缘故，纵隔不居于胸腔正中，而稍偏向左侧。

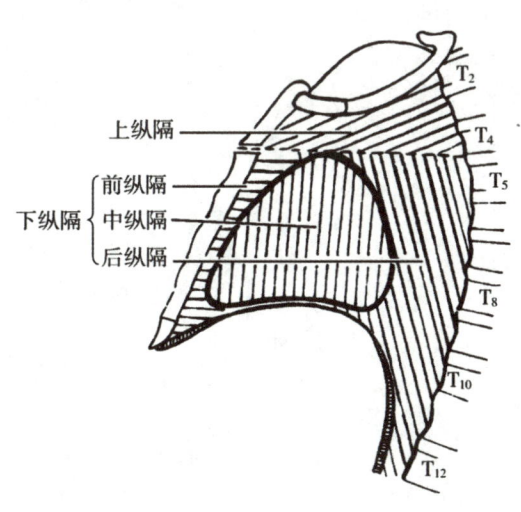

图 3-20 纵隔的分部

（二）纵隔的分部和组成

通常以胸骨角水平面为界，将纵隔分为上纵隔和下纵隔。下纵隔又以心包为界分为前、中、后纵隔。

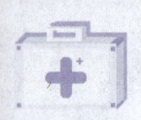

1. 上纵隔

上界为胸廓上口，下界为胸骨角至第 4 胸椎体下缘的平面，前方为胸骨柄，后方为第 1～4 胸椎体。其内自前向后有胸腺、左和右头臂静脉、上腔静脉、膈神经、迷走神经、喉返神经、主动脉弓及其三大分支，以及后方的气管、食管、胸导管等。

2. 下纵隔

上界为上纵隔的下界，下界是膈，两侧为纵隔胸膜。以心包为界又分 3 部。

（1）前纵隔。含有少量淋巴结和疏松结缔组织等。

（2）中纵隔。含有心包、心脏和出入心的大血管根部等。

（3）后纵隔。含有主支气管、食管、胸主动脉、奇静脉、胸导管、迷走神经、交感干胸段和淋巴结等。纵隔内各器官之间由疏松结缔组织填充。

思 考 题

1. 鼻旁窦有哪几对？各开口如何？临床上为什么上颌窦炎最常见且不易治愈？

2. 左、右主支气管在解剖学上有何区别？气管异物易坠入哪一侧？

3. 外界空气经何途径可以到达肺泡内进行气体交换？

4. 简述终末细支气管的结构特点。

5. 壁胸膜分为哪几部分？何谓肋膈隐窝？有何意义？

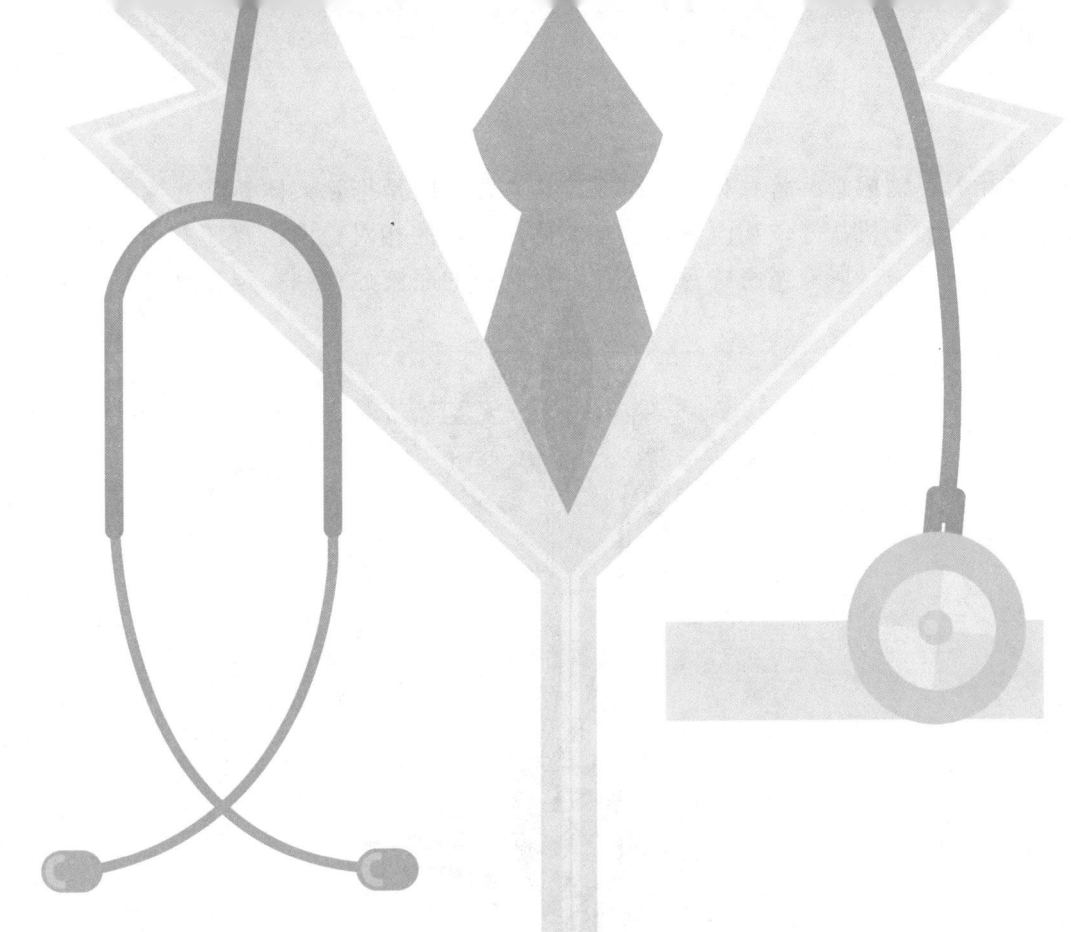

第四章
泌尿系统

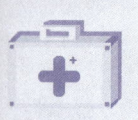

泌尿系统由肾、输尿管、膀胱和尿道组成。其主要功能是排除人体新陈代谢过程中产生的废物、多余的水分和无机盐等，从而参与维持人体内环境的相对稳定。肾还有内分泌功能。肾生成尿液，经输尿管输送尿液至膀胱暂时贮存，膀胱中的尿液贮存到一定程度可经尿道排出体外（图 4-1）。

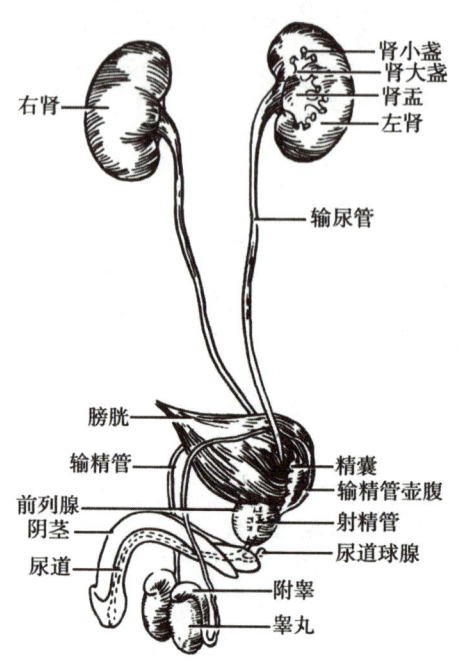

图 4-1　男性泌尿系统、生殖系统

第一节　肾

一、肾的形态

　　肾是实质性器官，左、右各一，位于腹后壁，似蚕豆形，呈红褐色，表面光滑，质柔软。肾分上下两端，前后两面，内外侧两缘。肾的上端宽而薄，下端窄而厚。肾的前面凸向前外侧，后面因紧贴腹后壁而较扁平。外侧缘隆凸；内侧缘中部的凹陷称肾门，是肾的血管、神经、淋巴管及肾盂出入的位置。出入肾门的这些结构被结缔组织所包裹称肾蒂，右侧肾蒂较左侧短。肾蒂内排列关系由前向后依次为：肾静脉、肾动脉、肾盂；从上向下依次为：肾动脉、肾静脉和肾盂。由肾门向肾实质内凹陷形成的腔称肾窦，肾门是肾窦的开口，容纳肾小盏、肾大盏、肾盂、肾血管、淋巴管、神经和脂肪组织等（图 4-2）。

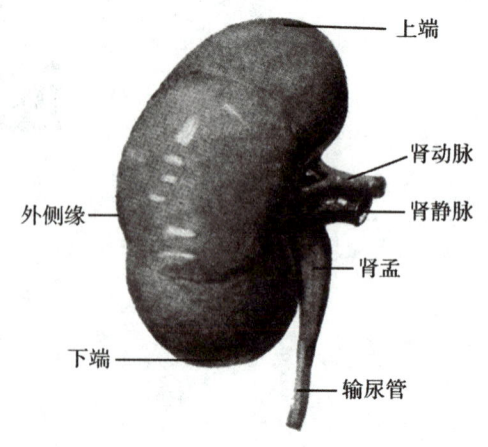

图 4-2　肾的形态

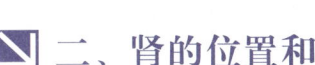

二、肾的位置和毗邻

1. 肾的位置

肾位于脊柱两侧，紧贴于腹后壁上部，属于腹膜外位器官（图4-3）。左、右肾的位置并不对称：左肾上端平第11胸椎体下缘，下端平第3腰椎体上缘；右肾上端平第12胸椎下缘，下端平第3腰椎下缘。第12肋分别斜过左肾中部的后方和右肾上部的后方。右肾上方是肝，比左肾低约半个椎体。肾门约平第1腰椎水平，距正中线5cm。在腰背部肾门的体表投影一般在竖脊肌的外缘与第12肋之间的部位，临床上称为肾区，又称脊肋角（图4-4）。某些肾病患者，叩击或触压该处可出现疼痛，肾可随呼吸上下移动，但其移动范围不超过一个椎体。肾的位置亦因性别、年龄个体差异而不同，女性低于男性，儿童低于成人，新生儿肾的位置更低，有时可达髂嵴平面。

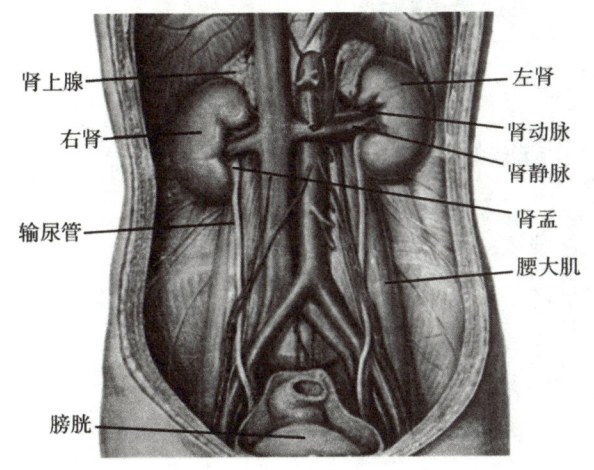

图 4-3　肾和输尿管的位置

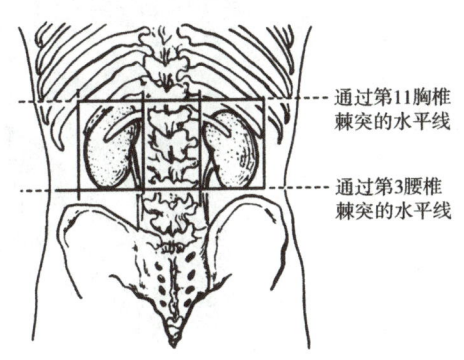

图 4-4　肾的体表投影

2. 肾的毗邻

两肾上方邻肾上腺，后面的上1/3与膈相邻，下部2/3自内侧向外侧分别与腰大肌、腰方肌及腹横肌相毗邻。左肾前上部与胃底后面相邻，中部与胰尾和脾血管相邻，下部与空肠和结肠左曲相邻。右肾上部与肝右叶相邻，下部与结肠右曲相邻，内侧缘邻十二指肠降部。

三、肾的结构

（一）肾的剖面结构

在肾的冠状切面上，肾实质可分为浅层的肾皮质和深层肾髓质两部分（图4-5）。肾皮质血管丰富，呈暗红色，由肾小体和肾小管组成。肾皮质伸入肾髓质的部分称肾柱，肾髓质呈淡红色，由15～20个肾锥体构成。肾锥体呈圆锥形，底朝皮质、尖向肾窦。2～3个肾锥体尖端合并成肾乳头，其尖端有乳头孔，是乳头管的开口，终尿经此孔流入肾小盏。肾小盏呈漏斗状包绕肾乳头。2～3个肾小盏汇合成一个肾大盏。2～3个肾大盏汇合成1个肾

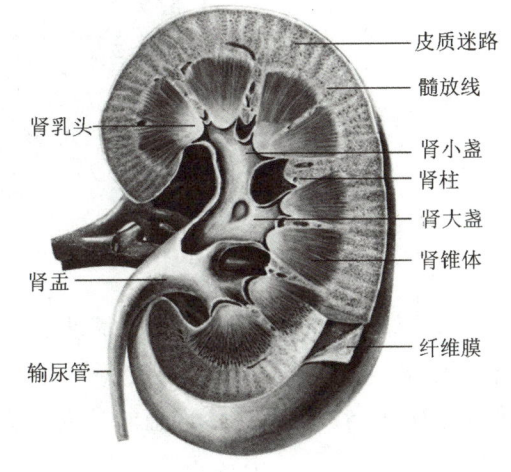

图 4-5　肾的剖面结构

81

盂。肾盂出肾门后向下弯曲走行，逐渐变细移行为输尿管。

（二）肾实质的微细结构

肾实质主要由肾单位和集合管组成，分布在肾实质的特定部位，其间有少量的结缔组织、血管、淋巴管和神经等构成的肾间质。肾单位是尿液形成的结构和功能单位。集合管是收集、浓缩尿液的部位。

1. 肾单位

肾单位是形成尿液的结构和功能单位，由肾小体和肾小管两部分组成，每个肾有约 100 万个以上的肾单位，它与集合小管共同行使泌尿功能。

（1）肾小体。呈球形，由血管球和肾小囊组成（图 4-6，图 4-7）。

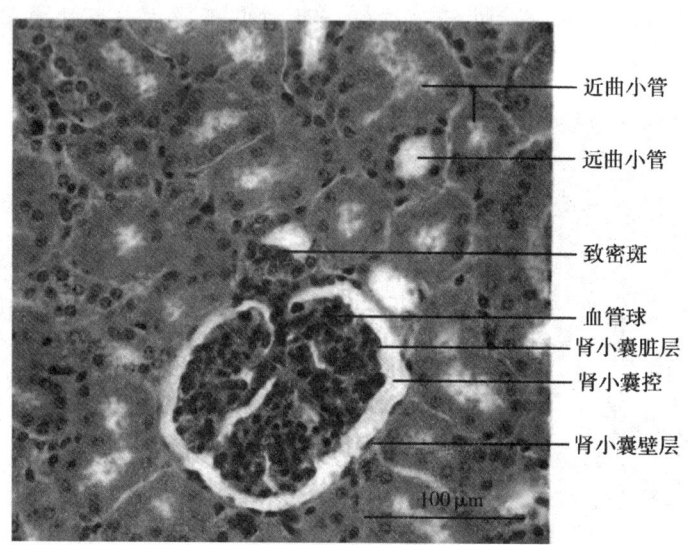

图 4-6　肾光镜结构

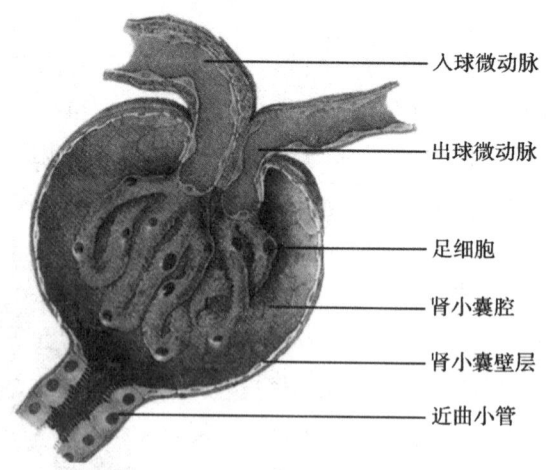

图 4-7　肾小体及球旁复合体模式图

1）血管球。是肾小体内入球微动脉与出球微动脉之间的一团盘曲成球状的毛细血管网。其管壁极薄，由一层有孔内皮细胞和基膜构成；入球微动脉的管径较出球微动脉粗，故毛细血管内的血压较高。当血液流经血管球时，大量水和小分子物质易于滤出管壁而入肾小囊内。

2）肾小囊。是肾小管起始部膨大并凹陷而成的杯状双层囊，包裹着血管球。肾小囊分壁、脏两层，壁层在入球微动脉与出球微动脉处反折为肾小囊脏层。壁层为单层扁平上皮；脏层由贴附在毛细血管基膜外面的足细胞构成。两层之间的腔隙为肾小囊腔，肾小囊腔与肾小管相通。足细胞体积较大，伸出几个较大的初级突起，初级突起又伸出许多指状的次级突起，相邻次级突起相互镶嵌，形成栅栏状结构紧包在毛细血管外面。次级突起间的裂隙，称为裂孔。裂孔上覆盖一层极薄的裂孔膜（图 4-8）。

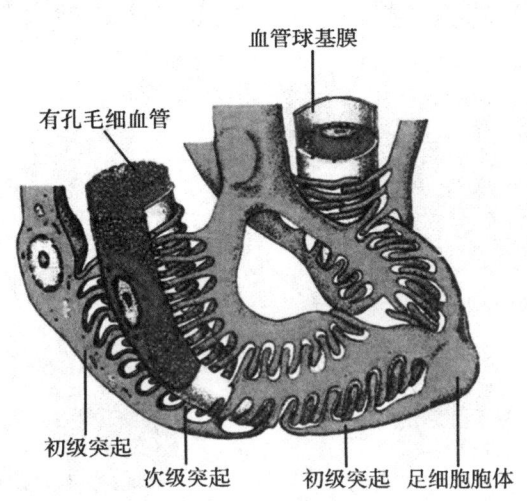

图 4-8 足细胞模式图

当血液流经血管球的毛细血管滤过形成原尿时，其内的小分子物质经有孔毛细血管内皮、基膜和足细胞裂孔膜滤入肾小囊腔，这 3 层结构称为滤过膜，又称滤过屏障。滤入肾小囊腔的滤液称原尿。若滤过屏障受损，则血液中某些大分子物质，甚至血细胞都可漏入肾小囊腔内，形成蛋白尿或血尿。

（2）肾小管。管壁由单层上皮围成，与肾小囊壁层相延续。行经肾皮质、髓质，再返回皮质，终于集合小管。根据肾小管的形态结构、分布位置和功能，肾小管分为近端小管、细段和远端小管 3 部分。近端小管分为曲部（近曲小管）和直部（近直小管）两段，远端小管分为曲部（远曲小管）和直部（远直小管）两段。近直小管、细段和远直小管 3 部分构成的"U"形结构称髓袢。

1）近端小管。是肾小管中最长最粗的一段，约占肾小管总长的一半。近端小管分为曲部（近曲小管）和直部（近直小管）两段。近曲小管的上皮细胞为立方形或锥形，细胞游离面有刷状缘，极大地增加了细胞游离面的面积，有利于物质交换。近端小管的结构使其具有良好的吸收功能，它是重吸收原尿成分的主要场所。原尿中几乎所有的葡萄糖、多肽，以及大部分水、离子和尿素等，均在此段重吸收。此外，近端小管还向腔内分泌 H^+、NH_3 肌酐和马尿酸等，还能排出血液中的酚红和青霉素等药物。

2）细段。管径较细，管壁为单层扁平上皮，无刷状缘。由于管壁较薄，有利于水和离子的通透。

3）远端小管。管腔较大且规则。管腔上皮细胞呈立方形，较小，游离面无刷状缘。远直小管细胞能主动向间质转运 Na^+，远曲小管细胞能重吸收水、Na^+，并能排出 H^+、NH_3、K^+ 等，是离子交换的主要部位，对维持体液的酸碱平衡有重要作用。

2. 集合管

续于远端小管末端，分为弓形集合管、直集合管和乳头管 3 段。管径由细逐渐变粗，管壁上皮由单层立方上皮逐渐移行为单层柱状上皮（图 4-9）。集合管能进一步重吸收水和离子，使原尿进一步浓缩。

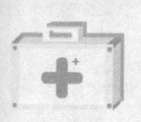

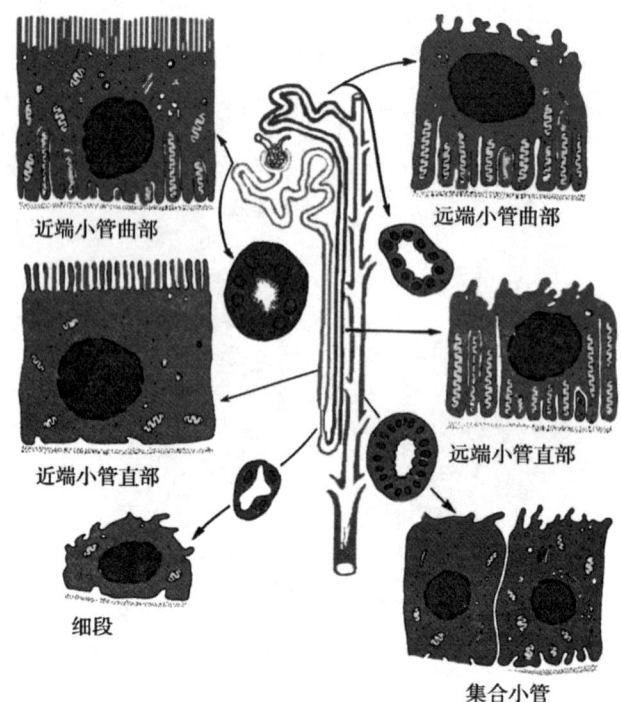

图 4-9 泌尿小管细胞模式图

成人两肾一昼夜可形成原尿约 180L，经肾小管和集合管后，绝大部分水、无机盐和营养物质被重吸收，部分离子进行了交换，排出部分代谢产物，最后形成的浓缩液体称为终尿，每天为 1～2L，约为原尿的 1%。

3. 球旁复合体

球旁复合体由球旁细胞、致密斑和球外系膜细胞组成（图 4-10）。

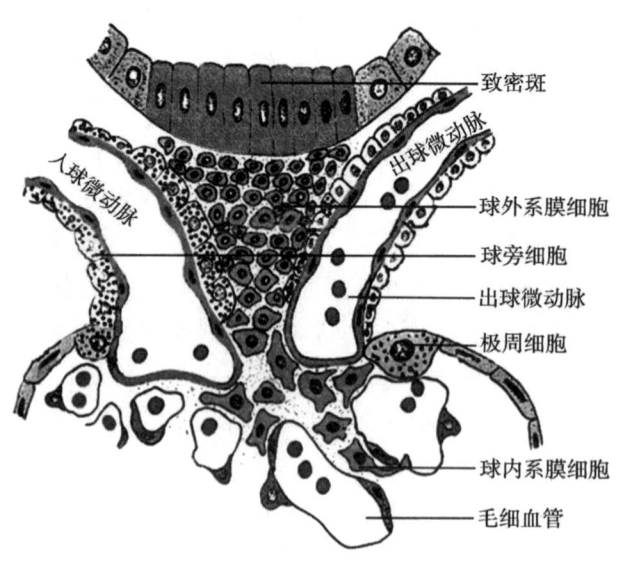

图 4-10 球旁复合体模式图

（1）球旁细胞。是入球微动脉行至近肾小体处，管壁的平滑肌细胞转变为上皮样细胞，称球旁细胞。细胞体积大，立方形，细胞核大而圆。球旁细胞能分泌肾素，肾素能升高血压。

（2）致密斑。致密斑为远端小管靠近肾小体侧的上皮细胞形成的椭圆形斑。细胞呈柱状，是一种离子感受器，能感受远端小管内液体的 Na^+ 浓度变化。当液体的 Na^+ 浓度降低时，致密斑细胞将信息传递给球旁细胞，并促进后者分泌肾素。

（3）球外系膜细胞。位于入球小动脉、出球小动脉和致密斑之间三角地带，在球旁复合体发挥作用时起信息传递作用。

肾的被膜

四、肾的被膜

肾表面的被膜分 3 层，由内向外依次为纤维囊、脂肪囊和肾筋膜（图 4-11、图 4-12）。

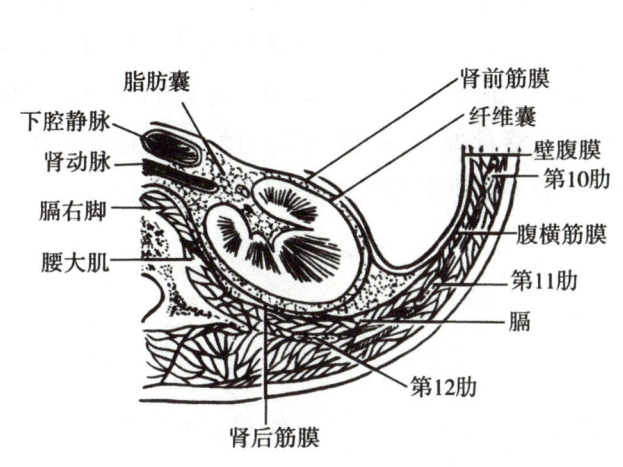

图 4-11 肾的被膜（水平切面）

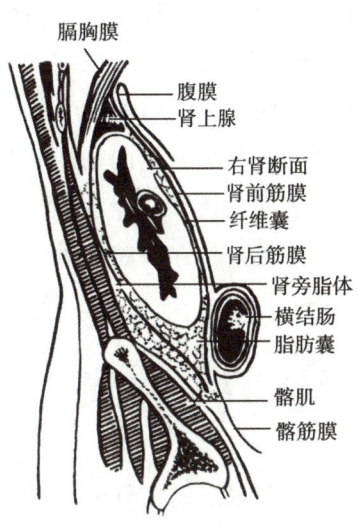

图 4-12 肾的被膜（矢状切面）

1. 纤维囊

纤维囊由致密结缔组织构成，贴肾表面、薄而坚韧，正常情况下易从肾表面剥离，但在病理情况下发生粘连而不易剥离。肾破裂或部分切除时需缝合此膜。

2. 脂肪囊

又名肾床，是包被在纤维囊外周的囊状脂肪层，肾的边缘部脂肪丰富，并经肾门进入肾窦，形成填充于肾窦的脂肪组织。临床上作肾囊封闭，就是将药注入肾脂肪囊内。

3. 肾筋膜

肾筋膜在脂肪囊外面，分前、后层，在肾上腺上方和肾的外侧缘两层互相融合。向下两层互相分离，其间有输尿管通过。肾筋膜深面发出许多结缔组织小束，穿过脂肪囊连于纤维囊，对肾起固定作用。肾的正常位置的固定与多种因素有关，包括肾的被膜、腹压、肾血管、腹膜、肾邻近器官的承托等。由于肾筋膜下方完全开放，当腹壁肌力弱、肾周脂肪少、肾的固定结构薄弱时，可产生肾下垂或游走肾。肾积脓或周围炎症者脓液可沿肾筋膜向下蔓延，达髂窝或大腿根部。

五、肾的血液循环

肾的血液循环有两个功能，一是营养肾组织，二是参与形成尿液。因此，肾的血液循环具有其自身的特点。①肾动脉直接发自腹主动脉，短而粗，血流量大且流速快，约占心输出量的 1/4，且肾内血管走行较直，血液可快速到达血管球。②90％血液与肾脏功能有关，进入肾脏后被滤过，产生尿液。③两次形成毛细血管网：第一次入球微动脉分支形成血管球，有利于原尿的形成；第二次在肾小管周围形成球后毛细血管网，有利于肾小管对原尿的重吸收，同时也起到营养肾组织作用。

第二节 输尿管

输尿管是一对位于腹膜外细长的肌性管道，左右各一，长 25～30cm，起于肾盂，止于膀胱（图 4-3）。输尿管起于肾盂，在腹后壁沿腰大肌前面下行，在小骨盆入口处右侧输尿管越过髂外动脉起始处，左侧输尿管越过髂总动脉末端进入盆腔。在盆腔内，男性输尿管沿骨盆侧壁弯向前，与输精管交叉后弯向前内，斜穿膀胱壁，开口于膀胱底内面的输尿管口；女性输尿管行于子宫颈两侧，距子宫颈约 2cm 处，从子宫动脉后下方经过，在膀胱底外角处斜向前到达膀胱底，开口于膀胱底内面的输尿管口。根据走行，输尿管可分为腹段、盆段和壁内段。输尿管全长有 3 个生理性狭窄，分别位于肾盂与输尿管移行处（输尿管起始处）与髂血管交叉处（经过小骨盆上口处）斜穿膀胱壁处（壁内段）。3 个狭窄是输尿管结石易滞留的部位。

第三节 膀胱

膀胱是储存尿液的肌性囊状器官，其形状、大小和位置均随尿液充盈度而变化。成人膀胱的容量为 350～500mL，最大可达 800mL。新生儿膀胱容量约为成人的 1/10，女性的容量小于男性，老年人因膀胱肌张力下降而容量增大。

一、膀胱的形态

膀胱充盈时，略呈卵圆形，膀胱空虚时呈三棱锥体形，分为膀胱尖、膀胱底、膀胱体、膀胱颈 4 部（图 4-13）。其尖朝向前上方，称膀胱尖；底近似三角形，朝向后下方，称膀胱底；膀胱底与膀胱尖之间的部分称膀胱体；膀胱的最下部称膀胱颈。颈的下端有尿道内口与尿道相接。

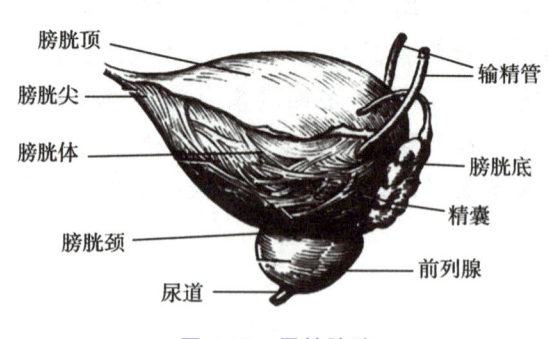

图 4-13 男性膀胱

二、膀胱的位置及毗邻

新生儿膀胱位置较高，大部分位于腹腔内，随着年龄的增长和盆腔的发育逐渐入盆腔，至青春期达成人位置。老年人因盆底肌松弛，膀胱位置较低。成人膀胱位于盆腔的前部，耻骨联合的后方。膀胱空虚时，膀胱尖不超过耻骨联合上缘；充盈时，膀胱尖上升至耻骨联合以上，进入腹腔，腹前壁返折向膀胱的腹膜也随之上移，使膀胱的前下壁直接与腹前壁相贴（图4-14、图4-15）。临床中患者憋尿后，在耻骨联合上缘经腹前壁进行膀胱穿刺或手术，可不经腹膜腔而直接进入膀胱，以避免损伤腹膜和污染腹膜腔。

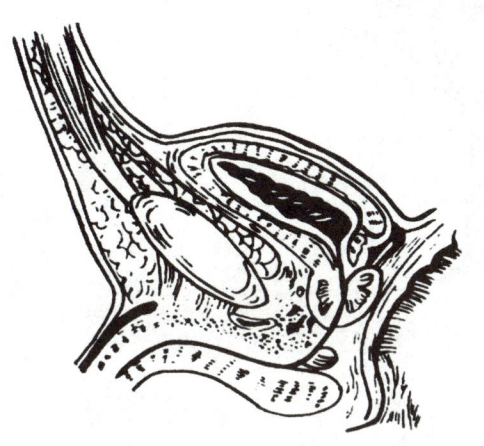
图 4-14　膀胱（空虚）与腹膜的关系

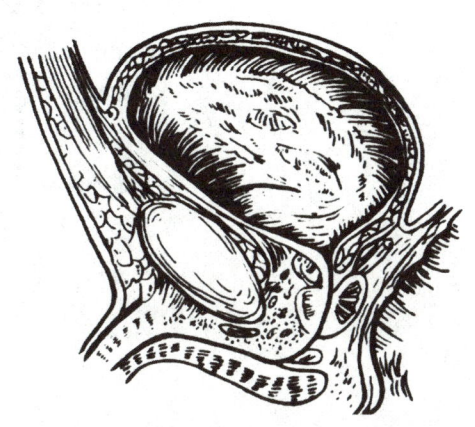
图 4-15　膀胱（充盈）与腹膜的关系

三、膀胱壁的结构

膀胱壁由内向外依次为黏膜、肌层和外膜。

1. 黏膜

黏膜上皮是变移上皮。变移上皮的细胞形态和层数可随膀胱的状态而改变：膀胱空虚时，变移上皮为8~10层，表层盖细胞变大，呈立方形；膀胱充盈时，变移上皮为3~4层，表层盖细胞变扁平。膀胱黏膜在膀胱空虚时，形成许多皱襞；膀胱充盈时，皱襞消失。而在膀胱底的内面，两侧输尿管口与尿道内口之间的三角形区域，由于缺乏黏膜下组织，无论膀胱空虚或是充盈，此处黏膜表面均光滑无皱襞，称膀胱三角。膀胱三角是膀胱结核和肿瘤的好发部位。两输尿管口之间的横行皱襞，称输尿管间襞。膀胱镜下所见为一苍白带，是寻找输尿管口的标志也是膀胱镜检寻找输尿管口的重要标志。

2. 肌层

由平滑肌构成分内纵、中环、外纵3层，又称逼尿肌。在尿道内口处环形增厚形成尿道括约肌。

3. 外膜

顶部为浆膜，其余大部为纤维膜。

第四节　尿道

男性尿道除有排尿功能外，兼有排精的功能（男性尿道见第五章生殖系统）。女性尿道长3~5cm，直径约0.6cm，仅有排尿功能（图4-16）。起于膀胱的尿道内口，经耻骨联合与阴道之间下行，穿尿生殖膈以尿道外口开口于阴道前庭，穿尿生殖膈时，周围有尿道阴道括约肌环

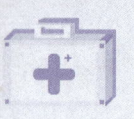

绕，可控制排尿。女性尿道较男性尿道短、宽、直，故易发生逆行性尿路感染。

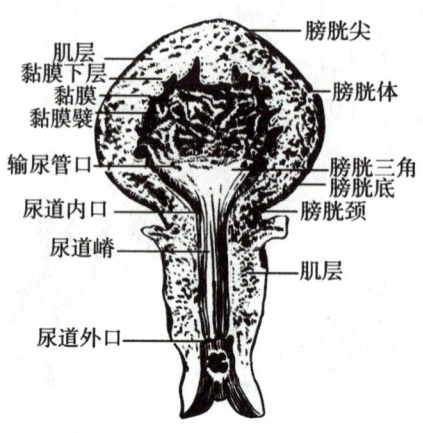

图 4-16　女性膀胱与尿道冠状切面

思 考 题

1. 试述泌尿系统的组成和功能。
2. 简述输尿管的 3 处狭窄及其临床意义。
3. 膀胱的位置与毗邻关系如何？
4. 肾在冠状切面上可见到哪些结构？

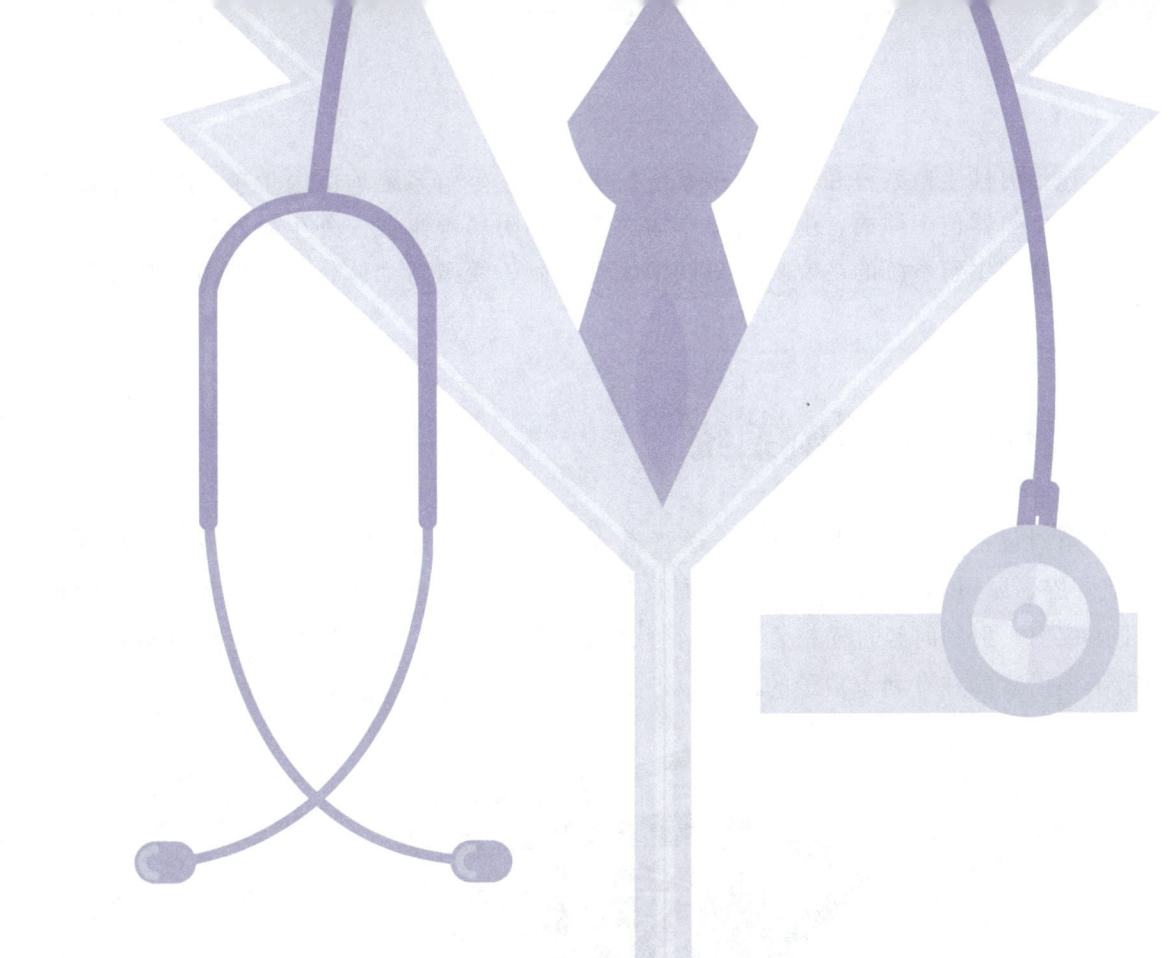

第五章
生殖系统

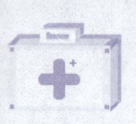

生殖系统包括男性生殖系统和女性生殖系统。男、女性生殖系统均由内生殖器和外生殖器两部分组成。内生殖器位于体内，由生殖腺、输送管道和附属腺组成。外生殖器露于体表，主要为性的交接器官。生殖系统的主要功能是产生生殖细胞、繁殖新个体、分泌性激素和维持第二性征。

第一节　男性生殖系统

男性内生殖器包括生殖腺（睾丸）、输送管道（附睾、输精管、射精管、尿道）和附属腺（精囊腺、前列腺、尿道球腺）3部分。睾丸是产生精子和分泌男性激素的器官。睾丸产生的精子先贮存于附睾内，射精时经过输精管、射精管、尿道排出体外。附属腺的分泌物参与精液的组成，给精子提供营养并有利于精子的活动。外生殖器包括阴囊和阴茎（图5-1）。

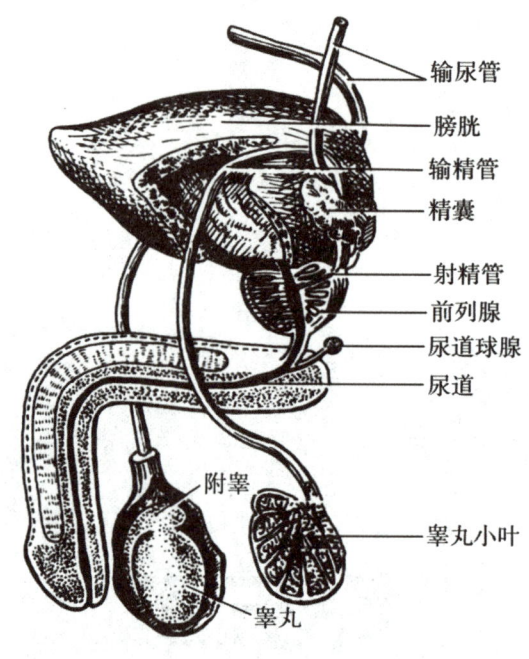

输尿管
膀胱
输精管
精囊
射精管
前列腺
尿道球腺
尿道
附睾
睾丸小叶
睾丸

图 5-1　男性生殖系统模式图

生殖腺（睾丸）

一、生殖腺（睾丸）

1. 睾丸的位置和形态

睾丸是男性的生殖腺，位于阴囊内，左、右各一，一般左侧略低于右侧，呈扁椭圆形，表面光滑。睾丸分上、下两端，前、后两缘，内侧、外侧两面。前缘游离，上端和后缘有附睾贴附，后缘有血管、神经和淋巴管出入，并与附睾和输精管睾丸部相接触（图5-2）。睾丸随着性成熟而迅速生长，至老年随着性功能的衰退逐渐萎缩变小。

2. 睾丸的微细结构

睾丸表面有一层坚厚的致密结缔组织膜，称白膜。白膜在睾丸后缘处增厚，并突入睾丸内形成睾丸纵隔。从睾丸纵隔发出许多睾丸小隔，呈放射状伸入睾丸实质并与白膜相连，它们将睾丸实质分成许多锥体形的睾丸小叶。每个睾丸小叶内含有2～4条细长弯曲的生精小管（亦称精曲小管）。生精小管在近睾丸纵隔处变为短而直的精直小管，进入睾丸纵隔相互吻合形成睾丸网。从睾丸网发出 12～15 条睾丸输出小管出睾丸后缘的上部进入附睾（图 5-3）。

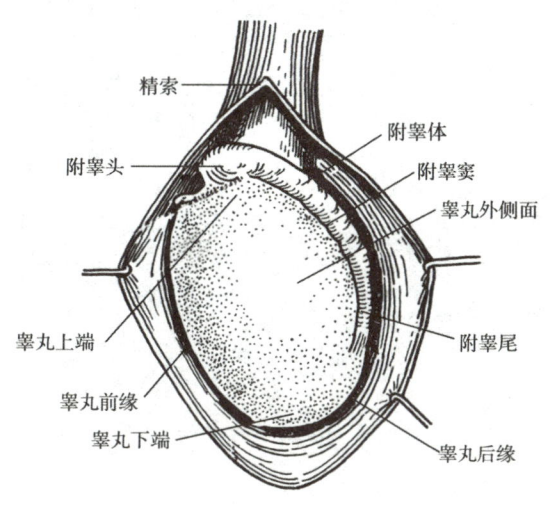

图 5-2　右侧睾丸和附睾

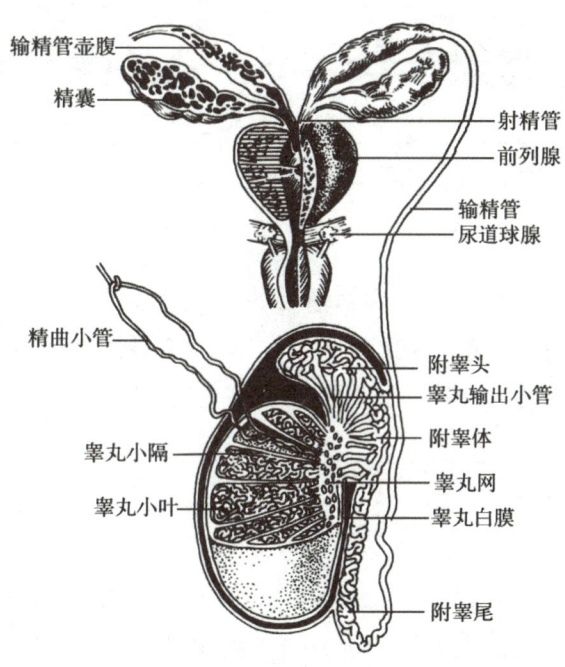

图 5-3　睾丸、附睾的结构及精子排出途径

（1）生精小管。是产生精子的部位，管壁由生精上皮构成（图 5-4）。生精上皮由生精细胞和支持细胞组成。①生精细胞：是一系列处于不同发育阶段的生殖细胞。精原细胞是生精细胞的最幼稚阶段。从青春期开始，在促性腺激素的作用下精原细胞不断分裂增殖发育成精子。其分化过程为：精原细胞→初级精母细胞→次级精母细胞→精子细胞→精子。它们从管壁的基膜向管腔依次排列。精子生成后，游动于生精小管内，经精直小管、睾丸网、睾丸输出小管，入附睾储存。②支持细胞：体积较大，呈不规则长锥形，对生精细胞起支持和营养作用。

精子形似蝌蚪，分头、尾两部分（图 5-5）。头部正面观呈卵圆形，侧面观呈梨形。头内有一个高度浓缩的细胞核，核的前 2/3 有顶体覆盖。顶体是特殊的溶酶体，内含顶体素、透明质

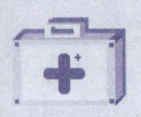

酸酶、磷酸酯酶等，在受精中起重要作用。尾部能摆动，使精子向前游动。

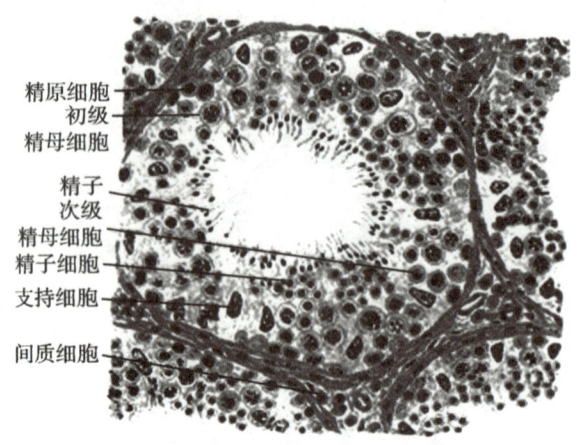

图 5-4　生精小管与睾丸间质

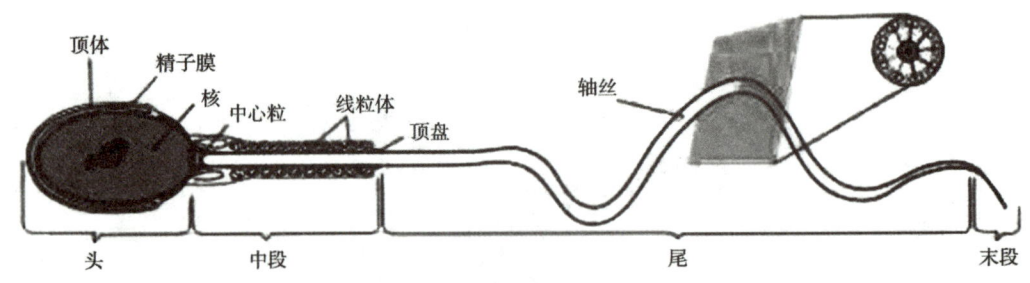

图 5-5　精子

（2）睾丸间质。是生精小管之间富含血管和淋巴管的疏松结缔组织，内含睾丸间质细胞。睾丸间质细胞呈圆形或多边形，单个或成群分布，能分泌雄激素。雄激素有促进男性生殖器官发育、精子发生、激发和维持男性第二性征等作用。

◤ 二、生殖管道

1. 附睾

附睾呈新月形，贴附于睾丸的上端和后缘而略偏外侧，由睾丸输出小管弯曲、盘绕、汇合而成，自上而下依次为附睾头、附睾体和附睾尾。附睾尾返折弯向后上方移行为输精管。

附睾是暂时储存精子的器官，分泌的附睾液有营养精子和促进精子成熟的作用。附睾是结核的好发部位。

2. 输精管和射精管

输精管是附睾尾的直接延续，长约 50cm，管径约 3mm，壁厚而腔小，肌层发达，活体触摸呈坚实的圆索状。输精管全长可分为 4 部。①睾丸部：始于附睾尾，最短，较弯曲，沿睾丸后缘上行至睾丸上端。②精索部（皮下部）：介于睾丸上端与腹股沟管浅（皮下）环之间。此段位于皮下，易于触及，为结扎输精管的常选部位。③腹股沟管部：为位于腹股沟管内的一段。④盆部：自腹股沟管深（腹）环至膀胱底的后面，为最长的一段，在膀胱底的后面膨大成输精管壶腹（图 5-6）。输精管末端变细，与精囊腺的排泄管汇合成射精管。射精管长约 2cm，由输精管的末端和精囊的排泄管汇合而成，向前下斜穿前列腺实质，开口于尿道的前列腺部。

输精管自睾丸上端至腹股沟管深环的一段，与伴行的血管、神经、淋巴管及外包的筋膜等共同组成的圆索状结构，称精索。

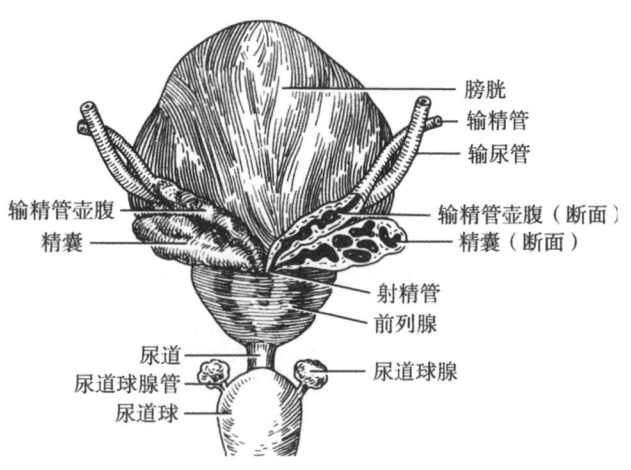

图 5-6 膀胱、精囊、前列腺后面观

三、附属腺

1. 精囊

又称精囊腺，是一对长椭圆形的囊状腺体，位于膀胱底的后方，输精管壶腹的外下侧。精囊的排泄管和输精管末端汇合成射精管，其分泌物参与精液的组成。

2. 前列腺

是单个实质性器官，由腺组织和平滑肌构成，位于尿生殖膈和膀胱之间，其内有尿道和射精管穿过。前列腺形似前后稍扁的栗子，上端宽大称前列腺底，下端尖细称前列腺尖，二者之间为前列腺体。体的后面平坦，中间有一纵行浅沟，称前列腺沟，活体直肠指诊可扪及此沟，前列腺肿大时，此沟变平或消失。前列腺一般分为前叶、中叶、后叶和两侧叶（图 5-7）。老年人前列腺增生肥大常发生在中叶和后叶，压迫尿道，引起排尿困难甚至尿潴留。后叶是前列腺肿瘤的好发部位。前列腺的分泌物是精液的主要组成部分。

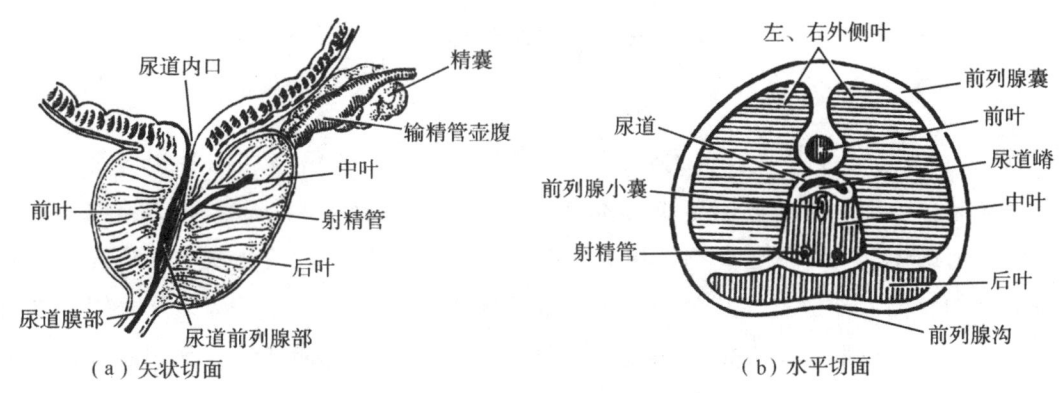

图 5-7 前列腺分页模式图

3. 尿道球腺

位于会阴深横肌内，是一对豌豆大的球形腺体。腺的排泄管细长，开口于尿道球部，其分

93

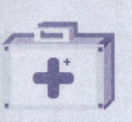

泌物参与精液的组成。精液由睾丸产生的精子和附属腺的分泌物组成，为弱碱性乳白色液体。正常成年男性一次射精 2～5mL，含精子 3 亿～5 亿个。

四、外生殖器

1. 阴囊

阴囊（图 5-8）是位于阴茎后下方的囊袋状结构。阴囊的皮肤薄而柔软，因色素沉着而颜色深暗。阴囊壁由皮肤和肉膜组成。肉膜内的平滑肌纤维可随外界温度的变化而舒缩，以调节阴囊内的温度，使其低于体温 1～2℃，以适于精子的发育。

睾丸在胚胎初期位于腹后壁肾的下方，至出生前后经腹股沟管降入阴囊。若睾丸在出生后仍未降入阴囊而停滞于腹腔或腹股沟管等处，称为隐睾。

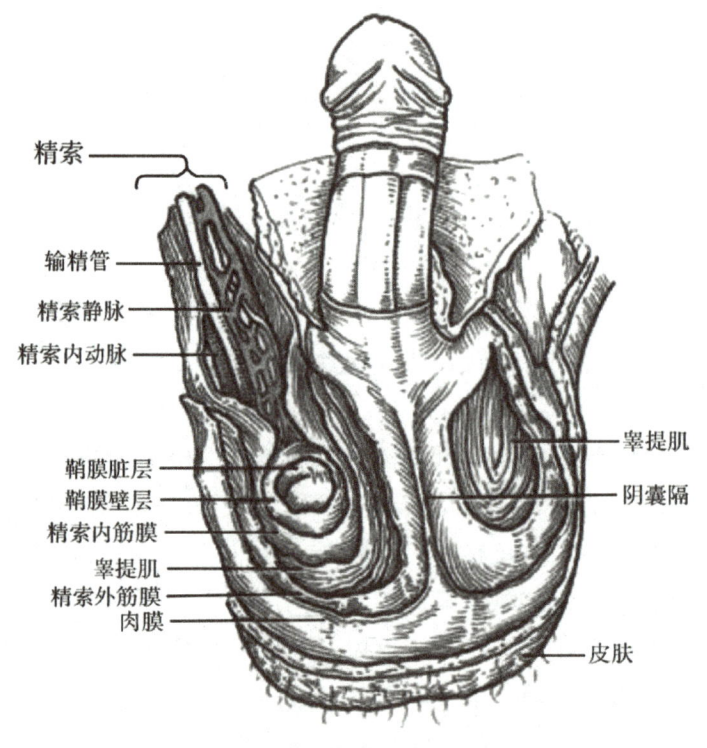

图 5-8　阴囊的结构

2. 阴茎

阴茎（图 5-9）悬垂于耻骨联合的前下方，分为阴茎头、阴茎体和阴茎根 3 部分。阴茎头的尖端有呈矢状位的尿道外口。阴茎头与体交接处缩细称阴茎颈，临床上称为冠状沟。阴茎主要由两条阴茎海绵体和一个尿道海绵体组成。阴茎海绵体位于阴茎的背侧，尿道海绵体位于两条阴茎海绵体的腹侧，尿道贯穿其全长。尿道海绵体前端膨大为阴茎头。3 条海绵体的外面共同包有浅、深筋膜和皮肤（图 5-9）。阴茎的皮肤薄而柔软，富有伸展性。在阴茎颈的前端，阴茎的皮肤形成双层游离的环形皱襞包绕阴茎头，称阴茎包皮。阴茎包皮与阴茎头的腹侧中线处有一条皮肤皱襞，称包皮系带，在行包皮环切术时，应注意勿伤及此系带，以免影响阴茎的正常勃起。

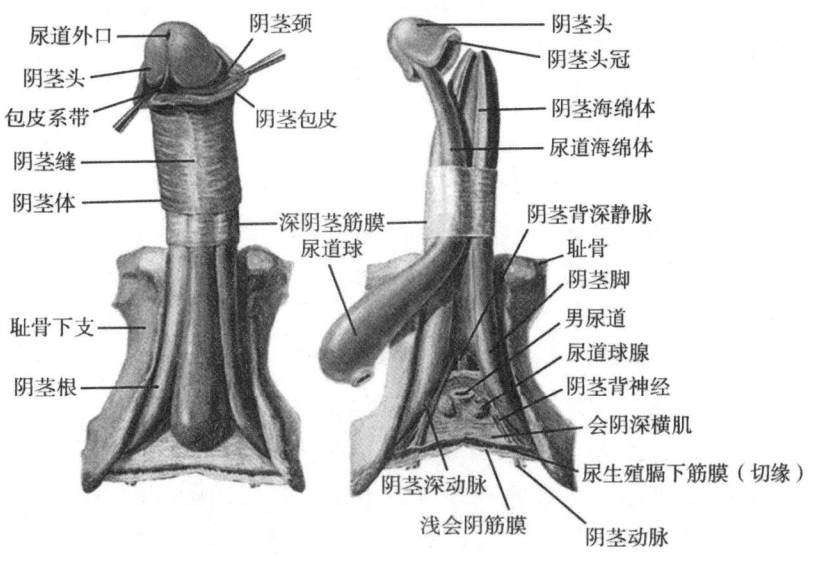

（a）阴茎（尿道面）　　（b）阴茎的海绵体

图 5-9　阴茎

■ 五、男性尿道

男性的尿道外口兼有排尿和排精的功能，全长 16～22cm。

1. 尿道的分部

男性尿道分为前列腺部、膜部和海绵体部 3 部分（图 5-10）。

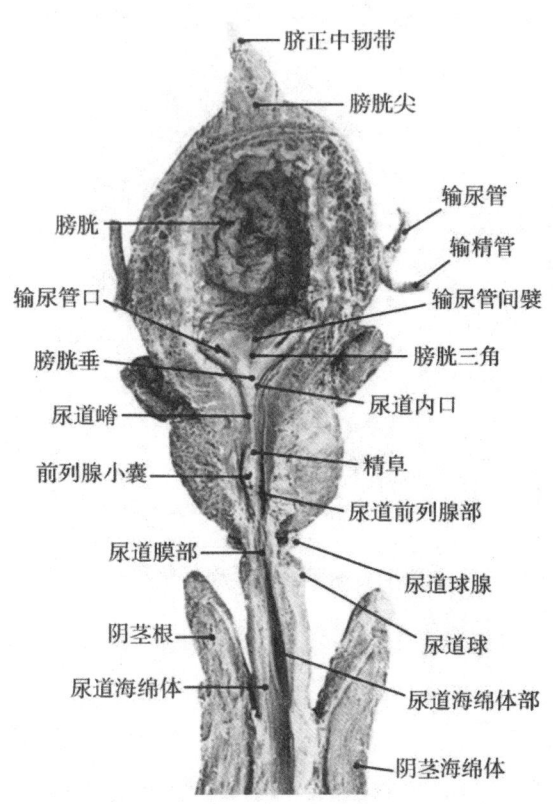

图 5-10　膀胱和男性尿道前面观

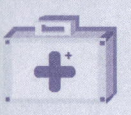

（1）前列腺部。最宽，为尿道穿过前列腺的部分，长约3cm。其后壁上有射精管和前列腺排泄管的开口。临床上将尿道的前列腺部和膜部合称后尿道。

（2）膜部。最短，为尿道穿过尿生殖膈的部分，长约1.5cm。周围有尿道膜部括约肌环绕，该肌属横纹肌，受意识支配，可控制排尿。

（3）海绵体部。最长，为尿道穿经尿道海绵体的部分，长12～17cm，临床上称为前尿道。阴茎头内的尿道扩大成尿道舟状窝。尿道球内的尿道最宽，称尿道球部，是尿道球腺的开口部位。

2. 尿道的狭窄、膨大和弯曲

男性尿道粗细不一，全长有3个狭窄、3个膨大和2个弯曲。3个狭窄分别位于尿道内口、膜部和尿道外口，其中以尿道外口最为狭窄，膜部次之。尿道结石常易嵌顿在这些狭窄部位。3个膨大分别位于尿道的前列腺部、尿道球部和尿道舟状窝。2个弯曲一个在耻骨联合下方2cm处，凹向上，称耻骨下弯，此弯曲固定无变化；另一个位于耻骨联合的前下方，凹向下，称耻骨前弯，阴茎勃起或将阴茎向上提起时即可消失变直。临床上导尿或行膀胱镜检查时应注意这些狭窄和弯曲。

第二节　女性生殖系统

女性内生殖器包括生殖腺（卵巢）、输送管道（输卵管、子宫、阴道）和附属腺（前庭大腺）3部分（图5-11）。卵巢是产生卵子和分泌女性激素的器官，成熟的卵子排至腹膜腔后，经输卵管腹腔口进入输卵管，在输卵管内受精后移至子宫，而后植入子宫内膜发育成胎儿。分娩时，胎儿经子宫和阴道娩出。前庭大腺的分泌物有润滑阴道的作用。外生殖器即女阴。

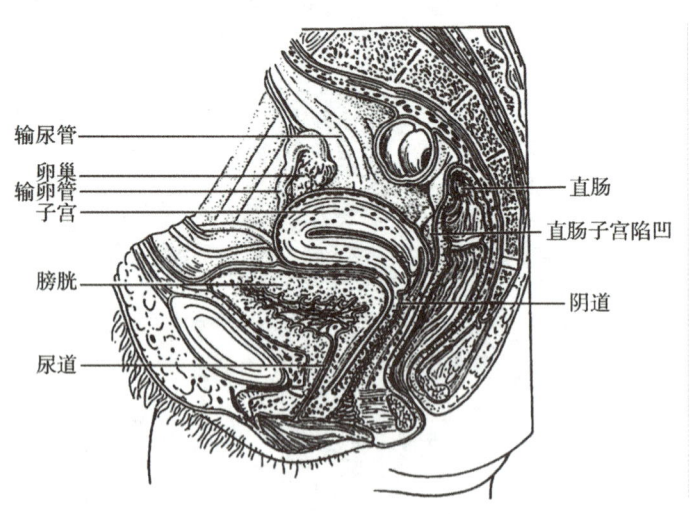

图5-11　女性盆腔正中矢状切面

一、生殖腺

1. 卵巢的位置和形态

卵巢为盆腔内成对的实质性器官，左右各一，位于髂外动脉和髂内动脉之间的卵巢窝内。卵巢呈扁卵圆形，灰红色，可分上、下两端，前、后两缘和内、外侧两面。前缘借卵巢系膜连于子宫阔韧带，系膜内有卵巢的血管、神经和淋巴管出入。卵巢的大小和形态因年龄而异。幼女的卵巢较小，表面光滑。性成熟期体积最大，以后由于多次排卵，其表面出现瘢痕，变得凹凸不平。35～40 岁开始缩小，50 岁左右逐渐萎缩，月经随之停止。

2. 卵巢的微细结构及卵泡的发育和成熟

卵巢表面被覆有立方或扁平的单层上皮，上皮的深面是由薄层致密结缔组织构成的白膜。卵巢实质由皮质和髓质两部分组成，皮质很厚，含不同发育阶段的卵泡及黄体和白体等；髓质较小，有许多弯曲的血管和淋巴管（图 5-12）。

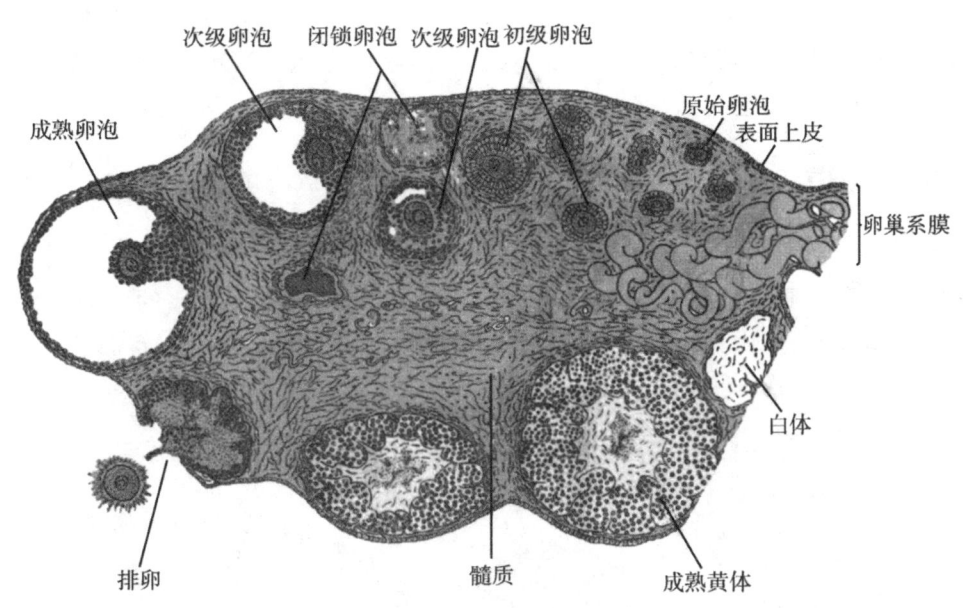

图 5-12 卵巢的微细结构

卵泡的发育始于胚胎时期。青春期后，在卵泡刺激素（FSH）和黄体生成素（LH）的作用下，每个月经周期卵巢皮质内都有一批卵泡发育，其中之一发育成熟并排卵；一般左、右卵巢交替排卵。女性一生排 400～500 个卵，其余相继退化。绝经期后，排卵停止。卵泡的生长发育分为 3 个阶段。

（1）原始卵泡。位于皮质浅层，数量多，由一个初级卵母细胞和周围一层扁平的卵泡细胞构成。

（2）生长卵泡。从青春期开始，在 FSH 的作用下，原始卵泡继续发育，初级卵母细胞增大，卵泡细胞不断增生，由单层变为多层，并在卵泡细胞之间形成腔隙，称卵泡腔，腔内充满卵泡液，内含大量雌激素。卵泡腔周围的数层卵泡细胞形成卵泡壁，称颗粒层。紧靠初级卵母细胞周围的卵泡细胞增大呈柱状，向周围呈放射状排列，称放射冠。在初级卵母细胞与放射冠之间出现一层均质状、折光性强、嗜酸性的结构，称透明带。随着卵泡液增多，卵泡腔逐渐扩大，初级卵母细胞、透明带、放射冠及部分卵泡细胞突入卵泡腔内形成卵丘；生长卵泡周围的基质细胞向卵泡聚集，形成卵泡膜。

（3）成熟卵泡。在 FSH 作用的基础上，经 LH 的刺激，次级卵泡发育为成熟卵泡。成熟卵泡由于卵泡液急剧增多而体积显著增大，直径可超过 2cm，并逐渐向卵巢表面突出；在排卵前，初级卵母细胞完成第一次减数分裂，形成一个大的次级卵母细胞和一个小的第一极体。次级卵母细胞迅速进入第二次成熟分裂，并且停滞在分裂中期待排出。

3. 排卵

随着卵泡腔内卵泡液的不断增多，卵泡更向卵巢表面突出，成熟卵泡破裂，次级卵母细胞、放射冠、透明带随卵泡液从卵巢排出，经腹膜腔进入输卵管，这个过程称排卵。人类约 28 天排卵一次，排卵一般发生在月经周期的第 14 天。

4. 黄体的形成与退化

成熟卵泡排卵后，残留在卵巢内的卵泡壁向卵泡腔内凹陷，卵泡膜的结缔组织和毛细血管随之陷入，这些成分逐渐演化为具有内分泌功能的细胞团，新鲜时呈黄色，故称黄体。黄体能分泌孕酮（黄体酮）和少量的雌激素。孕酮有促进子宫内膜增生、子宫腺分泌、乳腺发育和抑制子宫平滑肌收缩等作用。

黄体存在时间的长短取决于排出的卵是否受精。若排出的卵未受精，黄体维持 12～14 天后萎缩退化，称月经黄体。若受精，黄体继续发育，直径可达 4～5cm，称妊娠黄体，妊娠黄体可维持 4～6 个月。黄体退化后被致密结缔组织形成的瘢痕取代，称为白体。

二、输卵管道

1. 输卵管

是一对输送卵子的肌性管道，位于子宫阔韧带上缘内，连于子宫底的两侧（图 5-13）。输卵管内侧端有输卵管子宫口与子宫腔相通，外侧端以输卵管腹腔口开口于腹膜腔。

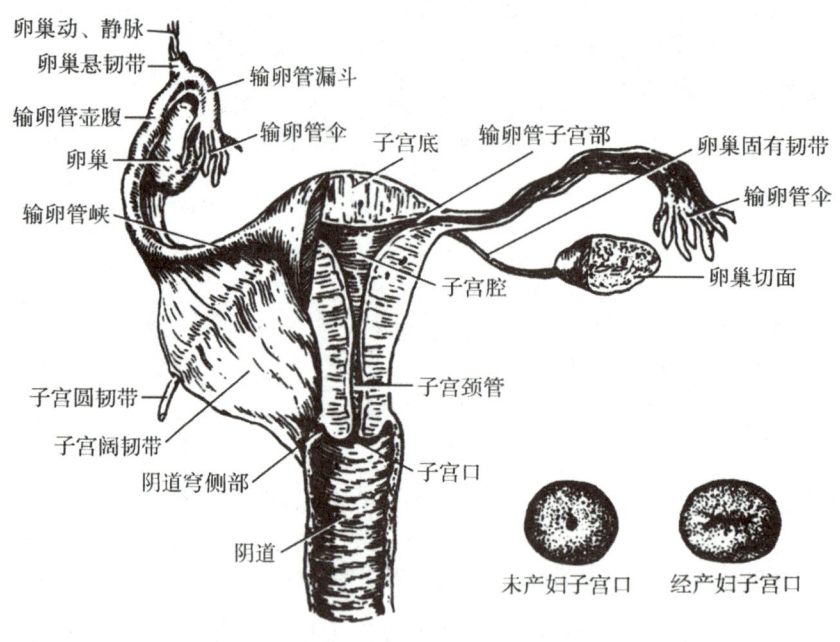

图 5-13　女性内生殖器（前面）

输卵管细长弯曲，长 10～14cm，管径约为 0.5cm，由内向外分为 4 部。

（1）子宫部。管径最细，位于子宫壁内，以输卵管子宫口连通子宫腔。

（2）输卵管峡部。短而直，壁厚腔窄，水平向外移行为输卵管壶腹部。输卵管结扎术通常选此部位。

（3）输卵管壶腹部。粗而弯曲，壁较薄，约占输卵管全长的 2/3，血管丰富，卵子和精子通常在此部结合成受精卵，经输卵管子宫口移入子宫，植入子宫内膜发育为胎儿。若受精卵没能移入子宫而在输卵管或腹膜腔内发育，即为异位妊娠。

（4）输卵管漏斗部。呈漏斗状，是输卵管外侧端膨大的部分，覆盖在卵巢后缘和内侧面。卵巢排出的卵子经漏斗部中央的输卵管腹腔口进入输卵管。漏斗末端的边缘有许多细长的指状突起，称输卵管伞。输卵管伞是手术时识别输卵管的标志。

2. 子宫

子宫主要由平滑肌构成，富于伸展性，为中空的肌性器官，是孕育胎儿和产生月经的场所。

（1）子宫的形态。成人未孕子宫呈倒置的梨形，前后稍扁，长 7～9cm。子宫可分为子宫底、子宫体、子宫颈和子宫峡 4 部分。两侧输卵管子宫口水平以上圆凸的部分为子宫底。子宫颈缩细呈圆柱状，伸入阴道内的称子宫颈阴道部，占子宫颈长度的 1/3，是宫颈癌的好发部位；子宫颈的上 2/3 部分，称子宫颈阴道上部。子宫底与子宫颈之间的部分称子宫体。在子宫颈与子宫体相接处稍狭细，称子宫峡。在非妊娠期，长约 1cm，子宫峡不明显；妊娠末期，此部可延达 7～11cm，峡壁逐渐变薄，产科常在此处进行剖宫取胎术，可避免进入腹膜腔，减少感染的机会。

子宫内腔较狭窄，分上、下两部。上部位于子宫体内，称子宫腔，呈前后略扁的三角形，底在上，尖向下通子宫颈管，腔的两侧角以输卵管子宫口通输卵管。下部呈梭形，位于子宫颈内，称子宫颈管。管的上口通子宫腔，下口通阴道，称子宫口。未产妇的子宫口呈圆形，边缘光滑整齐，经产妇的子宫口则呈横裂状。

（2）子宫的位置。子宫位于小骨盆腔的中央，在膀胱与直肠之间，下端与阴道相接，两侧连有输卵管子宫阔韧带。输卵管和卵巢临床上统称子宫附件，附件炎即指输卵管炎和卵巢炎。成年女性子宫的正常位置呈前倾前屈位。前倾是指整个子宫向前倾斜，子宫的长轴与阴道的长轴形成一个向前开放的钝角。前屈是指子宫体与子宫颈之间形成向前开放的钝角（图 5-14）。

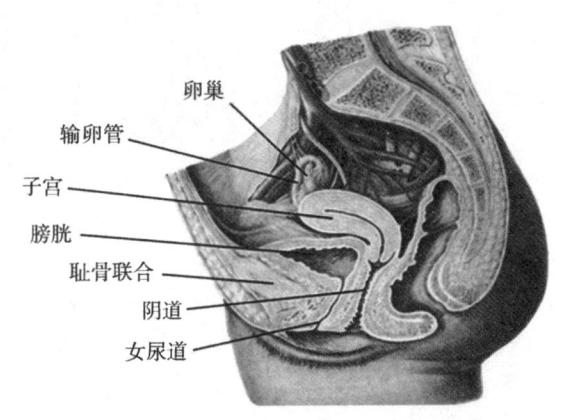

图 5-14　子宫前倾前屈位置模式图

（3）子宫的固定装置。子宫借盆底肌、韧带等结构维持其正常位置（图 5-13、图 5-15）。维持子宫正常位置的韧带如下。

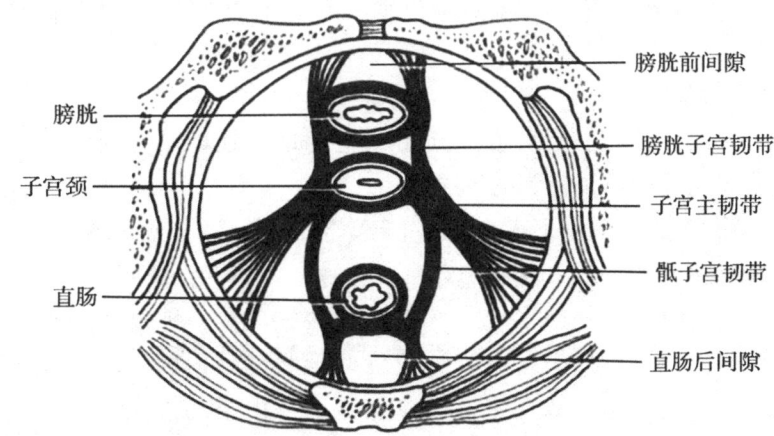

图 5-15　子宫的固定装置

1）子宫阔韧带。为子宫两侧的双层腹膜皱襞，由子宫前面、后面的腹膜向两侧延伸至骨盆侧壁形成。它包裹输卵管，覆盖卵巢悬韧带、子宫圆韧带、卵巢和卵巢固有韧带等结构，可限制子宫向两侧移动。

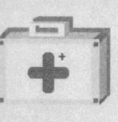

2）子宫圆韧带。由结缔组织和平滑肌构成，为一对扁索状韧带，起于子宫外侧缘输卵管子宫口前下方，在子宫阔韧带两层间行向前外侧，经过腹股沟管止于阴阜和大阴唇的皮下，是维持子宫前倾位置的主要结构。

3）子宫主韧带。由结缔组织和平滑肌构成，位于子宫阔韧带的下部，横行于子宫颈两侧和骨盆侧壁之间。此韧带较强韧，对维持子宫颈正常位置、防止宫下垂有重要作用。

4）子宫骶韧带。由结缔组织和平滑肌构成，起于子宫颈后面，向后绕过直肠，止于第2、第3骶椎前面。其作用为向后上牵拉子宫颈，与子宫圆韧带共同维持子宫的前屈位。

（4）子宫的微细结构。子宫壁较厚，由内向外分为内膜、肌层和外膜（图5-16）。

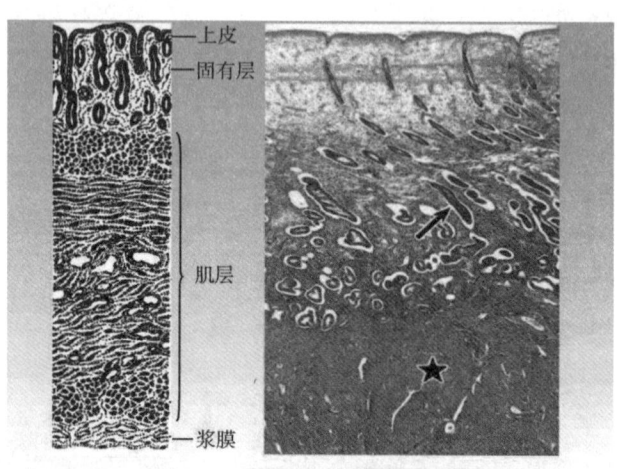

注：（↑子宫腺，★肌层）。

图 5-16　子宫壁微细结构

1）内膜。由单层柱状上皮和固有层构成。固有层结缔组织较厚，有较强的增殖能力，含有大量血管和管状的子宫腺，动脉呈螺旋状，称螺旋动脉。

子宫内膜分为功能层和基底层。功能层位置表浅，较厚，自青春期始，受卵巢激素的影响，发生周期性的剥脱和出血，即月经。基底层位置深，较薄，能增生修复月经期后的功能层。

2）肌层。很发达，由平滑肌和结缔组织构成，是全身平滑肌最厚的器官。肌层内有丰富的血管。

3）外膜。大部分为浆膜，只有子宫颈为纤维膜。

（5）子宫内膜的周期性变化。自青春期开始到绝经期，在卵巢分泌的雌激素和孕激素的作用下，子宫内膜发生周期性变化，称月经周期。

每个月经周期大约28天，是从月经的第一天起至下次月经来潮的前一天止。月经周期中，子宫内膜的形态结构变化通常分为3期。

1）月经期。为月经周期的第1~5天，一般历时3~5天。排出的卵未受精，月经黄体退化，雌激素和孕激素分泌减少，使子宫内膜的螺旋动脉收缩，内膜缺血、缺氧导致功能层组织细胞变性坏死。而后，螺旋动脉短暂扩张，血液急性涌入内膜功能层，内膜表层崩溃，坏死的组织及血液进入子宫腔，从阴道排出，即为月经。月经期末，功能层尚未完全剥脱，基底层的子宫腺细胞及基质细胞开始分裂增生，修复内膜上皮，进入增生期。

2）增生期。为月经周期的第6~14天，一般历时8~10天。此时，卵巢内一些原始卵泡开始生长发育，在卵泡分泌的雌激素的作用下子宫基底层细胞不断分裂增生，逐渐形成新的上皮；子宫腺和螺旋动脉增长、弯曲；基质细胞增多，基质增加。结果子宫内膜增厚至2~3mm。

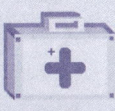

同时，卵巢内的成熟卵泡排卵，子宫进入分泌期。

3）分泌期。为月经周期的第 15～28 天，一般历时 14 天左右。排卵后，卵巢内黄体形成。在黄体分泌的雌激素和孕激素的作用下，子宫内膜进一步增生，增厚至 5～7mm。子宫腺极度弯曲，腺腔膨胀，充满腺细胞的分泌物。螺旋动脉增长，更加弯曲，并达到内膜表浅层。固有层因含大量组织液而呈现生理性水肿。此期变化适于胚泡的植入和发育。卵细胞若受精，内膜继续增厚，发育为蜕膜；如果卵细胞未受精，月经黄体退化，雌、孕激素减少，子宫内膜又将萎缩脱落，进入下一个月经周期。

3. 阴道

阴道为连接子宫和外生殖器的肌性管道，有较大的伸展性，由黏膜、肌层和外膜组成，是排出月经和娩出胎儿的管道。

阴道位于小骨盆中央，前面有膀胱和尿道，后面与直肠相邻，下部穿经尿生殖膈。临床上可隔直肠壁触知直肠子宫陷凹、子宫颈和子宫口的情况。尿生殖膈膈内的尿道阴道括约肌和肛提肌均对阴道有括约作用。

阴道有前壁、后壁和侧壁。阴道上端宽阔，包绕子宫颈阴道部，形成环形凹陷，称为阴道穹。阴道穹分前穹、后穹和右、左侧穹。阴道后穹最深，并与直肠子宫凹陷紧密相邻，两者间仅隔以阴道后壁和一层腹膜。当直肠子宫陷凹有积液或积血时，可经阴道后穹穿刺或引流进行诊断和治疗。阴道的下部较窄，下端以阴道口开口于阴道前庭。处女的阴道口周围有处女膜附着，破裂后，阴道口周围留有处女膜痕。

◼ 三、附属腺（前庭大腺）

前庭大腺形如豌豆，左、右各一，相当于男性的尿道球腺，位于前庭球后端的深面。其导管开口于阴道前庭，分泌物有润滑阴道的作用。

◼ 四、女性外阴

女性外生殖器（图 5-17）又称女阴，包括以下结构。

图 5-17 女性外生殖器

101

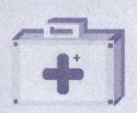

1. 阴阜

阴阜是耻骨联合前面的皮肤隆起，皮下脂肪丰富，性成熟期以后，皮肤生有阴毛。

2. 大、小阴唇

大阴唇为一对纵行隆起的皮肤皱襞，富有色素，生有少量阴毛。小阴唇位于大阴唇的内侧，为一对纵行较薄的皮肤皱襞，富于弹性，表面光滑无毛。小阴唇前端分成内、外两个小皱襞。内侧襞在阴蒂下方与对侧相合，向上连于阴蒂构成阴蒂系带。外侧襞向上，于阴蒂头上方左右连合，包绕阴蒂，称阴蒂包皮。大、小阴唇后端相连合，在正中线形成一条横行皱襞，称阴唇系带，分娩时此处常被撕裂。

3. 阴道前庭

阴道前庭是位于两侧小阴唇之间的裂隙。其前部有较小的尿道外口，后部有较大的阴道口，左、右前庭大腺的导管开口于阴道口两侧。

4. 阴蒂

阴蒂由一对阴蒂海绵体构成，相当于男性的阴茎海绵体，位于唇前联合的后方，富有感觉神经末梢，感觉灵敏。

5. 前庭球

前庭球相当于男性的尿道海绵体，呈蹄铁形，分中间部和两个外侧部。中间部细小，位于尿道外口与阴蒂体之间的皮下；外侧部粗大，位于大阴唇皮下。

五、会阴

会阴有广义和狭义之分。临床将肛门和外生殖器之间狭小区域的软组织称为狭义会阴，也称为产科会阴。女性分娩时该区伸展扩张较明显，助产时应注意保护，避免造成会阴撕裂。广义的会阴是指封闭小骨盆下口的所有软组织。此区呈菱形，前界为耻骨联合下缘，后界为尾骨尖，两侧为耻骨下支、坐骨支、坐骨结节和骶结节韧带。以两侧坐骨结节之间的连线为界，可将会阴分为前、后两个三角形的区域。前为尿生殖区，又称尿生殖三角，男性有尿道通过，女性有尿道和阴道通过；后为肛区，又称肛门三角，有肛管通过。

六、乳房

乳房为人类和哺乳动物所特有的结构。女性乳房于青春期后开始发育生长，妊娠期和哺乳期的乳房有分泌活动；男性乳房不发育，但乳头位置较为恒定，一般位于第4肋或第4肋间隙，常作为定位标志。

1. 位置和形态

人的乳房为成对器官，位于胸前部、胸大肌及其筋膜的表面，在第3～6肋之间，内侧至胸骨旁线，外侧可达腋中线。

成年未产妇的乳房呈半球型，紧张而有弹性（图5-18）。乳房中央的突起称乳头，其位置因发育程度和年龄而异，通常在第4肋间隙或第5肋与锁骨中线相交处。乳头顶端有输乳管的开口，称输乳孔。乳头周围的皮肤颜色较深，有色素沉着，形成乳晕，表面有许多圆形小隆起，其深部有乳晕腺，可分泌脂溶性物质润滑乳头。乳头和乳晕的皮肤薄弱，易于损伤而感染，哺乳期尤应注意。

2. 结构

乳房由皮肤、脂肪组织、乳腺和纤维组织构成。纤维组织包绕乳腺形成不完整的囊，并嵌入乳腺内将腺体分割成15～20个乳腺叶，每个乳腺叶由若干乳腺小叶构成。每个乳腺叶有一条排泄管，称输乳管，输乳管在近乳头处呈梭形膨大，称输乳管窦，其末端变细，开口于乳头（图5-18）。乳腺叶和输乳管均以乳头为中心，呈放射状排列，故化脓性乳腺炎等疾病乳腺手术时应采取放射状切口，以减少对乳腺组织和输乳管的损伤。

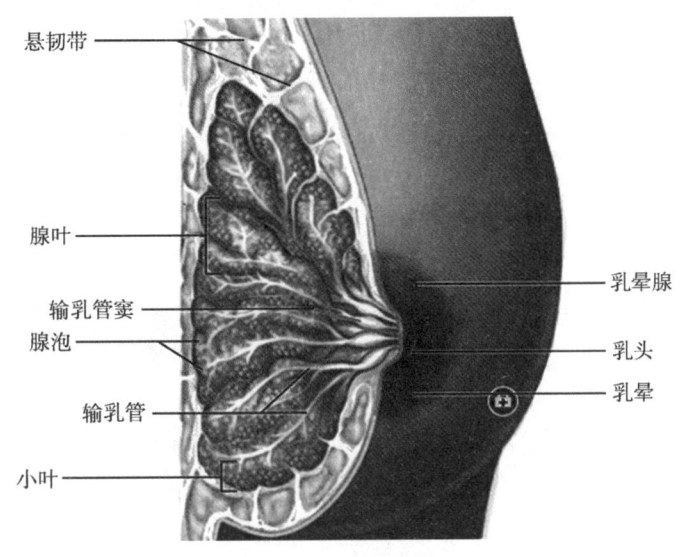

图5-18 女性乳房

乳房表面的皮肤与深部的胸肌筋膜之间连有许多结缔组织小束，称乳房悬韧带或Cooper、韧带，对乳房有支持和固定作用。乳腺癌患者乳房悬韧带受浸润而缩短，牵拉皮肤向内凹陷，致使皮肤表面形成许多点状小凹陷，类似橘皮，临床称橘皮样变，是乳腺癌早期常见的体征。

第三节 腹膜

一、腹膜和腹膜腔

腹膜为覆盖在腹、盆壁内面及腹、盆腔脏器表面的一层浆膜，薄而光滑，呈半透明状。衬于腹壁和盆壁内表面的腹膜称壁腹膜，覆盖在腹腔和盆腔脏器外表面的称脏腹膜。脏、壁腹膜相互延续移行，共同围成不规则的潜在性腔隙，称腹膜腔。男性的腹膜腔是密闭的，女性的腹膜腔借输卵管腹腔口、子宫、阴道与外界相通（图5-19）。

腹膜具有分泌、吸收、保护、支持、修复和防御等功能。腹膜腔内含少量浆液（100～200mL），可以润滑和保护脏器，减少摩擦。

二、腹膜与脏器的关系

根据脏器被腹膜覆盖的范围大小，可将腹、盆腔脏器分为3类，即腹膜内位器官、腹膜间位器官和腹膜外位器官。

1. 腹膜内位器官

指脏器表面几乎全部被腹膜覆盖的器官，这类器官活动度较大，如胃、十二指肠上部、空肠、回肠、盲肠、阑尾、横结肠、乙状结肠、脾、输卵管和卵巢等。

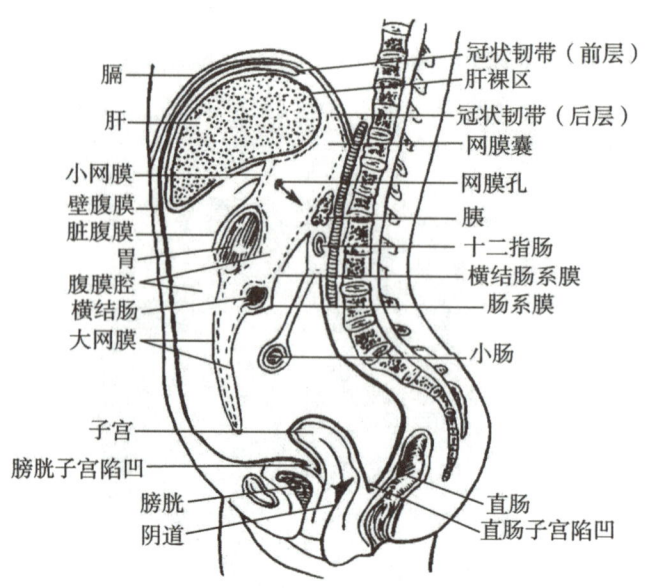

图 5-19　腹膜的配布（女性腹腔正中矢状面）

2. 腹膜间位器官

指脏器表面大部分被腹膜覆盖的器官，这类器官活动度较小，如肝、胆囊、升结肠、降结肠、直肠上段、子宫和膀胱等。

3. 腹膜外位器官

指脏器表面仅一面被腹膜覆盖的器官，这类器官位置较固定，几乎不能活动，如十二指肠的降部、水平部和升部，以及直肠中下段、胰、肾、肾上腺和输尿管等。

三、腹膜形成的结构

壁腹膜与脏腹膜之间，或脏腹膜与脏腹膜之间互相返折移行，形成系膜、网膜、韧带和腹膜陷凹等结构。

1. 系膜

系膜主要是指壁、脏两层腹膜互相移行而形成的双层腹膜结构，连于肠管与腹后壁之间，内含出入该器官的血管、神经、淋巴管和淋巴结等。主要的系膜有肠系膜、阑尾系膜、横结肠系膜和乙状结肠系膜等。凡有系膜的肠管活动范围都较大，由于肠系膜和乙状结肠系膜较长，故空肠、回肠和乙状结肠的活动性大，容易发生肠扭转等急腹症。

2. 网膜

网膜是与胃小弯和胃大弯相连的双层腹膜结构，包括小网膜和大网膜（图 5-20）。

（1）小网膜。是肝门与胃小弯和十二指肠上部之间的双层腹膜结构。连于肝门和胃小弯之间的部分，称肝胃韧带；连于肝门和十二指肠上部之间的部分，称肝十二指肠韧带，其内有肝门静脉、肝固有动脉和胆总管通过。肝十二指肠韧带右缘游离，后方为网膜孔，经此孔通网膜囊。网膜囊又称小腹膜腔，网膜囊以外的腹膜腔称大腹膜腔。网膜囊为小网膜和胃后面的腹膜间隙，借网膜孔通大腹膜腔。

（2）大网膜。是连于胃大弯和横结肠之间的四层腹膜结构，形似围裙，悬覆于小肠和横结肠的前面。前两层来自胃前、后壁的腹膜，自胃大弯和十二指肠起始部下垂而成；下降至脐平面又返折向后上，形成大网膜的后两层。连于胃大弯和横结肠之间的大网膜前两层愈合形成胃结肠韧带。随年龄的增长，大网膜的前两层和后两层逐渐愈合粘连，不存在间隙。大网膜内含血管、脂肪和巨噬细胞，具有重要的防御功能。当腹腔脏器发生炎症时，大网膜可向病灶部位移动，将病灶包裹，防止炎症的蔓延。小儿的大网膜较短，当下腹部器官病变如阑尾炎穿孔时，不易被大网膜包裹，常引起弥漫性腹膜炎。

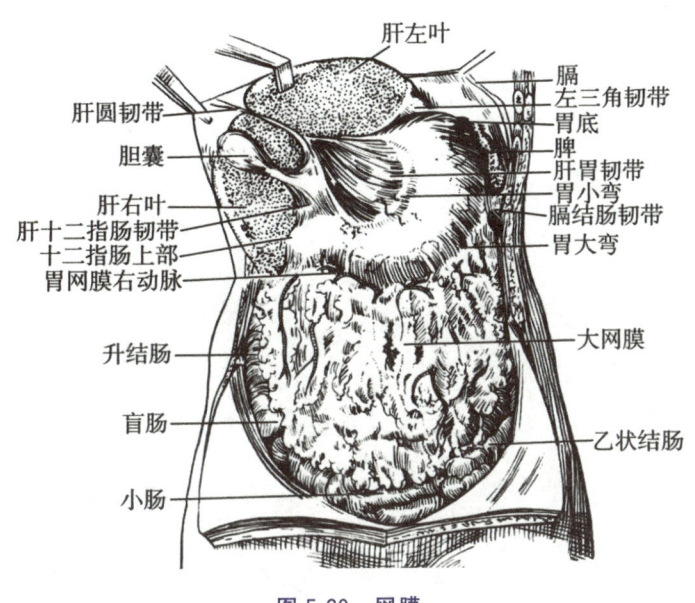

图 5-20　网膜

3. 韧带

指连接于腹、盆壁与脏器之间或连接于相邻脏器之间的腹膜结构。多数韧带由双层腹膜形成，有固定脏器的作用。如肝的上方有肝镰状韧带，肝的下面有肝胃韧带和肝十二指肠韧带等。

4. 腹膜陷凹

主要的腹膜陷凹位于盆腔内，是盆腔器官表面的腹膜互相移行返折而形成的凹陷，肠与子宫之间有直肠子宫陷凹，也称 Douglas 腔。站立或半卧位时，男性直肠膀胱陷凹和女性直肠子宫陷凹都是腹膜腔的最低部位，临床上当腹膜腔内积液时，多聚积于此。

思考题

1. 男性内生殖器官由哪几部分组成？

2. 男性导尿时应注意哪些解剖结构？

3. 试述卵泡的发育过程。

4. 直肠子宫陷凹位于何处，有何临床意义？

5. 试论述子宫的形态与分部。

6. 为什么女性乳腺癌会有橘皮样变？

7. 试述子宫固定装置的组成和各自的作用。

8. 何为月经周期？月经周期中子宫内膜有哪些变化？

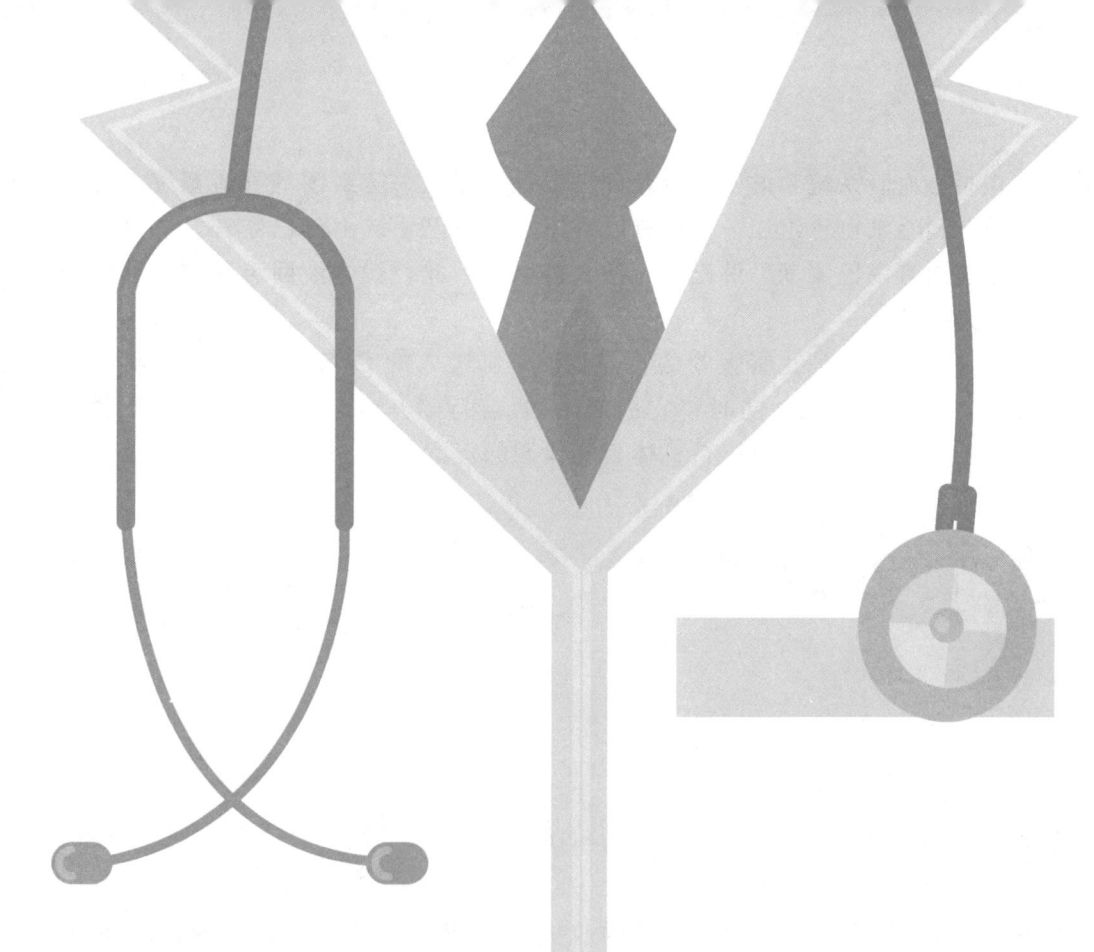

第六章
脉管系统

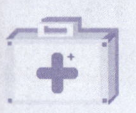

脉管系统包括心血管系统和淋巴系统两部分，是人体内一套封闭的管道系统。心血管系统由心、动脉、静脉和毛细血管组成，其内有血液流动。淋巴系统由淋巴器官、淋巴组织和淋巴管道组成，其管道内有淋巴流动，淋巴最后注入静脉。因此，就体液回流而言，淋巴管道可被看作是静脉的辅助部分。

脉管系统主要功能是将消化管吸收的营养物质、肺吸入的 O_2 和内分泌腺分泌的激素等运输到全身各器官、组织和细胞；同时将它们产生的代谢产物（如 CO_2、尿素）及水等运输到肺、肾和皮肤等器官排出体外，以维持机体新陈代谢的正常进行。

第一节　心血管系统

一、总论

（一）心血管系统的组成

心血管系统由心、动脉、静脉和毛细血管组成。

1. 心

是血液循环的动力器官，通过节律性的收缩与舒张，吸纳和射出血液，从而推动血液循环。

2. 动脉

由心室发出，是运输血液离心的管道。在行程中不断分支，管径逐渐变细，最后移行为毛细血管。

3. 毛细血管

介于小动脉和小静脉之间，相互连接成网，其管壁很薄，其内血流缓慢，是血液与组织、细胞进行物质交换的部位。

4. 静脉

是运输血液回心的管道，起于毛细血管的静脉端，在回心途中逐渐汇合变粗，最后注入心房。

（二）血液循环

血液由心射出，流经动脉、毛细血管，再由静脉回心，这种周而复始的循环过程称血液循环。根据循环途径的不同，分为体循环和肺循环。两个循环同时进行，彼此相通（图6-1）。

1. 体循环（大循环）

当左心室收缩时，动脉血由左心室射入主动脉，再经主动脉的分支到达全身各部的毛细血管，与周围的组织、细胞进行物质交换，把 O_2 和营养物质输送给组织、细胞，再

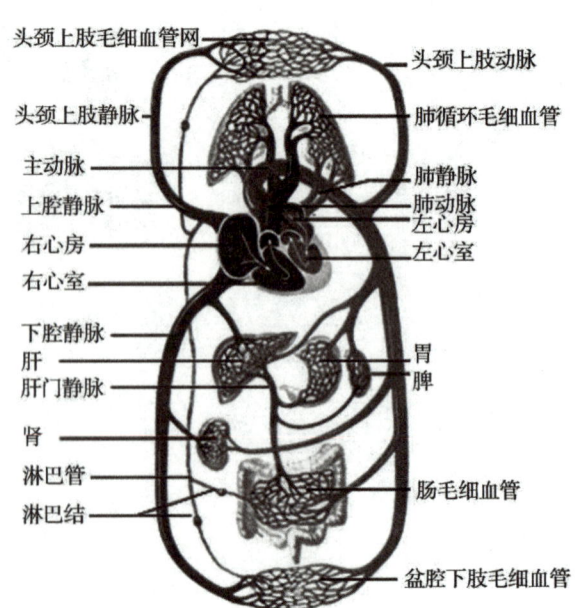

图 6-1　血液循环示意图

把各组织、细胞产生的代谢产物回收进入血液，这样鲜红的动脉血变为暗红的静脉血，再经小、中静脉，最后由上、下腔静脉及心壁的冠状窦返回右心房。

体循环的特点是流程长、流经范围广，主要功能是将 O_2 和营养物质运输至全身各组织、细胞，并将代谢产物运回心脏。

2. 肺循环（小循环）

当右心室收缩时，静脉血由右心室射入肺动脉，再经肺动脉的各级分支到达肺泡周围的毛细血管，在此进行气体交换，血液中的 CO_2 进入肺泡，肺泡内的 O_2 进入血液，这样静脉血转化为动脉血，再经肺静脉进入左心房。

肺循环的特点是流程短、只流经肺，主要功能是进行气体交换。

（三）血管壁的组织结构

血管分为动脉、静脉和毛细血管三类。根据管径大小的不同，动脉和静脉又分为大、中、小三级，在形态结构上各级之间无明显分界。大动脉是指近心的动脉，如主动脉和肺动脉等；中动脉管径为 $1\sim10mm$，除大动脉外，凡在解剖学中有名称的动脉均属中动脉，如肱动脉、尺动脉等；管径小于 $1mm$ 的动脉属小动脉，其中接近毛细血管、管径在 $0.3mm$ 以下的动脉称微动脉。大静脉管径大于 $10mm$，如上腔静脉和下腔静脉；管径小于 $2mm$ 的静脉属于小静脉，其中与毛细血管相连的小静脉称微静脉；管径介于大、小静脉之间的属中静脉。

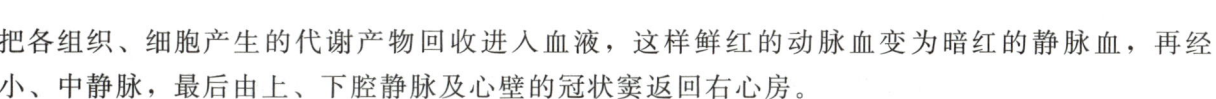

血管壁的组织结构

1. 动脉

管壁较厚，分为内膜、中膜和外膜三层（图 6-2，图 6-3）。

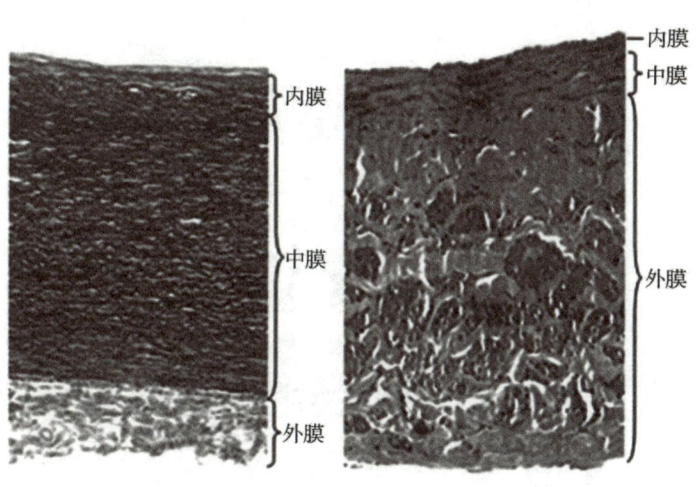

图 6-2　大动脉、大静脉的组织结构

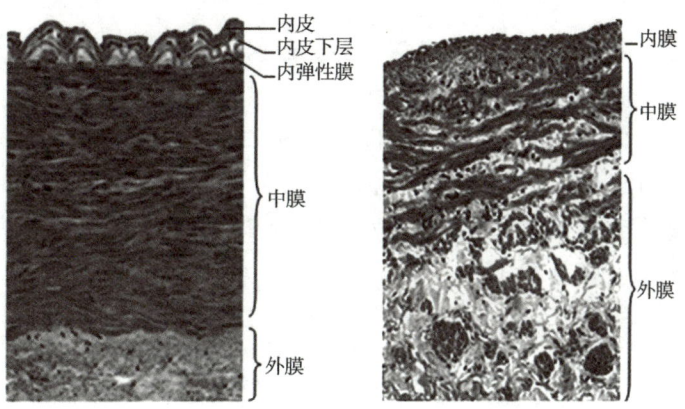

图 6-3　中动脉、中静脉组织结构

（1）内膜。位于最内层，由内皮、内皮下层和内弹性膜组成。内皮表面光滑，可减少血液流动的阻力。内皮下层是薄层结缔组织。内弹性膜由弹性蛋白构成，富有弹性。中动脉内弹性膜最明显。

（2）中膜。最厚，由平滑肌和弹性纤维构成。大动脉中膜以弹性纤维构成的弹性膜为主，有40~70层，管壁具有良好弹性，故又称弹性动脉。当心室收缩时，血液涌入大动脉，使其略扩张；心室舒张时，大动脉弹性回缩，推动管内血液继续流动，保持血液流动的连续性。中动脉中膜以平滑肌为主，有10~40层，小动脉中膜由数层平滑肌组成，故中、小动脉又称肌性动脉。小动脉平滑肌的舒缩，可明显改变血管的管径，影响所灌流器官的血流量，而且可改变血流的外周阻力，影响血压，故小动脉又称外周阻力血管。

（3）外膜。由结缔组织组成，大动脉外膜内有小血管、淋巴管和神经的分布。

2. 静脉

与各级相应的动脉相比，静脉的管径较大，管壁较薄，横断面不规则，腔内多有静脉瓣。静脉的管壁也分为内膜、中膜和外膜，但各层分界不清楚。内膜最薄，由内皮和少量结缔组织组成；中膜由稀疏排列的环形平滑肌和少量结缔组织组成；外膜比中膜厚，由结缔组织组成，大静脉外膜内含有纵行平滑肌束。

3. 毛细血管

连于动脉与静脉之间，分支较多，相互吻合成网。毛细血管分布广泛，其管壁很薄，管径很细，为7~9μm，管壁由内皮和基膜组成（图6-4）。

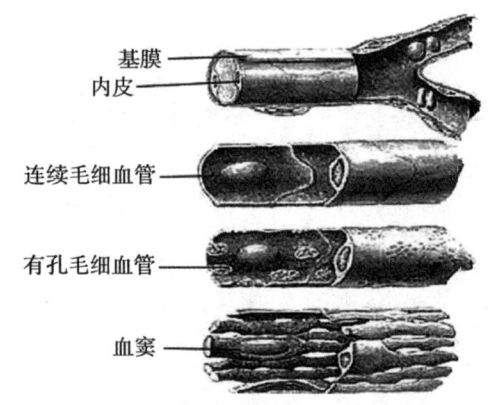

图6-4 毛细血管结构示意图

光镜下，毛细血管结构相似。电镜下，根据毛细血管内皮细胞的结构特点，可将其分为三类。

（1）连续毛细血管。内皮细胞紧密连接，基膜完整。主要分布于结缔组织、肌组织、肺和中枢神经系统。

（2）有孔毛细血管。内皮细胞不含核的部分很薄，有许多贯穿细胞的小孔，孔有隔膜封闭，基膜完整。主要分布于胃肠黏膜、某些内分泌腺和肾血管球等处。

（3）血窦。又称窦状毛细血管，管腔较大，形状不规则，内皮上有孔，内皮细胞间有间隙，基膜不完整或缺乏。主要分布于肝、脾、骨髓和一些内分泌腺。

（四）微循环

微循环是指微动脉与微静脉之间微细血管中的血液循环（图6-5），是血液循环的基本功能

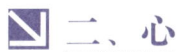

单位，具有调节局部血流量的作用，从而影响局部组织、细胞的新陈代谢和功能活动。微循环一般包括微动脉、中间微动脉、真毛细血管、直捷通路、动静脉吻合和微静脉等六个部分。

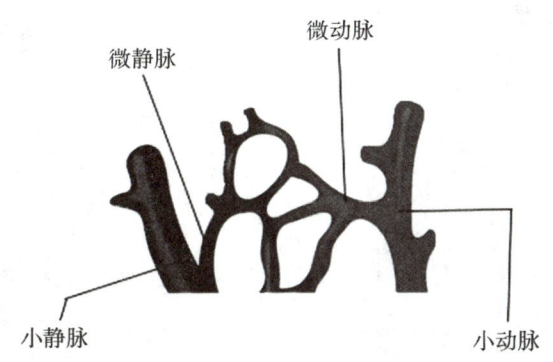

图 6-5　微循环模式图

二、心

（一）心的位置和外形

1. 心的位置

心位于胸腔的中纵隔内，约 2/3 居正中线的左侧，1/3 在正中线的右侧。心的前方平对胸骨体下部左半边和左侧第 2～6 肋软骨；后方平对第 5～8 胸椎、邻食管和胸主动脉等。上方与大血管相连，下方与膈相邻，两侧借纵隔胸膜与肺相邻（图 6-6）。

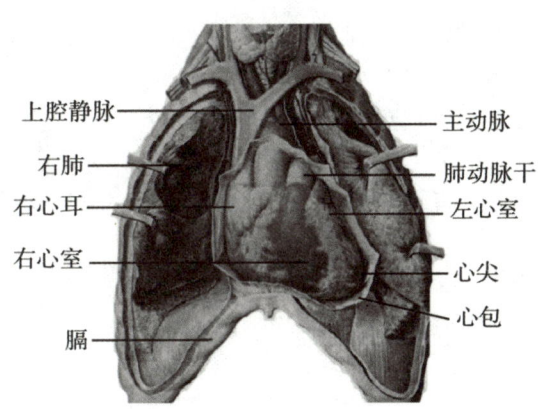

图 6-6　心的位置

2. 心的外形

心近似倒置的圆锥体，体积略大于本人的拳头，具有一尖、一底、两面、三缘和表面三条沟。一尖称心尖，朝向左前下方，由左心室构成，位于左侧第 5 肋间隙左锁骨中线内侧 1～2cm 处，该处可看到或扪及心尖的搏动。一底即心底，朝向右后上方，由左右心房构成，与出入心的大血管相连。心的两面分别是前面和下面：前面朝向胸骨体和肋软骨，又称胸肋面，大部分由右心房和右心室构成，小部分由左心耳和左心室构成；心的下面与膈邻，又称膈面，大部分由左心室构成，小部分由右心室构成。三缘分别是：右缘由右心房构成；下缘较锐利，朝向前下，由右心室和心尖构成；左缘由左心室和左心耳构成。三条沟分别是：冠状沟靠近心底，近似环形，前方被肺动脉干中断，该沟是心表面心房与心室的分界；前室间沟与后室间沟分别位于胸肋面与膈面，两沟在心尖右侧相汇，是心表面左右心室的分界。上述三沟内有心的血管走

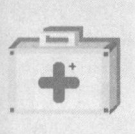
行和脂肪组织填充（图 6-7，图 6-8）。

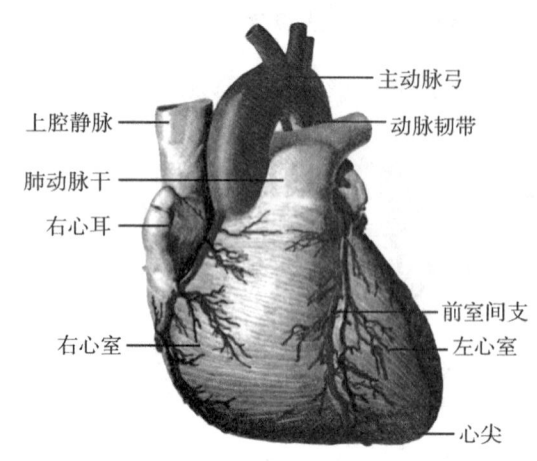

图 6-7　心的外形与血管（前面）

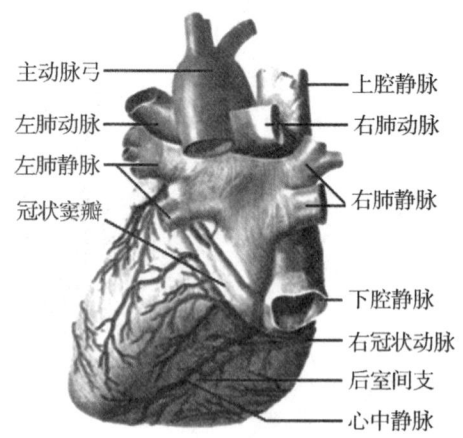

图 6-8　心的外形与血管（膈面）

（二）心腔

其内有四个心腔，即右心房、右心室、左心房和左心室。同侧心房与心室之间借房室口相通。左、右心房之间有房间隔，左、右心室之间有室间隔，所以，左半心与右半心不直接相通。

1. 右心房

是心腔最右侧的部分，壁薄腔大。其突向左前方的部分，称右心耳，其内有许多平行的肌隆起，称梳状肌。右心房有 3 个入口和 1 个出口，3 个入口分别是上腔静脉口、下腔静脉口和冠状窦口，上、下腔静脉口分别位于右心房右侧的上、下部，接纳上腔静脉与下腔静脉，冠状窦口位于下腔静脉口与右房室口之间，接纳冠状窦回流的血液；出口是右房室口，位于右心房的前下部，通向右心室。在右心房后内侧壁，房间隔的下部有一卵圆形浅凹，称卵圆窝，是胎儿时期卵圆孔闭合后的遗迹，也是房间隔缺损的好发部位（图 6-9）。

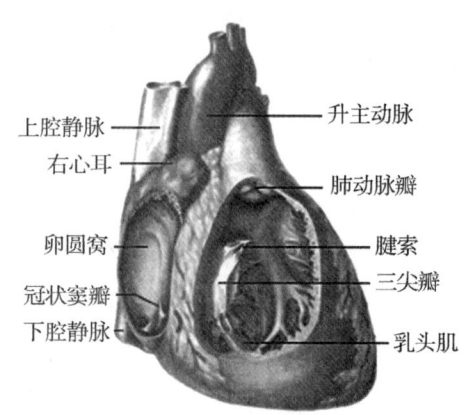

图 6-9　右心房与右心室

2. 右心室

位于右心房的左前下方，构成胸肋面的大部分。右心室略呈尖向下的锥体形，其前下部室壁凹凸不平，有许多交错排列的肌隆起，称肉柱，由室壁突入室腔的锥体形肌隆起称乳头肌；其左上部腔面光滑。右心室有 1 个入口和 1 个出口（图 6-9），入口是右房室口，其周围的纤维环上附有 3 片三角形的瓣膜，称三尖瓣，瓣膜的边缘借腱索连于室壁乳头肌。当右心室收缩时，血液推动三尖瓣，使其相互对合，封闭右房室口。同时，由于腱索和乳头肌的牵拉，防止瓣膜翻入右心房。纤维环、三尖瓣、腱索和乳头肌在结构和功能上是一个整体，称三尖瓣复合体，共同防止血液逆流入右心房。出口是肺动脉口，位于右心室的左上部，通向肺动脉，其起始部形似倒置的漏斗，称动脉圆锥。肺动脉口周围的纤维环上附有 3 个半月形的瓣膜，称肺动脉瓣。当右心室收缩时，血流冲开肺动脉瓣，进入肺动脉；当右心室舒张时，瓣膜关闭，防止血液逆流。

3. 左心房

构成心底的大部分,其左侧向前突出的部分称左心耳,其内也有发达的梳状肌。左心房有4个入口和1个出口,4个入口均是肺静脉口,位于左心房壁的两侧,左右分别有上、下肺静脉口;出口是左房室口,位于左心房的前下方,通向左心室(图6-10)。

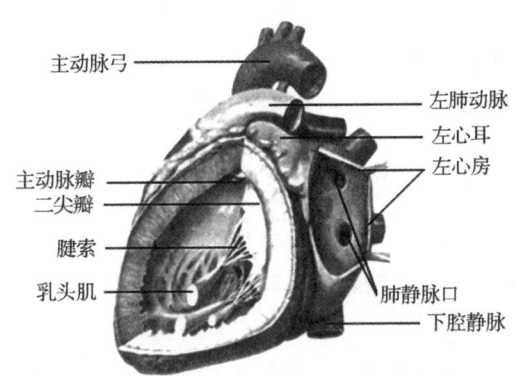

图 6-10　左心房与左心室

4. 左心室

大部分位于右心室的左后方,呈圆锥状,构成心左缘和心尖。左心室后外侧,室壁肉柱发达,也有凸向室腔的乳头肌。前内侧部室壁光滑。左心室有1个入口和1个出口(图6-10),入口是左房室口,其周围的纤维环上附有两片三角形的瓣膜,称二尖瓣,瓣膜的边缘借腱索连于室壁乳头肌。二尖瓣的功能与三尖瓣相似。出口是主动脉口,位于左房室口的前内侧,通向主动脉。其口周围的纤维环上附有3个袋口向上、呈半月形的主动脉瓣,其形态、功能同肺动脉瓣。主动脉瓣与主动脉壁之间形成3个开口向上的主动脉窦,其中左窦和右窦分别有左、右冠状动脉的开口。

房室口和动脉口周围的瓣膜,随心室的收缩与舒张而开放或关闭,保证血液呈单向流动。心室收缩时,二尖瓣、三尖瓣关闭,主动脉瓣、肺动脉瓣开放,血液由心室射入动脉;心室舒张时,二尖瓣、三尖瓣开放,主动脉瓣、肺动脉瓣关闭,血液由心房流入心室。

(三)心的传导系统

心的传导系统由特殊分化的心肌细胞构成,其功能是自动发出节律性兴奋和传导冲动,以维持心正常的节律性活动。心的传导系统由窦房结、房室结、房室束及其分支组成(图6-11)。

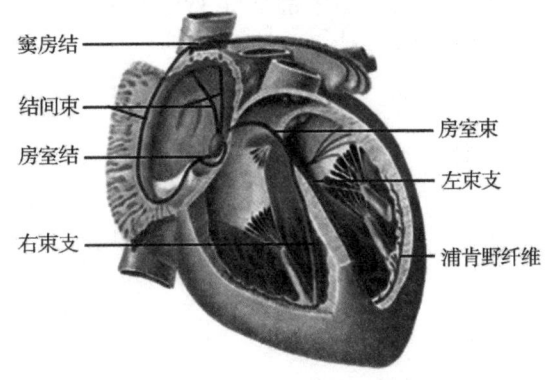

图 6-11　心的传导系统

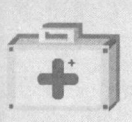
1. 窦房结

位于上腔静脉与右心房交界处心外膜的深面，呈长椭圆形。能自动发出节律性兴奋，是心的正常起搏点。

2. 房室结

位于冠状窦口与右房室口之间的心内膜的深面，呈扁椭圆形，接受来自窦房结的兴奋，并将兴奋做短暂延搁，再由其前端发出的房室束传向心室，以保证心肌收缩过程中心房先收缩、心室后收缩的顺序。房室结也能产生兴奋，但频率较窦房结低，所以正常情况下其兴奋不表现出来。

3. 房室束及其分支

房室束又称 His 束，起于房室结前端，沿室间隔膜部后下缘下降，至室间隔肌部上缘分为左、右束支，分别在室间隔两侧心内膜深面下降，最后分为细小的浦肯野纤维，与普通心肌纤维相连。

窦房结发出的兴奋，先传导至心房肌，引起心房肌收缩，同时也传至房室结。兴奋在房室结内做短暂延搁，再沿房室束、左束支、右束支和浦肯野纤维传至心室肌，引起心室肌收缩。故心房肌收缩和心室肌收缩是交替进行的。

（四）心的血管

1. 心的动脉

营养心的动脉来源于左、右冠状动脉。

（1）右冠状动脉。起于主动脉右窦，沿冠状沟右行，绕心右缘至膈面后室间沟与冠状沟交界处，发出后室间支和左室后支。后室间支沿后室间沟走行，左室后支继续左行。

右冠状动脉主要分布于右心房、右心室、左心室的后壁，室间隔后下 1/3，窦房结和房室结等处。

（2）左冠状动脉。起于主动脉左窦，在肺动脉干与左心耳之间左行至冠状沟，分为前室间支和旋支。前室间支沿前室间沟下行，在心尖右侧与右冠状动脉的后室间支吻合，旋支绕心左缘至左心室膈面。

左冠状动脉分布于左心房、左心室、右心室前壁一部分和室间隔前上 2/3。

2. 心的静脉

心壁绝大部分的静脉血由冠状窦收集，冠状窦位于冠状沟后部，左心房与左心室之间，其右端开口于右心房。其主要属支有心大静脉、心中静脉和心小静脉。心大静脉走行于前室间沟内，绕心左缘至膈面，注入冠状窦左端；心中静脉走行于后室间沟内，注入冠状窦末端；心小静脉在膈面沿冠状沟左行，注入冠状窦右端。

（五）心的体表投影

心在胸前壁的体表投影，一般用 4 点及其连线来表示（图 6-12）。

1. 左上点

在左侧第 2 肋软骨下缘，距胸骨左缘 1.2cm 处。

2. 右上点

在右侧第 3 肋软骨上缘，距胸骨右缘 1cm 处。

3. 左下点

在左侧第 5 肋间隙，距前正中线 7～9cm 处。

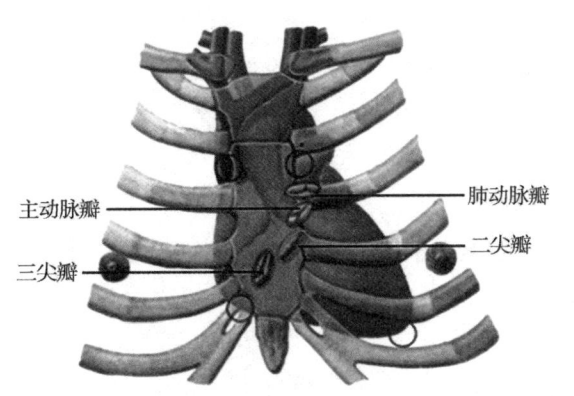

图 6-12　心的体表投影

主动脉瓣　　肺动脉瓣
三尖瓣　　二尖瓣

4. 右下点

在右侧第 7 胸肋关节处。

经左、右上点的连线即心的上界；左、右下点的连线即心的下界；右上、右下点略凸向右的弧形连线即心的右界；左上、左下点略凸向左的弧形连线即心的左界。

（六）心包

心包是包裹在心和出入心的大血管根部的纤维浆膜囊。分内、外两层，外层为纤维心包，内层为浆膜心包。

纤维心包是坚韧的结缔组织囊，伸缩性很小，上与出入心的大血管外膜相续，下附着于膈的中心腱。浆膜心包分为脏、壁两层，脏层衬于心表面，即心外膜，壁层贴于纤维心包内面。脏、壁两层在出入心的大血管根部相互移行而围成的潜在性间隙称心包腔，内含少量浆液，起润滑作用。心包可防止心过度扩张，减少心搏动时的摩擦。

（七）心壁的组织结构

心壁由内向外依次分为心内膜、心肌层和心外膜 3 层（图 6-13）。

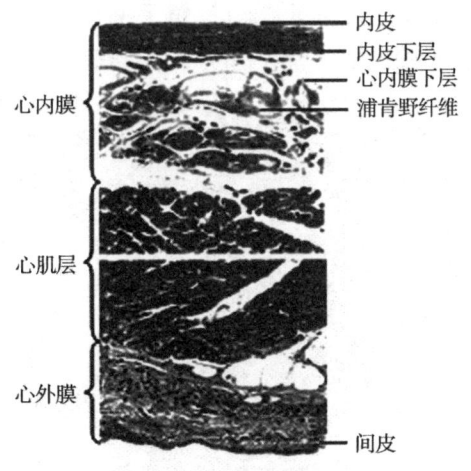

心内膜　　内皮
　　　　　内皮下层
　　　　　心内膜下层
　　　　　浦肯野纤维

心肌层

心外膜

间皮

图 6-13　心壁的组织结构

1. 心内膜

衬于心壁内面，与出入心的血管内膜相续，并折叠形成心瓣膜。由内向外分为 3 层：①内皮，与出入心的血管内皮相续；②内皮下层，主要由结缔组织构成；③心内膜下层，由结缔组织构成，内含血管、神经及心传导系统的分支。

115

2. 心肌层

主要由心肌纤维构成，是心壁 3 层中最厚的部分。心室肌比心房肌厚，左心室肌层最厚，约为右心室的 3 倍。心室肌大致可分为内纵、中环和外斜行 3 层。心房肌和心室肌分别附着于房室交界处的纤维环上，且肌纤维互不连续，故心房和心室肌层不会同步收缩。

3. 心外膜

为浆膜性心包的脏层，其浅层为间皮，深层为结缔组织，内有血管和神经走行。

三、肺循环的血管

（一）肺循环的动脉肺

动脉干粗而短，起自右心室，向左后上方斜行，至主动脉弓下方，分为左、右肺动脉，分别行向左、右两侧，经左、右肺门入肺。肺动脉在肺内反复分支，最后在肺泡周围形成毛细血管网。

在肺动脉分叉处稍左侧，与主动脉弓下缘之间连有一结缔组织索，称动脉韧带，是胎儿时期动脉导管闭锁后的遗迹。若出生后 6 个月动脉导管未封闭，则称动脉导管未闭，属一种先天性心脏病。

（二）肺的静脉

肺静脉左、右各有两条，分别是左肺上下静脉和右肺上下静脉。起自肺泡周围毛细血管，在肺内逐级汇合，出肺门，注入左心房。

四、体循环的动脉

体循环动脉的主干是主动脉，由左心室发出，先行向右上至右侧第 2 胸肋关节后方，再呈弓形弯向左后下方至第 4 胸椎体下缘水平，沿脊柱左前方下行，穿膈的主动脉裂孔入腹腔，至第 4 腰椎下缘分为左、右髂总动脉。主动脉以胸骨角平面为界分为升主动脉、主动脉弓和降主动脉，其中降主动脉又以膈的主动脉裂孔为界分为胸主动脉和腹主动脉（图 6-14）。

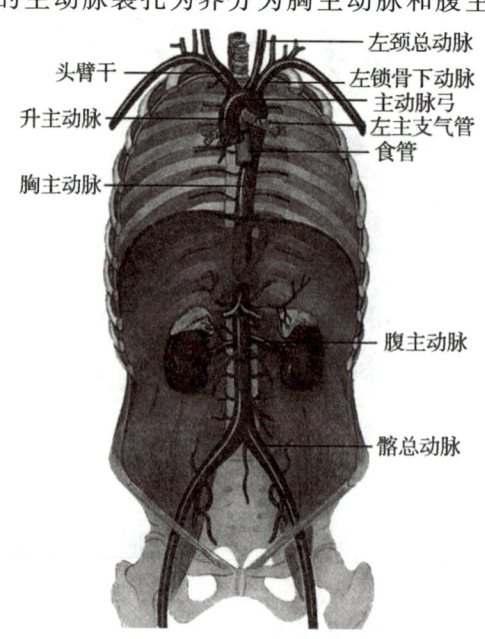

图 6-14　主动脉分部及分支

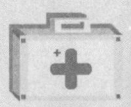

（一）升主动脉

升主动脉自左心室发出，于肺动脉干与上腔静脉之间行向右前上方，至右第 2 胸肋关节的后方移行为主动脉弓，其根部发出左、右冠状动脉。

（二）主动脉弓

主动脉弓位于胸骨柄后方，自右第 2 胸肋关节后方弓形向左后下方至第 4 胸椎下缘，移行为降主动脉，其后方与气管和食管相邻。主动脉弓壁内有压力感受器，具有调节血压的作用。主动脉弓下方靠近动脉韧带处有 2～3 个粟粒样小体，称主动脉小球，为化学感受器，能感受血液中 CO_2 浓度的变化，反射性参与呼吸调节。在主动脉弓凸侧发出三大分支，从右向左依次为头臂干、左颈总动脉和左锁骨下动脉。头臂干向右上行至右胸锁关节的后方分为右颈总动脉和右锁骨下动脉。

1. 颈总动脉

是头颈部动脉血管主干，右侧发自头臂干，左侧发自主动脉弓。两侧颈总动脉经胸锁关节后方，沿气管、喉和食管的外侧上行，至甲状软骨上缘平面分为颈外动脉和颈内动脉（图 6-15）。颈总动脉上段位置表浅，在胸锁乳突肌前缘可摸到其搏动。当头面部有损伤大出血时，可在环状软骨平面高度、胸锁乳突肌前缘，向后内将颈总动脉压向第 6 颈椎横突，暂时止血。在颈总动脉分叉处有两个重要结构：①颈动脉窦，是颈总动脉末端和颈内动脉起始处管径膨大的部分，其壁内有压力感受器，当血压升高时，刺激窦壁内感受器，可通过中枢反射性引起心跳减慢，血压下降；②颈动脉小球，是连于颈内外动脉分叉处后方的椭圆形小体，属化学感受器，与主动脉小球一样，能感受血液中 CO_2 浓度的变化，当血液中 CO_2 浓度升高时，可反射性引起呼吸加深、加快，使更多 CO_2 排出体外。

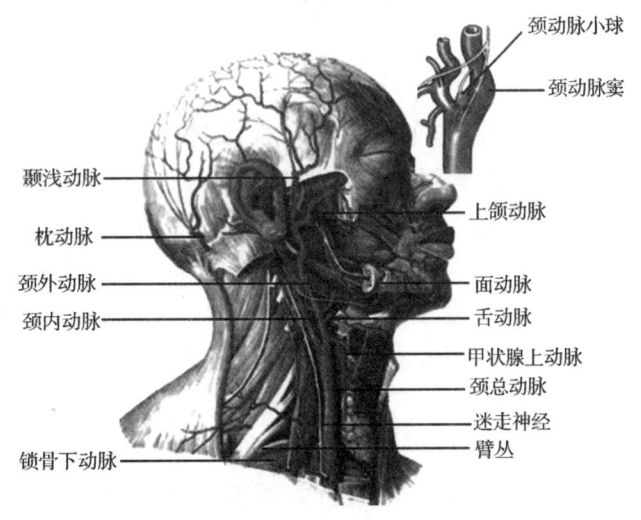

图 6-15 颈总动脉及分支

（1）颈外动脉。起自颈总动脉，从颈内动脉前内逐渐转向其前外上行，穿腮腺实质于下颌颈高度分为颞浅动脉和上颌动脉两终支（图 6-15）。主要分支有以下几种。

1）甲状腺上动脉。起自颈外动脉起始处，行向前下，分布于甲状腺和喉。

2）面动脉。自颈外动脉前缘发出，向前经下颌下腺深面，于咬肌前缘绕下颌骨下缘至面部，经口角、鼻翼外侧至眼内眦，改名为内眦动脉。面动脉分布于面部软组织、下颌下腺、腭扁桃体等处。面动脉在咬肌前缘与下颌骨下缘交界处，位置表浅，该处可摸到面动脉搏动。当

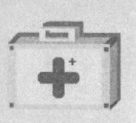
面部外伤出血时，可在咬肌前缘将面动脉压向下颌骨止血。

3）颞浅动脉。经耳屏前方、颧弓根浅面上行至颞部，分布于额、顶、颞部软组织和腮腺。

4）上颌动脉。经下颌颈深面进入颞下窝，分支较多，分布于外耳道、中耳、鼻腔、腭与腭扁桃体、牙与牙龈、咀嚼肌和硬脑膜等处。其中分布于硬脑膜的分支称脑膜中动脉，由上颌动脉发出经棘孔入颅，分前、后两支贴颅骨内面走行。其前支走行经过翼点内面，当翼点处有骨折时，易伤及导致硬膜外血肿。

（2）颈内动脉。在颈部没有分支，于咽外侧垂直上行，经颈动脉管入颅，分支分布于脑和视器。

2. 锁骨下动脉

右侧起自头臂干，左侧起自主动脉弓。从胸锁关节后方斜向外至颈根部，呈弓形经胸膜顶前面，穿斜角肌间隙至第1肋外缘，延续为腋动脉。当上肢出血时，可在锁骨中点上方向后下将锁骨下动脉压向第1肋进行止血。锁骨下动脉的主要分支有以下几种。

（1）椎动脉。从前斜角肌内侧缘由锁骨下动脉发出，向上穿第6～1颈椎的横突孔，经枕骨大孔进入颅腔，分支分布于脑和脊髓（图6-16）。

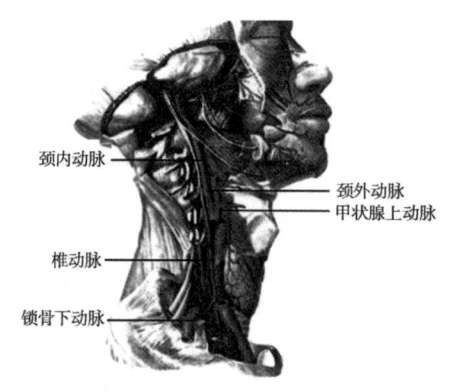

图 6-16　颈内动脉与椎动脉

（2）胸廓内动脉。起自椎动脉起点的相对缘，向下进入胸腔，沿第1～6肋软骨的后面下行（距胸骨外侧缘约1.5cm），分为肌膈动脉和腹壁上动脉，后者穿膈肌进入腹直肌鞘，沿腹直肌后面下行，并与腹壁下动脉吻合，分支分布于腹直肌和腹膜等处。胸廓内动脉沿途分支分布于胸壁、乳房、心包和膈。

（3）甲状颈干。自椎动脉外侧由锁骨下动脉发出，为一短干，立即分为甲状腺下动脉和肩胛上动脉。其中甲状腺下动脉行向上内，分支分布于甲状腺、咽、喉、气管和食管。肩胛上动脉分支分布于肩胛骨和肩肌。

3. 腋动脉

在第1肋的外缘续于锁骨下动脉，经腋窝行向外下，至大圆肌下缘移行为肱动脉。腋动脉分支较多，分布于肩部、背阔肌、胸前外侧壁和乳房等（图6-17）。

4. 肱动脉

沿肱二头肌内侧缘下行至肘窝，平桡骨颈高度分为桡动脉和尺动脉（图6-17）。在肘窝内上、肱二头肌肌腱内侧，肱动脉位置表浅，可触摸其搏动，是测血压听诊的部位。当上肢远侧外伤大出血时，可在臂中部肱二头肌内侧将肱动脉压向肱骨，进行止血。肱动脉的主要分支是肱深动脉，行向后下外方，分布于肱三头肌和肱骨；其余分支分布于臂部和肘关节。

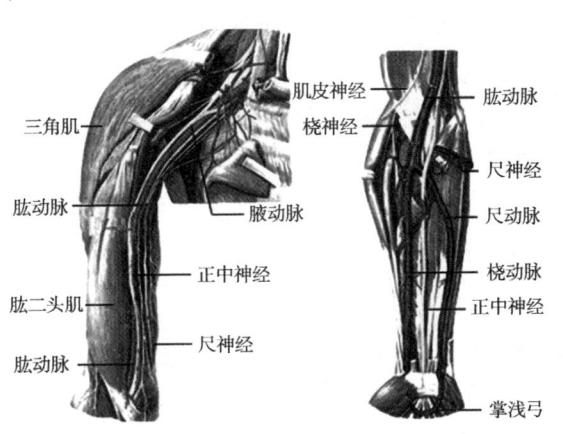

图 6-17 上肢的动脉

5. 桡动脉和尺动脉

(1) 桡动脉。经肱桡肌与旋前圆肌之间，沿前臂桡侧下行，在桡骨茎突内上方、肱桡肌腱与桡侧腕屈肌腱之间，位置表浅，可触摸到其搏动，是临床上触摸脉搏常选用的部位。桡动脉主干绕桡骨茎突至手背，穿第一掌骨间隙至手掌深面，其末端与尺动脉掌深支吻合形成掌深弓。其主要分支有：掌浅支，在桡腕关节上方发出；拇主要动脉，在桡动脉入手掌处发出，立即分为 3 支分布于拇指两侧和示指桡侧。

(2) 尺动脉。尺动脉上端发出骨间总动脉，其分为骨间前、后动脉，在前臂骨间膜的前后分布于前臂肌、尺骨、桡骨，并参与肘、腕关节网的构成。尺动脉主干在尺侧腕屈肌与指浅屈肌之间下行，经豌豆骨桡侧至手掌，末端与桡动脉掌浅支吻合形成掌浅弓。

6. 掌浅弓和掌深弓

(1) 掌浅弓。位于掌腱膜深面，由尺动脉终末支与桡动脉掌浅支吻合而成，由弓的凸侧发出小指尺掌侧动脉和 3 支指掌侧总动脉。指掌侧总动脉行至掌指关节附近，各分为 2 支指掌侧固有动脉，分别分布于第 2～5 手指相对缘。

(2) 掌深弓。位于屈指肌腱深面，由桡动脉终末支与尺动脉掌深支吻合形成，约平腕掌关节高度，其凸侧发出 3 条掌心动脉，行至掌指关节附近，分别汇入相应的指掌侧总动脉（图 6-18）。

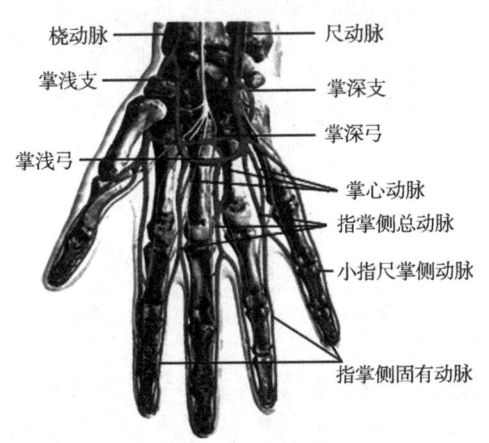

图 6-18 手的动脉

（三）胸主动脉

胸主动脉是胸部动脉主干，发出壁支和脏支。

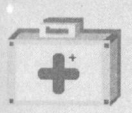
1. 壁支

包括 9 对肋间后动脉和 1 对肋下动脉，由胸主动脉后外侧壁发出，主干分别走行于第 3～11 肋间隙和第 12 肋下方（第 1、2 对肋间后动脉由锁骨下动脉发出）。分支分布于脊髓、背部的肌肉皮肤、胸壁和腹壁上部等处。

2. 脏支

细小，有支气管支、食管支和心包支，分别分布于气管支气管、食管和心包。

（四）腹主动脉

腹主动脉是腹部动脉的主干，亦发出壁支和脏支，脏支比壁支粗大。

1. 脏支

分为成对脏支和不成对脏支两种。成对脏支分布于成对的脏器，包括肾上腺中动脉、肾动脉和睾丸动脉（卵巢动脉）；不成对脏支主要分布于消化管道，包括腹腔干、肠系膜上动脉和肠系膜下动脉。

（1）肾上腺中动脉。平第 1 腰椎高度，由腹主动脉侧壁发出，横行向外分布于肾上腺。

（2）肾动脉。平第 1、2 腰椎之间，由腹主动脉侧壁发出，横行向外分支经肾门入肾。

（3）睾丸动脉。细长，在肾动脉起始处稍下方由腹主动脉前壁发出，斜向外下，走行于腰大肌前面，跨输尿管，经腹股沟管至阴囊，分支分布于睾丸和附睾。在女性为卵巢动脉，经卵巢悬韧带下行入盆，分布于卵巢和输卵管。

（4）腹腔干。主干粗短，在主动脉裂孔稍下方由腹主动脉前壁发出，立即分为胃左动脉、肝总动脉和脾动脉 3 支（图 6-19、图 6-20）。

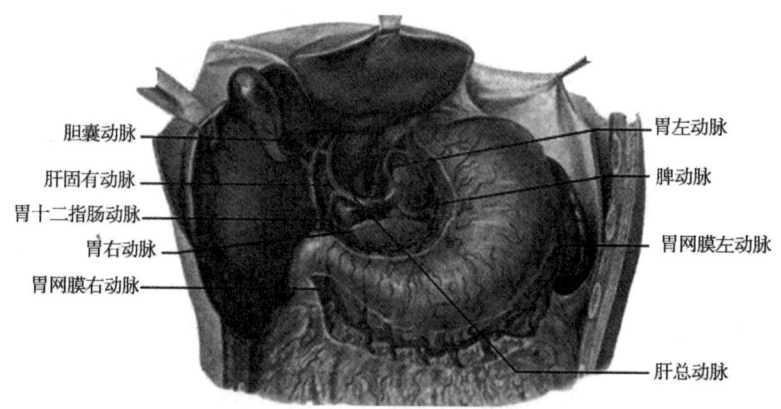

图 6-19　腹腔干及分支（胃前壁）

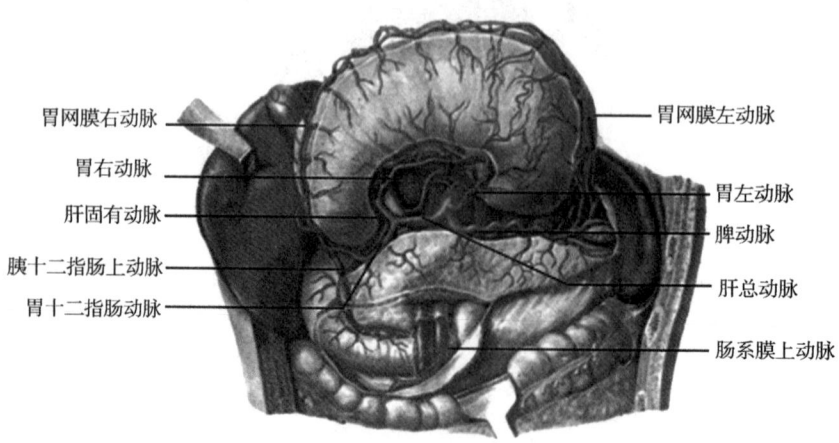

图 6-20　腹腔干及分支（胃后壁）

1）胃左动脉。行向左上至胃贲门附近，再沿胃小弯向右下走行，分支分布于食管和胃小弯侧的胃前后壁。

2）肝总动脉。向右行至十二指肠上部上方，进入肝十二指肠韧带，分为肝固有动脉和胃十二指肠动脉。

肝固有动脉位于肝十二指肠韧带内，经肝门静脉前方，胆总管左侧上行至肝门，分左右两支，经肝门入肝。右支入肝门前发出胆囊动脉，分布于胆囊。肝固有动脉起始部发出胃右动脉，胃右动脉行期至幽门上缘，沿胃小弯向左走行，与胃左动脉吻合，分支分布于十二指肠上部和胃小弯侧的胃前后壁。

胃十二指肠动脉经十二指肠上部后方下行，至幽门下缘分为胃网膜右动脉和胰十二指肠上动脉。胃网膜右动脉沿胃大弯左行，分布于胃大弯和大网膜。胰十二指肠上动脉经胰头和十二指肠降部之间下行，分出前后支分布于胰头和十二指肠降部。

3）脾动脉。沿胰腺上缘左行至脾门，分数支入脾。沿途分支：胰支，分布于胰体和胰尾；胃短动脉，有3～5支，分布于胃底；胃网膜左动脉，沿胃大弯右行，与胃网膜右动脉吻合，分布于胃大弯和大网膜。

（5）肠系膜上动脉。在腹腔干起始处稍下方起自腹主动脉前壁，经胰头后方、十二指肠水平部前面下行，进入小肠系膜根，向右下至右髂窝。主要分支有以下几种（图6-21）。

1）空肠动脉和回肠动脉。12～16支，由肠系膜上动脉左侧壁发出，走行于肠系膜内，分布于空肠、回肠。各支动脉分支相互吻合形成动脉弓，弓上发出的分支又相互吻合，如此反复，形成多级动脉弓（空肠动脉弓1～2级，回肠动脉弓可达3～5级），由最后一级动脉弓发出直小动脉分布于肠壁。

2）回结肠动脉。为肠系膜上动脉右侧最下方的一个分支，分布于回肠末端、盲肠、阑尾和升结肠。回结肠动脉发出阑尾动脉，经回肠末端的后面下行，沿阑尾系膜至阑尾。

3）右结肠动脉。发自回结肠动脉上方，沿腹后壁右行，分布于升结肠。

4）中结肠动脉。在胰腺下缘处发出，行于横结肠系膜内，分支分布于横结肠，并与右结肠动脉和左结肠动脉分支吻合。

（6）肠系膜下动脉。平第3腰椎高度起自腹主动脉前壁，沿腹后壁行向左下。主要分支有以下几种（图6-22）。

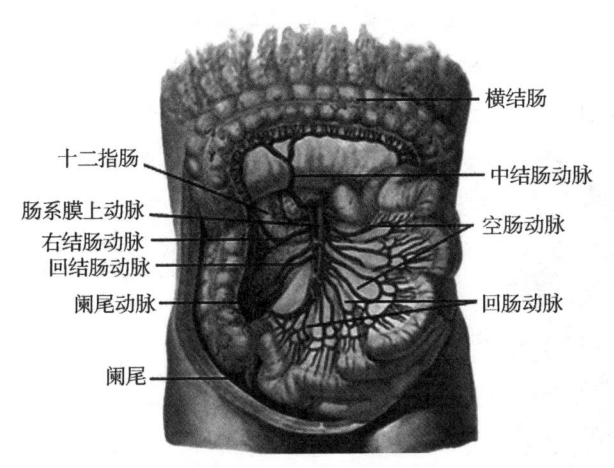

图6-21 肠系膜上动脉及分支

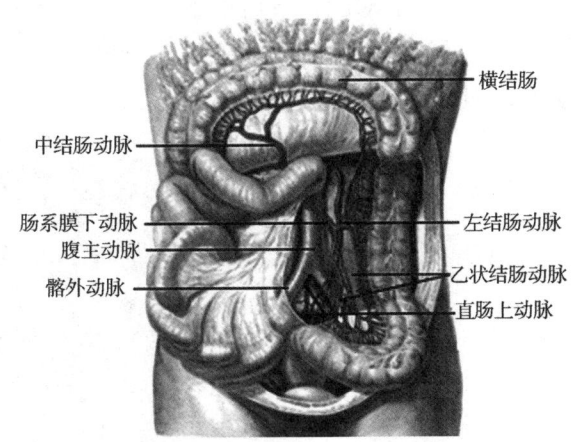

图6-22 肠系膜下动脉及分支

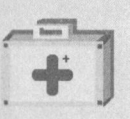

1）左结肠动脉：沿腹后壁横行向左，分升、降支，分布于降结肠，并与中结肠动脉与乙状结肠动脉分支吻合。

2）乙状结肠动脉：常 2~3 支，走行于乙状结肠系膜内，分支分布于乙状结肠。

3）直肠上动脉：为肠系膜下动脉的直接延续，下行至第三骶椎水平分两支，经直肠两侧下行，分布于直肠上部，并与直肠下动脉和肛动脉吻合。

2. 壁支

主要有四对腰动脉，起自腹主动脉后壁，横行向外，分布于腹后壁和脊髓。

（五）髂总动脉

髂总动脉自第 4 腰椎体下缘由腹主动脉分出，左右各一，沿腰大肌内侧行向外下，至骶髂关节前面分为髂内动脉和髂外动脉（图 6-23、图 6-24）。

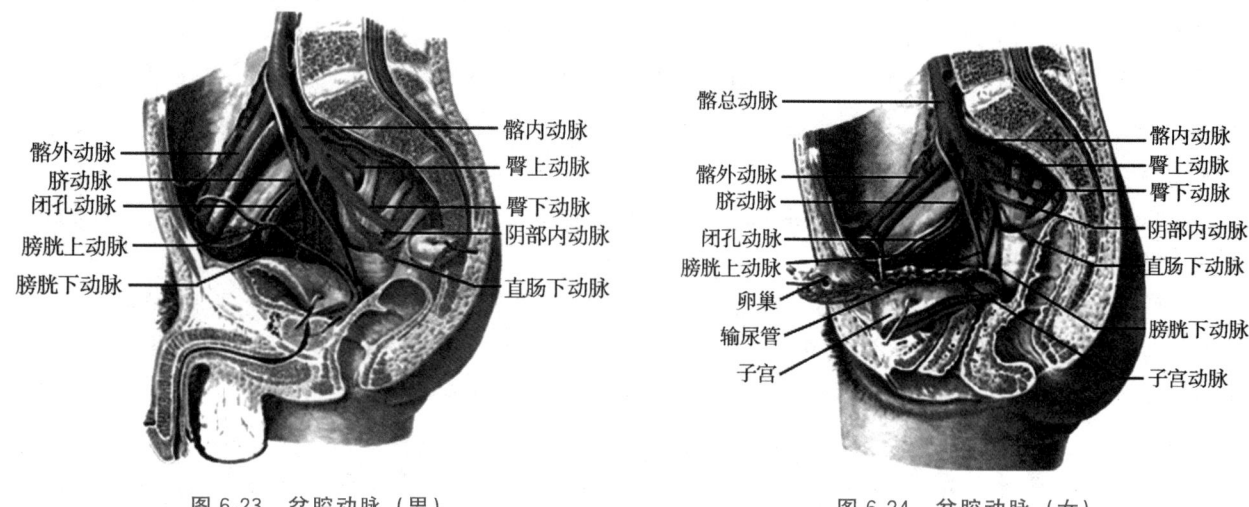

图 6-23　盆腔动脉（男）　　　　　　　图 6-24　盆腔动脉（女）

1. 髂内动脉

是盆部动脉的主干，沿盆侧壁下行，发出脏支和壁支。

（1）脏支。

1）脐动脉：远侧闭锁形成韧带，近侧发出膀胱上动脉，分布于膀胱尖和膀胱体。

2）膀胱下动脉：沿盆侧壁下行，分布于膀胱底、精囊及前列腺等处。

3）直肠下动脉：行向内下，分布于直肠下段，并与直肠上动脉和肛动脉吻合。

4）阴部内动脉：从梨状肌下孔出骨盆，穿坐骨小孔至坐骨直肠窝，分支分布于肛门周围、会阴和外生殖器。其中至肛门周围的分支称肛动脉（图 6-25）。

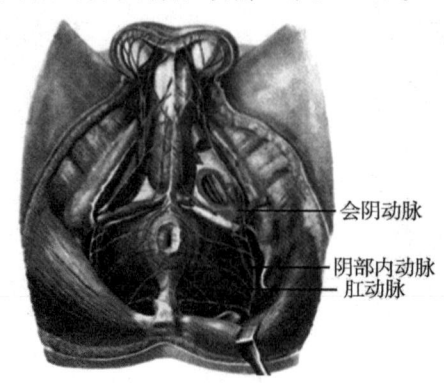

图 6-25　会阴部动脉（男）

5）子宫动脉：位于子宫阔韧带内，在子宫颈外侧约 2cm 处，跨过输尿管前面向内至子宫颈，发出阴道支至阴道，主干沿子宫侧缘迂曲上行，分布于子宫、输卵管和卵巢。在行子宫切除术结扎子宫动脉时，应靠近子宫颈，以免伤及输尿管（图 6-24）。

（2）壁支。

1）闭孔动脉：沿盆侧壁前行，穿闭膜管至大腿内侧，分布于髋关节和大腿内侧肌群。

2）臀上动脉：从梨状肌上孔出盆腔，分布于臀中肌、臀小肌和髋关节。

3）臀下动脉：从梨状肌下孔出盆腔，分布于臀大肌和坐骨神经。

2. 髂外动脉

沿腰大肌内侧缘下行，经腹股沟韧带中点深面到股部，移行为股动脉。主要分支有腹壁下动脉，在腹股沟韧带上方发出，经腹股沟管深环内侧，行向内上从腹直肌后面进入腹直肌鞘，分布于腹直肌，并与腹壁上动脉吻合。

3. 股动脉

在股三角内行向内下，经收肌管至腘窝，移行为腘动脉（图 6-26）。分支分布于大腿肌和髋关节。在腹股沟韧带中点稍下方，股动脉位置表浅，可触到其搏动。

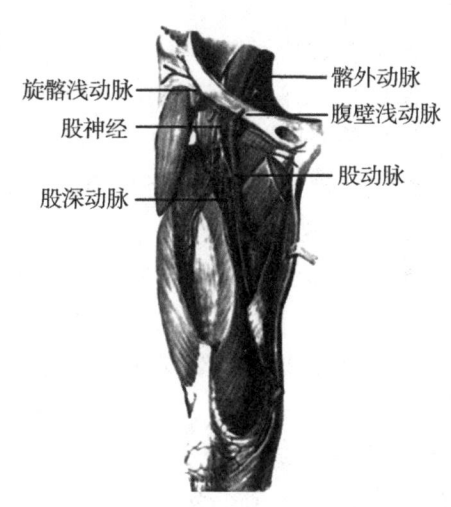

图 6-26　股动脉及分支

4. 腘动脉

经腘窝深部下行，至腘窝下角分为胫前动脉和胫后动脉。在腘窝内腘动脉分支分布于膝关节和附近肌（图 6-27）。

5. 胫后动脉

在小腿浅、深层肌之间下行，经内踝后方至足底，分为足底内侧动脉和足底外侧动脉（图 6-27）。胫后动脉在小腿后面的分支分布于胫骨、腓骨和小腿后群与外侧肌群，在足底分支分布于足底与足趾。

6. 胫前动脉

穿小腿骨间膜上部至小腿前面，在小腿前群肌之间下行，经踝关节前面至足背，移行为足背动脉（图 6-27）。沿途发出分支，分布于小腿前群肌及附近皮肤。

足背动脉经足背内侧至第一跖骨间隙，分支分布于足背和足趾。踝关节前面足背动脉位置表浅，在内外踝连线中点处可触及其搏动。

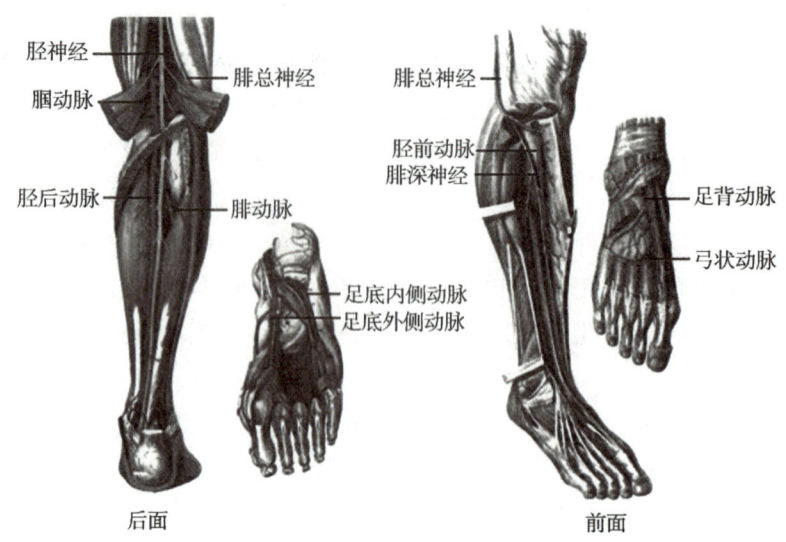

图 6-27　小腿及足的动脉

五、体循环的静脉

体循环的静脉与动脉比较，在结构、功能和配布上具有差异，主要有以下特点。

（1）静脉管腔大，管壁薄，弹性小，其内血流缓慢，压力低，数量多于动脉，静脉内的血容量超过动脉的 1 倍以上，以维持单位时间内与动脉的血流量一致。

（2）体循环的静脉分为浅静脉、深静脉。浅静脉位于皮下浅筋膜内，又称皮下静脉。浅静脉不与动脉伴行，最后注入深静脉。一些大的浅静脉，体表可观察到其轮廓，临床上可进行注射、输液和采血。深静脉位于深筋膜深面或体腔内，多数与动脉伴随走行，命名与相应动脉对应，有的动脉有两条伴行静脉。

（3）静脉的吻合丰富。浅静脉吻合形成静脉网或静脉弓；深静脉在一些器官周围或器官壁内吻合形成静脉丛。

（4）一些静脉内具有静脉瓣。静脉瓣成对分布，呈半月形，作用为保证血液流向回心方向，防止其逆流（图 6-28）。静脉瓣主要分布于受重力影响大的静脉血管，如四肢的静脉血管内。

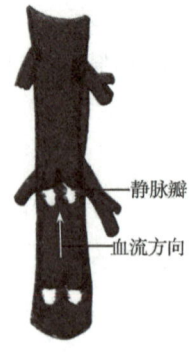

图 6-28　静脉瓣

体循环的静脉包括上腔静脉系、下腔静脉系和心静脉系。

（一）上腔静脉系

上腔静脉系由上腔静脉及其属支组成，收集头颈、上肢、胸部（心除外）和脐以上腹前外侧壁的静脉血。上腔静脉由左、右头臂静脉在右侧第 1 胸肋关节后方汇合而成，沿升主动脉右侧下降，在右侧第 3 胸肋关节水平注入右心房（图 6-29）。上腔静脉注入右心房之前有奇静脉汇入。

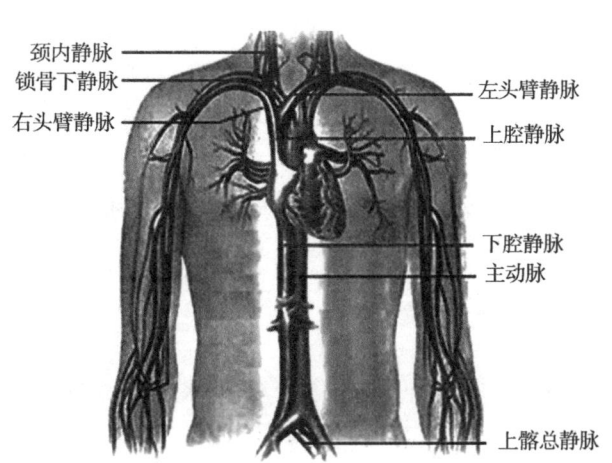

图 6-29　上、下腔静脉系

头臂静脉又称无名静脉，左、右各一，由同侧颈内静脉和锁骨下静脉在胸锁关节后方汇合而成，汇合处的夹角称静脉角，有淋巴导管注入。

1. 头颈部的静脉

（1）颈内静脉。在颈静脉孔处与乙状窦相续，伴随颈内动脉和颈总动脉下行，至胸锁关节后方与锁骨下静脉汇合形成头臂静脉。颈内静脉与颈内、颈总动脉共同位于颈动脉鞘内，其壁与颈动脉鞘筋膜相连，管腔常处开放状态。当颈内静脉损伤破裂时，管腔不易闭锁，加之胸腔负压对静脉回流的吸引，从而使空气容易进入，导致空气栓塞发生。

颈内静脉的属支分为颅内支和颅外支。颅内支通过硬脑膜静脉窦收集脑、视器及颅骨等处的静脉血。颅外支收集面部和颈部的静脉血，属支较多，主要有以下几种（图 6-30）。

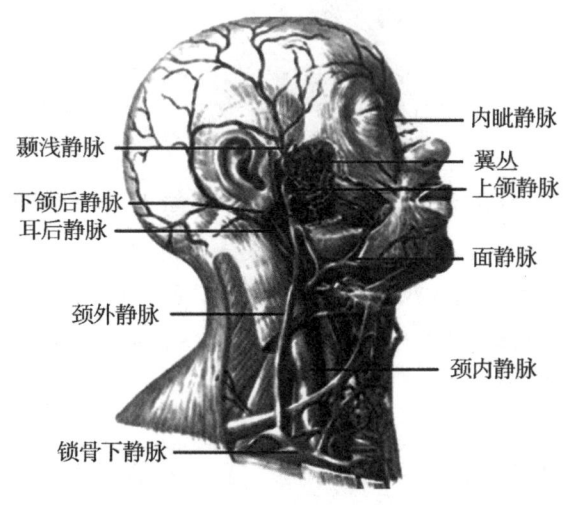

图 6-30　头颈部静脉

1）面静脉：起自内眦静脉，与面动脉伴行，在平舌骨高度注入颈内静脉。面静脉借内眦静脉、眼静脉与颅内海绵窦交通。在口角平面以上，面静脉内无静脉瓣，在外力作用下血液可发生逆流。该区域发生感染时，若处置不当（如挤压），可导致细菌蔓延至颅内，引起颅内感染，严重时可危及生命。故临床上将鼻根至两侧口角之间的区域称为"危险三角区"。

2）下颌后静脉：由颞浅静脉与上颌静脉在腮腺实质内汇合而成，收集颞浅动脉和上颌动脉分布区域的静脉血。在腮腺下端，下颌后静脉分前、后两支，前支注入面静脉，后支汇入颈外静脉。

（2）颈外静脉。是颈部最大的浅静脉，由耳后静脉与下颌后静脉后支汇合而成。沿胸锁乳突肌表面下行，注入锁骨下静脉（图6-30）。颈外静脉体表可见，可作静脉穿刺。颈外静脉穿深筋膜处，管壁附着于深筋膜，此处若损伤，管壁不易自行闭合，吸气时空气可被吸入，从而导致空气栓塞的发生。

（3）锁骨下静脉。在第1肋的外缘续腋静脉，向内经前斜角肌前面至胸锁关节后方，与颈内静脉汇合形成头臂静脉。

2. 上肢的静脉

分深静脉和浅静脉。

（1）上肢的深静脉。与同名动脉伴行，收集同名动脉分布区域的静脉血。尺动脉、桡动脉与肱动脉下部有两条伴行静脉。

（2）上肢的浅静脉。上肢的浅静脉较多，相互吻合，比较恒定的有3条（图6-31）。

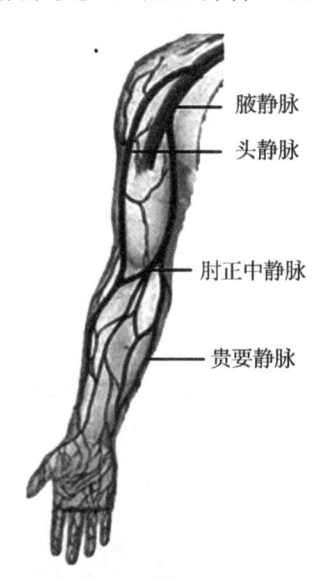

图6-31　上肢浅静脉

1）头静脉：起自手背静脉网桡侧，逐渐转向前臂前面的外侧到肘窝，再沿肱二头肌外侧上行，经三角肌与胸大肌之间的浅沟，穿深筋膜注入腋静脉。

2）贵要静脉：起自手背静脉网的尺侧，逐渐转向前臂尺侧上行，至臂中穿深筋膜注入肱静脉。

3）肘正中静脉：位于肘窝前方，连于头静脉与贵要静脉之间，常接受不恒定的前臂正中静脉。临床上常用于采血或静脉注射。

3. 胸部的静脉

胸部的静脉主要有奇静脉，起自右腰升静脉，穿膈沿脊柱右侧上行，至第4胸椎高度弓形向前跨右肺根上方，注入上腔静脉。奇静脉沿途收集右侧肋间后静脉、支气管静脉、食管静脉和半奇静脉的静脉血。半奇静脉起自左腰升静脉，沿脊柱左侧上行，至第9～10胸椎高度，跨脊柱注入奇静脉，收集左侧下部肋间后静脉及副半奇静脉的血液。副半奇静脉收集左侧中、上部肋间后静脉血液，沿脊柱下行注入半奇静脉或奇静脉。奇静脉下端的腰升静脉归属下腔静脉系，所以奇静脉是连通上下腔静脉系的重要通道之一（图6-32）。

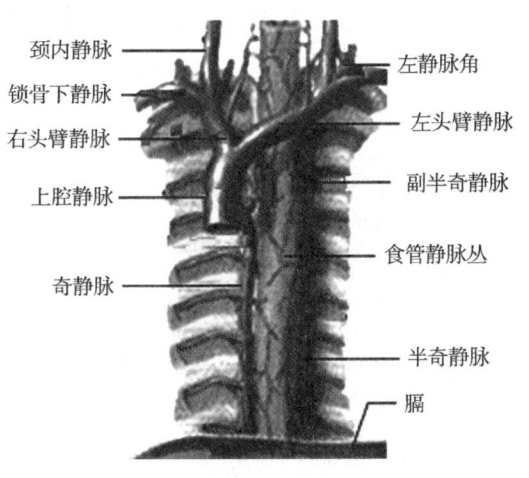

图 6-32 上腔静脉及其属支

（二）下腔静脉系

下腔静脉系由下腔静脉及其属支组成，收集腹、盆、下肢的静脉血。下腔静脉是全身最粗大的静脉，由左、右髂总静脉在第 5 腰椎高度汇合而成，沿腹主动脉右侧上行，经肝后缘，穿膈的腔静脉孔入胸腔，注入右心房（图 6-33）。

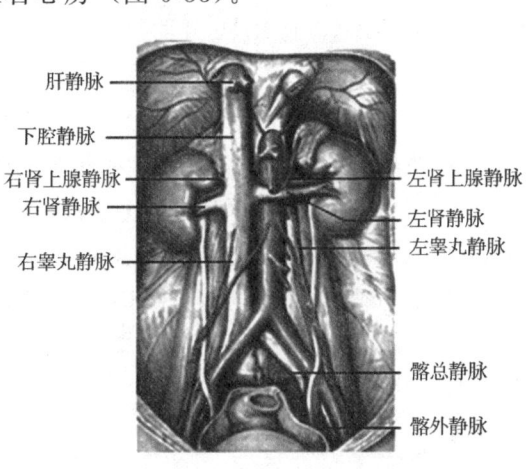

图 6-33 下腔静脉及属支

1. 下肢的静脉

分深静脉和浅静脉，静脉瓣比上肢静脉多。

（1）下肢的深静脉。与同名动脉伴行，收集同名动脉分布区域及浅层结构的静脉血。胫前、后动脉有两条伴行静脉；汇合成腘静脉，腘静脉经收肌腱裂孔移行为股静脉，股静脉经腹股沟韧带的深面向上移行为髂外静脉。

在股三角上部，股静脉位置恒定，位于股动脉的内侧，两者之间只隔一薄层结缔组织。故临床上要进行股静脉穿刺时，在股动脉搏动内侧进针即可。

（2）下肢的浅静脉。走行较恒定的有大隐静脉和小隐静脉（图 6-34）。

1）大隐静脉：起自足背静脉弓的内侧，经内踝的前方，沿小腿内侧上行至膝关节的内后，再沿大腿的内侧逐渐转至其前面，在耻骨结节外下方 3～4cm 处穿隐静脉裂孔，注入股静脉。大隐静脉注入股静脉之前，接纳股外侧浅静脉、股内侧浅静脉、阴部外静脉、腹壁浅静脉和旋髂浅静脉等 5 条高位属支。大隐静脉在内踝前方，位置表浅恒定，是临床上静脉穿刺或静脉切开的常选部位。

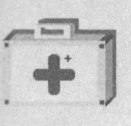

2）小隐静脉：起自足背静脉弓外侧，经外踝后方，沿小腿后面上行，至腘窝穿深筋膜注入腘静脉。

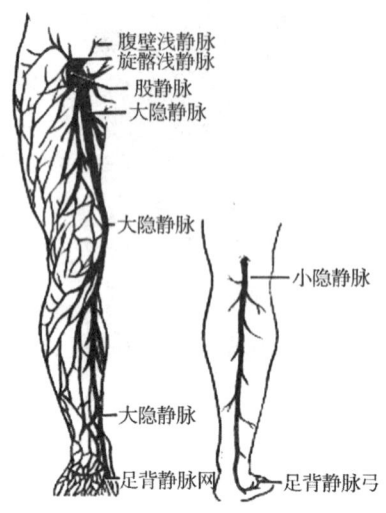

图 6-34　下肢浅静脉

2. 盆部的静脉

（1）髂外静脉。是股静脉的直接延续，伴随同名动脉走行，收集同名动脉分布区域的静脉血。

（2）髂内静脉。与同名动脉伴行，其属支分壁支和脏支。壁支收集壁支动脉分布区域的静脉血。脏支收集脏支动脉分布区域的静脉血，盆腔脏器周围或其壁内的静脉丰富，吻合形成静脉丛，主要有膀胱静脉丛、子宫静脉丛及直肠静脉丛等，这些静脉丛的血管吻合形成相应的脏支静脉。直肠静脉丛上部的静脉血流入直肠上静脉，再到肠系膜下静脉；中部的静脉血流入直肠下静脉，再到髂内静脉；下部的静脉血流入肛静脉，经阴部内静脉再到髂内静脉。

（3）髂总静脉。由同侧的髂内静脉和髂外静脉在骶髂关节前方汇合而成，行向内上，在第4或第5腰椎右前方，两侧髂总静脉汇合形成下腔静脉。

3. 腹部的静脉

腹部的静脉分为壁支和脏支。

（1）壁支。主要有4对腰静脉，同侧腰静脉相连形成腰升静脉，左、右腰升静脉向上分别延续为半奇静脉和奇静脉，向下连于髂总静脉。

（2）脏支。腹腔内成对脏器的静脉和肝静脉直接或间接注入下腔静脉，不成对脏器的静脉（肝静脉除外）先汇合形成肝门静脉后入肝，再经肝静脉汇入下腔静脉。

1）肾上腺静脉：左侧注入左肾静脉，右侧直接注入下腔静脉。

2）肾静脉：在肾动脉前方横行向内，注入下腔静脉。左肾静脉较长，向右跨过腹主动脉前面，并接受左肾上腺静脉和左睾丸静脉。

3）睾丸静脉：起自睾丸和附睾的数条小静脉，在精索内相互吻合形成蔓状静脉丛，在腹股沟管深环处汇合形成睾丸静脉。行向内上，右睾丸静脉以锐角形式注入下腔静脉，左睾丸静脉以直角注入左肾静脉。左睾丸静脉行程长，血液回流较右侧不易，临床上睾丸静脉曲张以左侧多见。女性的相应静脉为卵巢静脉，起自卵巢，注入部位同男性。

4）肝静脉：位于肝实质内，有3条，分肝右、肝中和肝左静脉，在肝脏面的腔静脉沟内注入下腔静脉。

（3）肝门静脉系。由肝门静脉及其属支组成，收集腹腔内不成对脏器（肝除外）的静脉血。肝门静脉由肠系膜上静脉和脾静脉在胰头后方汇合而成，长 6～8cm，经十二指肠上部后方，行向右上，进入肝十二指肠韧带，在胆总管和肝固有动脉后方上行至肝门，分左、右两支经肝门入肝（图 6-35）。

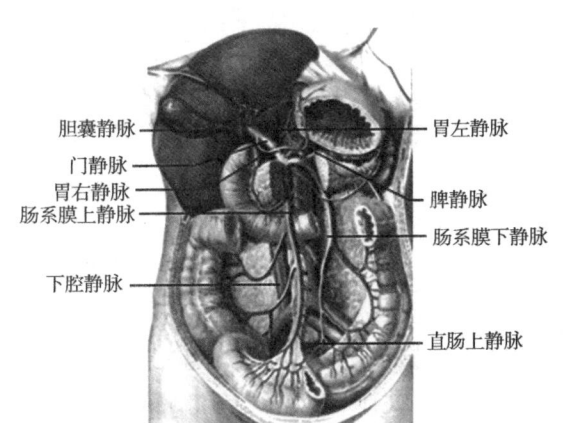

图 6-35　肝门静脉及属支

肝门静脉主要结构特点：①肝门静脉起始两端均是毛细血管；②在肝门静脉内流动的是有丰富营养物质的静脉血；③肝门静脉及其属支内一般无静脉瓣，当肝门静脉压力增高时，血液可发生逆流。

肝门静脉的主要属支：①肠系膜上静脉，在肠系膜内，行于同名动脉右侧，收集同名动脉分布区域的静脉血；②脾静脉，在脾门处由脾支汇合而成，沿胰后面经脾动脉下方右行，收集脾动脉分布区域的静脉血；③肠系膜下静脉，收集肠系膜下动脉分布区域的静脉血，一般注入脾静脉；④胃左静脉，与同名动脉伴行，在胃贲门处接受来自食管静脉丛的静脉血，右行注入肝门静脉；⑤胃右静脉，与胃右动脉伴行，右行注入肝门静脉，在幽门上方接受幽门前静脉。幽门前静脉位于幽门前方，是手术时确定幽门位置的标志；⑥胆囊静脉，收集胆囊壁的静脉血，注入肝门静脉或其右支；⑦附脐静脉，起自脐周静脉网，沿肝圆韧带走行，注入肝门静脉。

肝门静脉与上、下腔静脉的吻合：当肝门静脉压力增高时，肝门静脉内的血液可通过其与上下腔静脉吻合的部位，进行回流。重要的吻合部位有三处（图 6-36）：①食管静脉丛：肝门静脉→胃左静脉→食管静脉丛→食管静脉→奇静脉→上腔静脉；②直肠静脉丛：肝门静脉→脾静脉→肠系膜下静脉→直肠上静脉→直肠静脉丛→直肠下静脉（肛静脉→阴部内静脉）→髂内静脉→髂总静脉→下腔静脉；③脐周静脉网：肝门静脉→附脐静脉→脐周静脉网→胸壁和腹壁的静脉→上、下腔静脉。

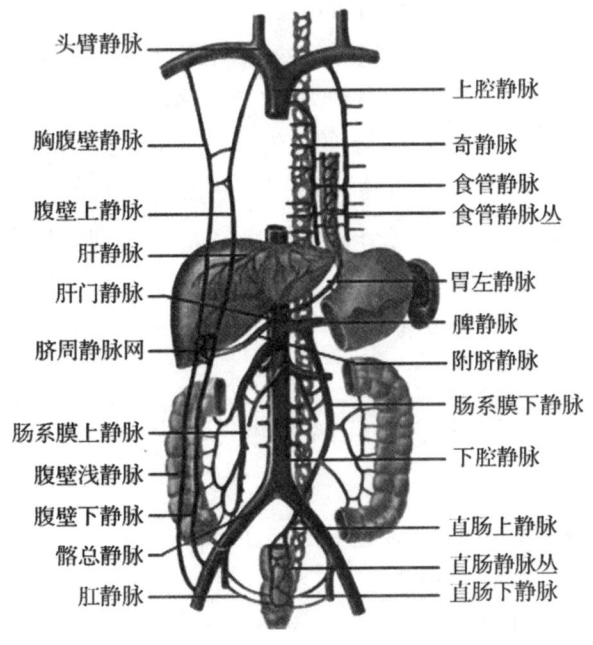

图 6-36　肝门静脉与上下腔静脉之间的交通（模式图）

第二节 淋巴系统

一、总论

淋巴系统是脉管系的重要组成部分，由各级淋巴管道、淋巴器官和散在的淋巴组织构成（图6-37）。淋巴管道包括毛细淋巴管、淋巴管、淋巴干和淋巴导管。淋巴器官包括淋巴结、脾、胸腺和扁桃体等。淋巴组织除参与淋巴器官的构成外，还分布于消化道、呼吸道等的黏膜。

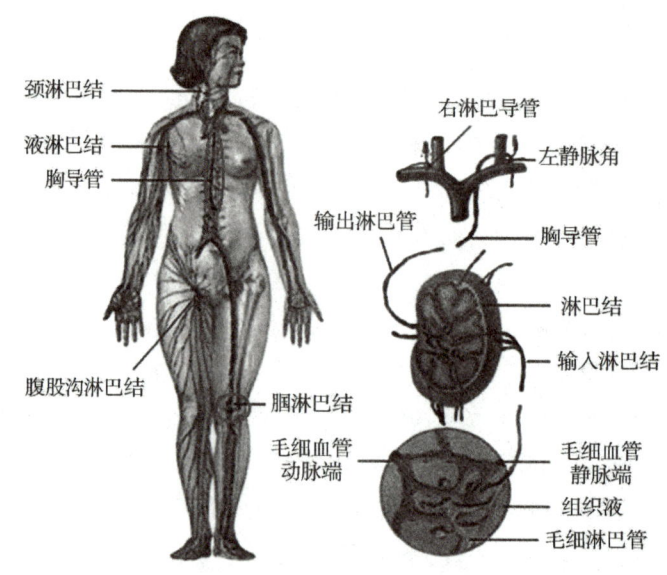

图 6-37　淋巴系统模式图

淋巴管道内流动着的液体称为淋巴。当血液经动脉运行到毛细血管时，其中一部分液体经毛细血管壁滤出，进入组织间隙形成组织液。组织液与细胞进行物质交换后，大部分在毛细血管静脉端被吸收入静脉，小部分（主要是水和大分子物质，如蛋白质）进入毛细淋巴管成为淋巴。淋巴是一种无色的液体，沿各级淋巴管向心流动，最后汇入静脉（图6-38）。故淋巴管是协助体液回流的径路，可视为静脉系统的辅助部分。淋巴管在行程中，与结节状膨大的淋巴结通连。淋巴结有过滤淋巴的功能，而且它与其他淋巴器官（如脾、胸腺等）还可繁殖、增生淋巴细胞和产生抗体，参与免疫应答，是身体重要的防御装置。

二、淋巴管道

淋巴管道包括毛细淋巴管、淋巴管、淋巴干和淋巴导管。

（一）毛细淋巴管

毛细淋巴管是淋巴管道的起始部分，是最细小的淋巴管。它以膨大的盲端起始于组织间隙，彼此吻合成网。毛细淋巴管分布很广泛，除脑、脊髓、上皮、角膜、晶状体、牙釉质和软骨等外，遍布于全身各处。毛细淋巴管与毛细血管彼此紧邻，但不相通；形态相似，又有不同。其主要的特点是管径粗细不等，一般比毛细血管略粗，管壁很薄，仅由一层内皮细胞构

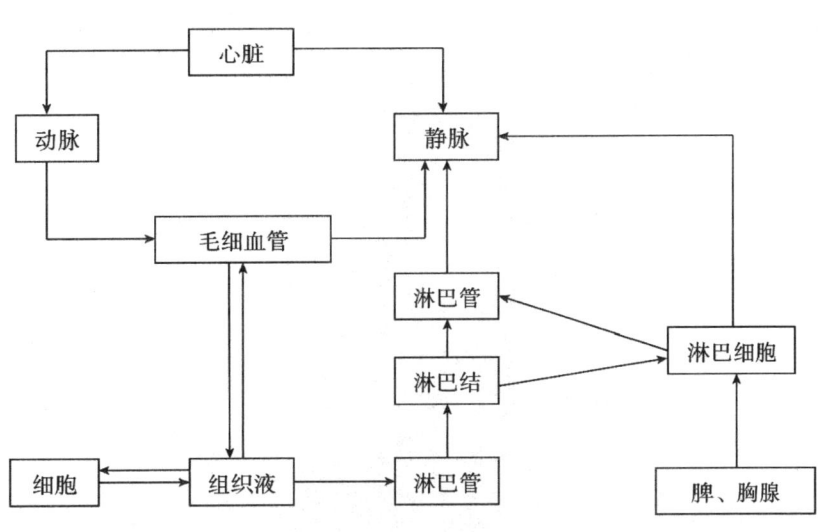

图 6-38　淋巴生成及回流示意图

成，基膜很薄或不存在；内皮细胞的间隙较宽，有些可达 0.5mm 以上。因此，毛细淋巴管具有比毛细血管更大的通透性，一些不易透过毛细血管壁的大分子物质如蛋白质、细菌、癌细胞等，较易进入毛细淋巴管。

（二）淋巴管

淋巴管由毛细淋巴管汇合而成，形态结构与小静脉相似，但其管径较细，管壁较薄，数量较多，彼此间的吻合更广泛。淋巴管有丰富的瓣膜，与静脉瓣的结构相似，可防止淋巴逆流。由于瓣膜附近管腔略扩张呈窦状，使充盈的淋巴管外观呈串珠状。淋巴管在向心行程中，通常有一个或多个淋巴结与之通连。根据淋巴管的分布位置，可分浅淋巴管和深淋巴管两种。浅淋巴管位于皮下组织中，多与浅静脉伴行，收纳皮肤与皮下组织的淋巴。深淋巴管与深部血管伴行，收纳深筋膜深面结构的淋巴。浅淋巴管、深淋巴管间具有广泛的交通。

（三）淋巴干

全身各部的浅淋巴管、深淋巴管经过一系列的淋巴结群后，其最后一群淋巴结的输出管汇合成较大的淋巴管，称为淋巴干。全身共 9 条淋巴干：头颈部的淋巴管汇合成左、右颈干；上肢及部分胸、腹壁的淋巴管汇合成左、右锁骨下干；胸腔脏器及部分胸、腹壁的淋巴管汇合成左、右支气管纵隔干；腹腔不成对器官（消化器官和脾）的淋巴管合成一条肠干；下肢、盆部、腹腔成对器官（如肾、肾上腺）、腹壁下部的淋巴管汇合成左、右腰干。

（四）淋巴导管

全身 9 条淋巴干分别汇成两条大的淋巴导管，即胸导管和右淋巴导管，分别注入左、右静脉角。

1. 胸导管

是全身最大的淋巴导管，又称左淋巴导管。胸导管长 30～40cm，管径 2～5mm，内有瓣膜，由左、右腰干和肠干在第 1 腰椎前面汇合而成，其起始处膨大称乳糜池。胸导管自乳糜池向上，经膈的主动脉裂孔上行进入胸腔，在食管的后方，沿脊柱右前方上行，至第 4、5 胸椎高度转向左侧，再沿脊柱左前方上行，出胸廓上口至颈根部，弓形弯曲向外注入左静脉角。在注入左静脉角之前，胸导管还接纳左颈干、左锁骨下干和左支气管纵隔干回流的淋巴。胸导管通过上述 6 条淋巴干收集两下肢、盆部、腹部、胸部左半、左上肢和头颈左半部的淋巴，所收集的淋巴约占全身的 3/4（图 6-39）。

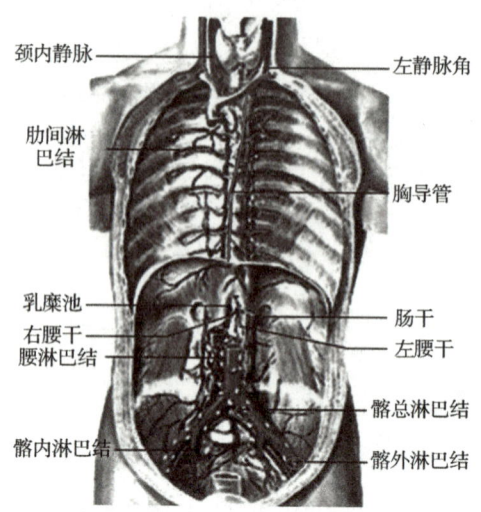

图 6-39　胸导管及腹、盆部淋巴结

2. 右淋巴导管

为一短干，长 1~1.5cm，管径约 2mm，由右颈干、右锁骨下干和右支气管纵隔干汇合而成，注入右静脉角。右淋巴导管主要收纳头颈右半、右上肢和胸部右半的淋巴，即约占全身 1/4 部位的淋巴。

三、淋巴器官

淋巴器官是由以淋巴组织为主构成的器官，包括淋巴结、脾、胸腺及扁桃体（见消化系统）等。依据结构和功能的不同，淋巴器官分为中枢淋巴器官和周围淋巴器官。中枢淋巴器官包括胸腺和骨髓，分别是产生 T 淋巴细胞和 B 淋巴细胞的场所，不直接参与机体的免疫应答。周围淋巴器官包括淋巴结、脾和扁桃体等，是 T 淋巴细胞、B 淋巴细胞的定居部位和发生免疫应答的主要场所。

（一）胸腺

1. 胸腺的位置和形态

胸腺位于胸骨柄后方，上纵隔前部，心包前上方，有时可向上突入到颈根部。一般分为不对称的左、右两叶，质柔软，呈长扁条状，两叶间借结缔组织相连（图 6-40）。胸腺有明显的年龄变化，胚胎晚期开始发育，出生时重 10~15g，至青春期达 25~40g，是一生中重量相对最大的时期，青春期后逐渐萎缩退化，到成人时期常被结缔组织所取代。

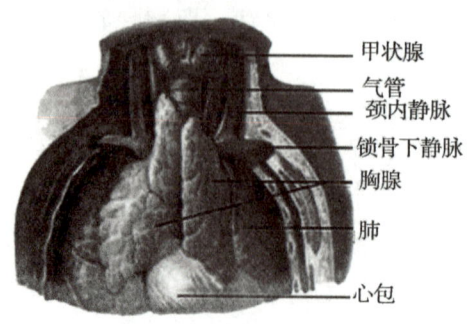

图 6-40　胸腺的位置和形态

2. 胸腺的组织结构

胸腺表面有结缔组织形成的被膜,被膜的结缔组织伸入胸腺内形成小叶间隔,将胸腺实质分隔成许多不完整的胸腺小叶。每个小叶又分为周边的皮质和中央的髓质,均由上皮性网状细胞和淋巴细胞构成,皮质内淋巴细胞密集,髓质内淋巴细胞分布稀疏(图6-41)。胸腺内的淋巴细胞绝大多数为T淋巴细胞的前体,尚无免疫应答的能力。髓质内常见体积大小不等呈球形的胸腺小体,由上皮性网状细胞呈同心圆排列构成,HE染色呈红色。胸腺小体的功能尚不清楚。

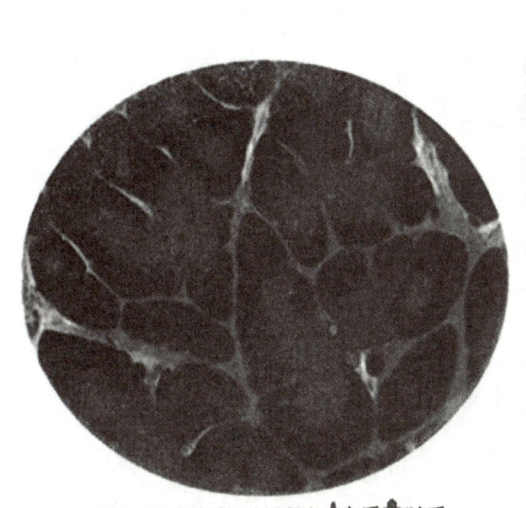
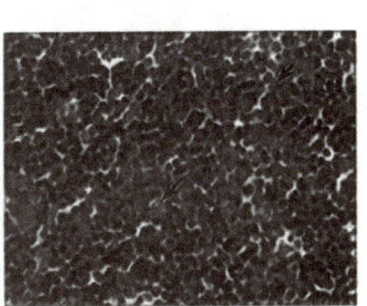
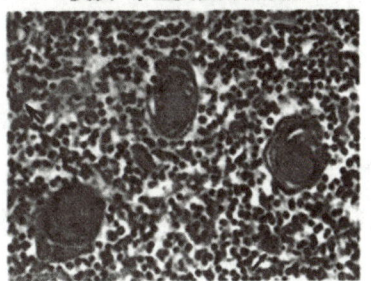

胸腺的组织结构(低倍)▲皮质✿髓质

皮质 ▲上皮性网状细胞

髓质 ▲巨噬细胞▲胸腺小体

图 6-41 胸腺的微细结构

3. 胸腺的功能

胸腺的功能主要是分泌胸腺激素和产生T淋巴细胞。皮质内的上皮性网状细胞分泌的胸腺激素主要有胸腺素和胸腺生成素,能促进淋巴干细胞增殖、分化为T淋巴细胞。T淋巴细胞在胸腺内产生后,再随血液循环迁移到其他淋巴组织或淋巴器官的胸腺依赖区。

(二)淋巴结

1. 淋巴结的形态

淋巴结为大小不等的圆形或椭圆形小体,质地软,色灰红。一般一侧凸隆,一侧凹陷,凸侧连有数条输入淋巴管,凹侧中部为淋巴结门,有1~2条输出淋巴管及血管、神经出入,一个淋巴结的输出淋巴管,可同时是另一个淋巴结的输入淋巴管。

2. 淋巴结的组织结构

淋巴结表面有结缔组织形成的被膜,构成被膜的部分结缔组织伸入淋巴结的内部形成淋巴小梁。小梁在淋巴结内部分支连接成网,构成淋巴结的支架。淋巴结的实质分为浅层的皮质和深层的髓质(图6-42)。

(1)皮质。由淋巴小结、副皮质区和皮质淋巴窦组成。

1)淋巴小结:位于被膜深面,是由B淋巴细胞聚集而成的球状结构,在细菌、病毒等抗原物质的刺激下,其中央多见细胞分裂像,染色较浅,称生发中心,可产生新的淋巴细胞。

133

2）副皮质区：位于淋巴小结深面，淋巴组织分布弥散，主要由 T 淋巴细胞构成，T 淋巴细胞来源于胸腺，故又称胸腺依赖区。

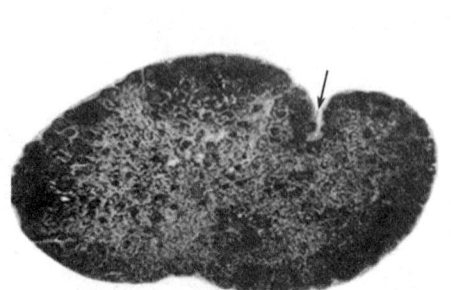
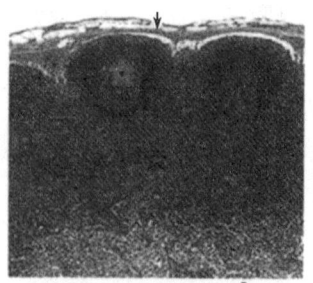

淋巴结皮质（↓ 被膜 ★淋巴小结 ★副皮质区）

淋巴结髓质（▲ 淋巴索 ★淋巴窦）

淋巴结组织结构（低倍）↓淋巴结门

图 6-42　淋巴结的微细结构

3）皮质淋巴窦：位于被膜、小梁与淋巴小结之间，分别称被膜下窦与小梁周窦。被膜下窦与输入淋巴管相通，小梁周窦通向髓质淋巴窦。淋巴窦内皮表面附有许多巨噬细胞，其内淋巴流动缓慢，有利于异物的清除。

（2）髓质。位于淋巴结深层，由髓索和髓质淋巴窦组成。髓索是由 B 淋巴细胞、浆细胞和巨噬细胞构成的条索状结构，相互连接成网。髓质淋巴窦位于髓索之间，结构与皮质淋巴窦相似，但其内含有较多巨噬细胞，滤过作用较强。

3. 淋巴结的功能

（1）滤过淋巴。细菌、病毒等抗原物质侵入机体，易通过毛细淋巴管壁进入淋巴循环。当淋巴流经淋巴结内的淋巴窦时，窦内的巨噬细胞可吞噬清除其内的异物，起到滤过淋巴的作用。

（2）产生淋巴细胞。在抗原的刺激下，淋巴结内的淋巴细胞可分裂增殖，产生新的淋巴细胞。

（3）参与免疫应答。淋巴结是重要的免疫器官。其内的 T 淋巴细胞、B 淋巴细胞在受到抗原刺激时，将行使细胞免疫与体液免疫功能。

（三）脾

1. 脾的位置和形态

脾是人体最大的淋巴器官，位于左季肋区，与第 9～11 肋相对，长轴与第 10 肋一致。正常时，左肋弓下缘不能触及脾。脾呈暗红色，质软而脆，若左季肋区受到暴力打击，容易导致脾破裂。脾呈扁椭圆形，可分为内、外侧两面，前、后两端和上、下两缘。脾的外侧面凸隆，与膈相对，又称膈面；内侧面凹陷，与胃底、胰尾、左肾及左肾上腺等相邻，又称脏面，其近中央处称脾门，是血管、神经出入脾的部位。脾的前、后端圆钝。脾的下缘钝厚；上缘较薄，有 2～3 个凹陷，称脾切迹，是临床上脾肿大时触诊脾的标志（图 6-43）。

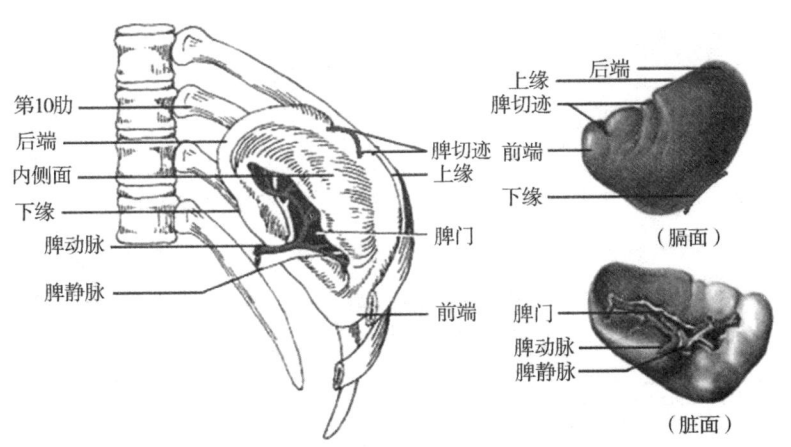

图 6-43　脾的位置与形态

2. 脾的组织结构

脾的表面有致密结缔组织构成的被膜，内含弹性纤维和少量平滑肌纤维。构成被膜的组织伸入脾的内部，形成脾小梁，小梁分支相互连接成网，构成脾的支架。脾的实质主要分为白髓和红髓（图 6-44）。

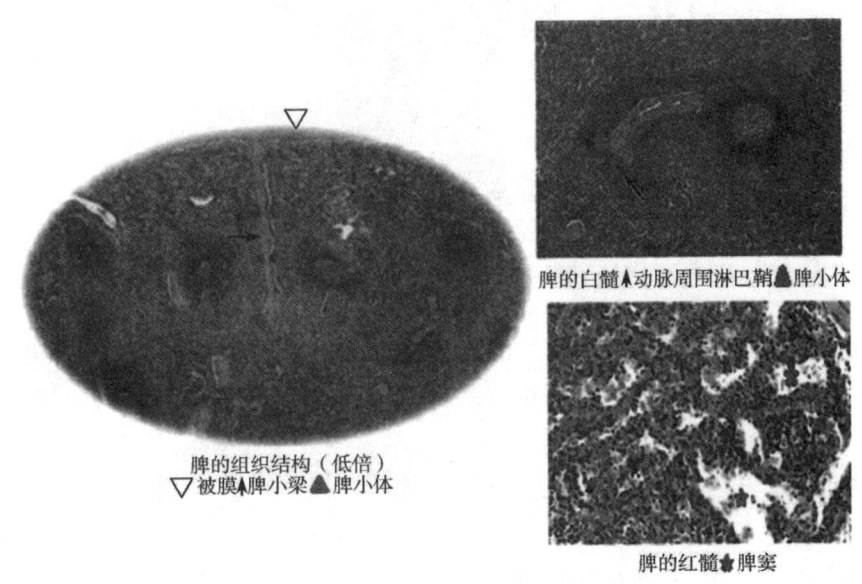

图 6-44　脾的微细结构

（1）白髓。散在分布于红髓内，新鲜时呈大小不等的灰白色点状。由动脉周围淋巴鞘和淋巴小结构成。动脉周围淋巴鞘是位于中央动脉周围的淋巴组织，主要为 T 淋巴细胞组成；淋巴小结位于动脉周围淋巴鞘的一侧，呈球形，主要由密集的 B 淋巴细胞组成。

（2）红髓。占实质的大部分，新鲜时呈红色。由脾索和脾窦构成。脾索呈条索状，由 B 淋巴细胞、巨噬细胞、网状细胞及红细胞等构成，相互连接成网。脾窦位于脾索之间，是外形不规则的血窦，通透性大，窦壁附近有许多巨噬细胞。

3. 脾的功能

脾具有造血、储血、滤血和免疫等功能。胚胎时脾具有造血功能。出生后脾能产生淋巴细胞，其内储存有约 40mL 血液。脾内的巨噬细胞，能吞噬清除侵入血液的细菌、异物及衰老的红细胞和血小板等，对血液起过滤的作用。其内的 T 淋巴细胞、B 淋巴细胞可参与机体的免疫反应。

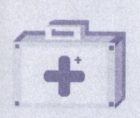

四、人体各部的淋巴结

人体各部淋巴结常聚集成群，与淋巴管一样，也有浅深之分，多沿血管周围分布，位于人体安全、隐蔽且活动较大的部位。人体局部或器官的淋巴引流一般都遵循就近原则，局部区域最先注入的淋巴结群，称局部淋巴结或哨位淋巴结。当某器官或某部位发生病变时，细菌、病毒或癌细胞可沿淋巴管到达相应的局部淋巴结，引起该淋巴结肿大。如果该淋巴结群不能阻截或消灭这些细菌、病毒时，则病变可沿淋巴管的流向进一步扩散和转移。所以了解淋巴结群的位置、收集范围及其引流去向具有重要临床意义。

（一）头颈部的淋巴结

1. 头部的淋巴结

多位于头颈交界处，从后向前依次有以下几种（图6-45）。

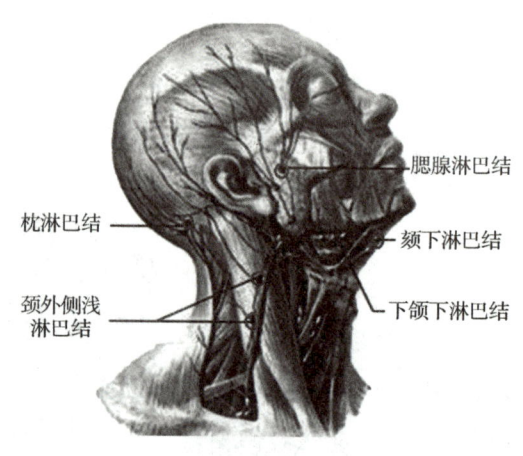

图 6-45　头颈部浅层的淋巴管和淋巴结

（1）枕淋巴结。位于枕部皮下，斜方肌起点的表面，收纳枕部和项部的淋巴。

（2）耳后淋巴结。位于胸锁乳突肌止点表面，又称乳突淋巴结，收纳颅顶、颞区和耳郭后面的淋巴。

（3）腮腺淋巴结。位于腮腺表面及实质内，分浅、深两组，收纳额、颞区、耳郭和外耳道及腮腺等处的淋巴。

（4）下颌下淋巴结。位于下颌下腺附近，收纳面部及口腔器官的淋巴。

（5）颏下淋巴结。位于颏下三角内，引流颏部、下唇中部及舌尖的淋巴。

以上各组淋巴结的输出管汇入颈外侧淋巴结。

2. 颈部的淋巴结

分为颈前和颈外侧淋巴结（图6-46）。

（1）颈前淋巴结。位于舌骨下方，喉、甲状腺及气管颈段的前方，收纳上述器官的淋巴，输出管注入颈外侧深淋巴结。

（2）颈外侧淋巴结。可分为浅、深两群。

1）颈外侧浅淋巴结：位于胸锁乳突肌表面，沿颈外静脉排列，收纳颈部浅层及头部淋巴结的输出管，其输出管注入颈外侧深淋巴结。

2）颈外侧深淋巴结：沿颈内静脉排列，其中位于锁骨上方部分的颈外侧深淋巴结称为锁骨上淋巴结。颈外侧深淋巴结直接或间接收纳头颈部各群淋巴结的输出管，其输出管汇成颈干。右侧颈干注入右淋巴导管，左侧颈干注入胸导管，在颈干注入胸导管处，常无瓣膜，故胃癌或食管癌患者，癌细胞可经胸导管转移到左锁骨上淋巴结，可在锁骨上方触及肿大的淋巴结。

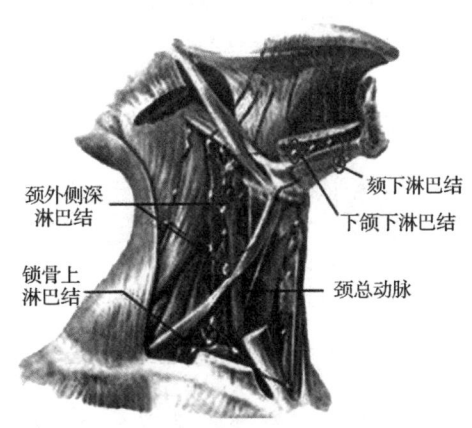

图 4-46 头颈部深层的淋巴管和淋巴结

（二）上肢的淋巴结

上肢的浅淋巴管伴浅静脉行于皮下组织中，深淋巴管与深血管伴行。浅、深淋巴管都直接或间接注入腋淋巴结（图 6-47）。腋淋巴结按位置分为外侧淋巴结、胸肌淋巴结、肩胛下淋巴结、中央淋巴结和尖淋巴结等 5 群，位于腋腔内，分布于腋血管及其分支的周围，收纳上肢、胸前外侧壁、乳房和肩部等处的淋巴，其输出管形成锁骨下干。左侧的锁骨下干注入胸导管；右侧的锁骨下干注入右淋巴导管。乳腺癌常转移到同侧腋淋巴结。

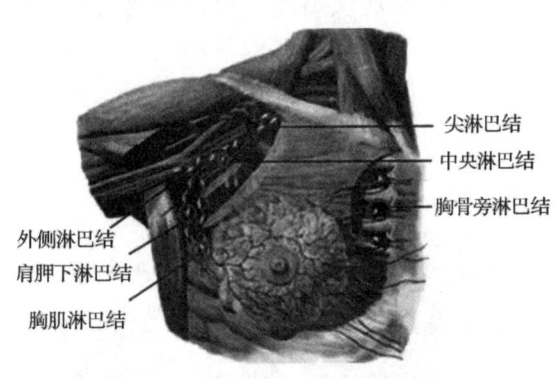

图 6-47 腋淋巴结和乳房的淋巴管

（三）胸部的淋巴结

胸部的淋巴结可分为胸壁和胸腔脏器的淋巴结。

1. 胸壁淋巴结

主要有胸骨旁淋巴结、膈上淋巴结及肋间淋巴结。胸骨旁淋巴结沿胸廓内动、静脉排列，收纳脐以上腹前壁、乳房内侧部、膈和肝上面的淋巴，输出管汇入支气管纵隔干或直接汇入胸导管。

2. 胸腔脏器淋巴结

包括纵隔前淋巴结、纵隔后淋巴结、支气管肺门淋巴结，后者位于肺门处，又称肺门淋巴结（图 6-48）。引流肺、支气管和胸膜脏层等淋巴，其输出管注入气管支气管淋巴结，气管支气管淋巴结位于支气管杈上、下方，其输出管注入气管旁淋巴结，后者的输出管汇合成支气管纵隔干。左、右支气管纵隔干分别注入胸导管和右淋巴导管。

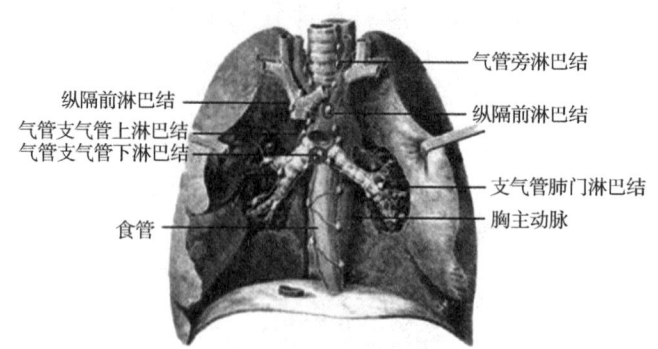

图 6-48　胸腔器官的淋巴结

(四）腹部的淋巴结

腹部的淋巴结包括腰淋巴结，腹腔淋巴结和肠系膜上、下淋巴结。

1. 腰淋巴结

位于下腔静脉和腹主动脉周围，有 30～50 个，除收纳腹后壁的淋巴管外，还收纳腹腔成对器官的淋巴管及髂总淋巴结的输出管。腰淋巴结的输出管汇成左、右腰干，参与合成乳糜池。

2. 腹腔淋巴结

位于腹腔干周围，收纳肝、胆囊、胰、脾、胃、十二指肠等器官的淋巴。沿腹腔干的分支排列的淋巴结有：胃左淋巴结位于胃左动脉周围；胃右淋巴结位于胃右动脉附近；脾门处有脾淋巴结；胃网膜左淋巴结位于胃网膜左动脉周围；胃网膜右淋巴结沿胃网膜右动脉排列，它们分别收集同名动脉分布区的淋巴。幽门下淋巴结位于幽门的下方，收纳幽门部、十二指上部和胰头的淋巴管，以及胃网膜右淋巴结的输出管；其输出管向上汇入位于幽门上方的幽门上淋巴结（图 6-49）。以上这些淋巴结的输出管最后都汇入腹腔淋巴结。

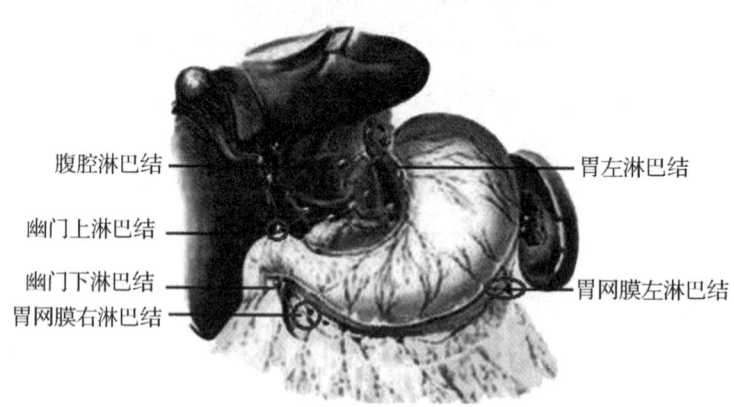

图 6-49　腹腔干及分支周围的淋巴结

3. 肠系膜上淋巴结

位于肠系膜上动脉根部周围，收集十二指肠下半部、空肠、回肠、阑尾和盲肠、升结肠、横结肠及胰头的淋巴，发出输出淋巴管组成肠干。

4. 肠系膜下淋巴结

位于肠系膜下动脉根部，收集自结肠左曲至直肠上部的淋巴管，其输出管与肠系膜上淋巴结及腹腔淋巴结的输出管共同组成肠干（图 6-50）。

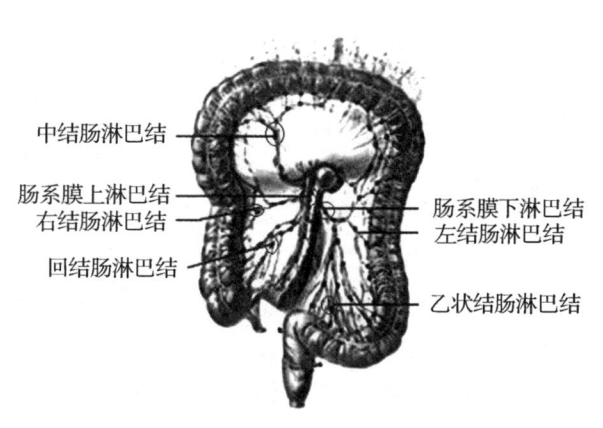

中结肠淋巴结

肠系膜上淋巴结　　　　　　　肠系膜下淋巴结
右结肠淋巴结　　　　　　　　　左结肠淋巴结

回结肠淋巴结　　　　　　　　　乙状结肠淋巴结

图 6-50　肠系膜上、下淋巴结

（五）盆部的淋巴结

盆部的淋巴结主要包括髂外淋巴结、髂内淋巴结、骶淋巴结和髂总淋巴结。

1. 髂外淋巴结

沿髂外动静脉排列，收纳腹股沟浅、深淋巴结的输出管及腹前壁下部深层、膀胱、前列腺或子宫、阴道上部的部分淋巴管。

2. 髂内淋巴结

沿髂内动脉及其分支排列，收纳大部分盆壁、盆腔脏器，会阴深部及臀部的深淋巴管，髂内、髂外淋巴结的输出管都注入髂总淋巴结。

3. 骶淋巴结

位于骶骨前面，收纳盆后壁、直肠、前列腺或子宫的淋巴管，其输出管也注入髂总淋巴结。

4. 髂总淋巴结

位于髂总动脉、静脉周围，通过上述 3 组淋巴结的输出管，收集下肢、盆部及腹壁下部的淋巴，其输出管注入腰淋巴结。

（六）下肢的淋巴管和淋巴结

下肢的淋巴管分为浅、深淋巴管，浅淋巴管伴浅静脉行于皮下组织中，深淋巴管与深部血管束伴行，浅、深淋巴管都直接或间接地注入腹股沟淋巴结。下肢淋巴结主要有腹股沟淋巴结、腘窝淋巴结。

1. 腹股沟淋巴结

位于腹股沟韧带下方、股前面上部，以阔筋膜为界可分为腹股沟浅淋巴结和腹股沟深淋巴结。

（1）腹股沟浅淋巴结。分上、下两组，上组位于腹股沟韧带下方，与其平行排列，收集腹前壁下部、臀部、会阴与外生殖器浅层的淋巴。下组位于大隐静脉根部周围，收集足内侧、小腿前内侧及大腿浅层的淋巴。其输出淋巴管注入腹股沟深淋巴结。

（2）腹股沟深淋巴结。位于股静脉根部的周围，收集下肢深部和腹股沟浅淋巴结输出的淋巴，其输出淋巴管注入髂外淋巴结。

2. 腘窝淋巴结

位于腘窝内，收纳小腿后外侧部的浅淋巴管和足、小腿的深淋巴管。

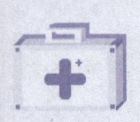

思 考 题

1. 试述体循环、肺循环的具体途径及功能。

2. 直接分布于胃的动脉有哪些，分别发自什么动脉？

3. 有一阑尾炎患者，经手背静脉网的桡侧端滴注抗生素，请问抗生素经过哪些途径才能到达阑尾起消炎作用（可用"→"表示）？

4. 有一肝硬化患者，晚期出现腹壁浅静脉曲张、呕血及便血等肝门静脉高压症状，试用解剖学知识对上述现象加以解释。

5. 常用于静脉穿刺的浅静脉有哪些？它们分别注入何处？

6. 试述中动脉管壁的组织结构。

7. 全身有哪些淋巴干？各自的收纳范围有哪些？

8. 试述胸导管和右淋巴导管的组成、行程、注入部位和收纳范围。

9. 简述脾的位置及形态特点。

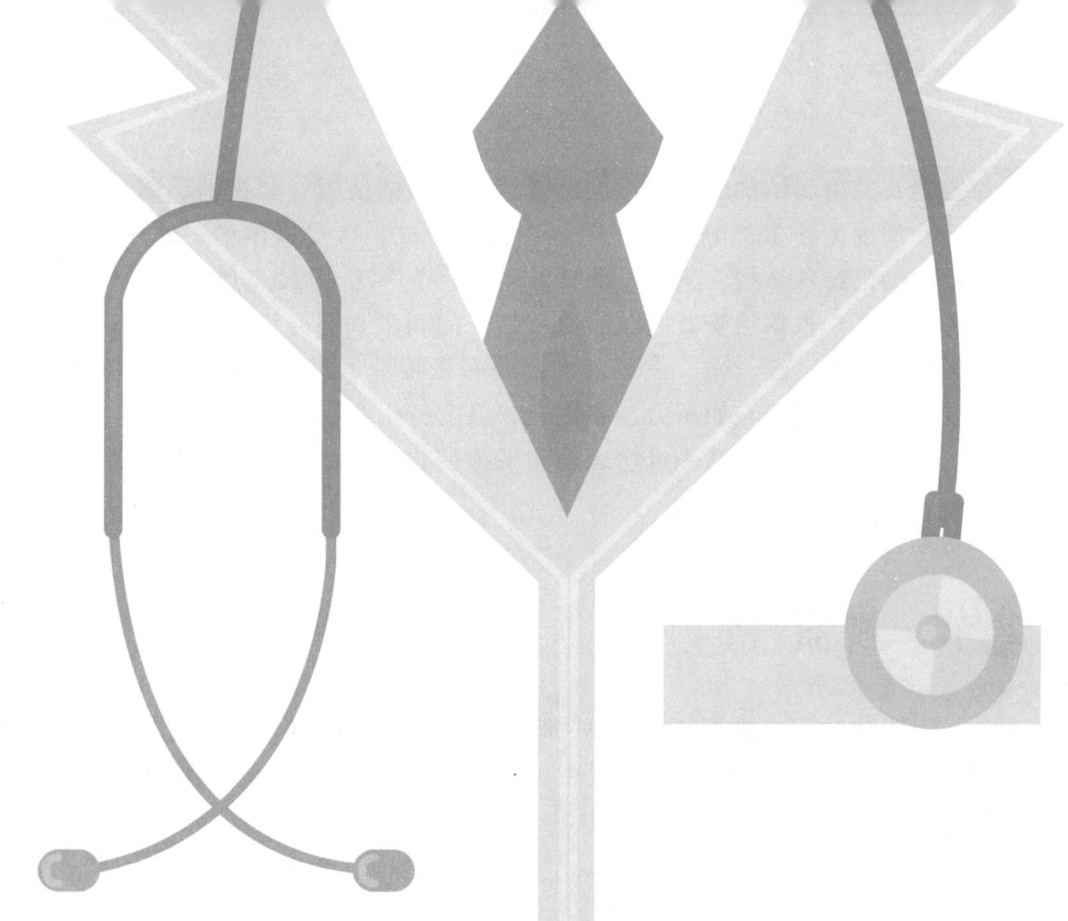

第七章
感 觉 器

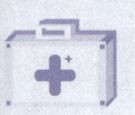
感觉器是感受器及其附属结构的总称，是机体感受刺激的装置，如视器、前庭蜗器等。感受器是由感觉神经元周围突终末部分及其周围组织共同形成，接受机体内、外环境各种刺激，并将其转化为神经冲动的特殊结构。感受器种类繁多，分布广泛，形态功能各异。

感受器分类方法很多，根据感受器所在部位及接受的刺激来源分为三类：①外感受器：感受外界刺激，如触、压、痛、温、光、声等，主要分布于皮肤、黏膜、视器、前庭蜗器等处。②内感受器：感受内环境的刺激，如压力、渗透压、温度、化合物及离子浓度等，主要分布于内脏和血管等处。③本体感受器：感受机体运动和平衡变化的刺激，主要分布于肌、肌腱、关节、内耳等处。

第一节 视器

视器也称眼，由眼球和眼副器两部分组成。眼球能感受光的刺激，将感受的光波刺激转变为神经冲动，并经视觉传导通路传至大脑视觉中枢产生视觉。眼副器位于眼的周围，对眼球起支持、保护、运动等作用。

一、眼球

眼球（图 7-1）近似球形，位于眶内前部，后部借视神经连于间脑，是视器的主要结构。当平视前方时，眼球前、后的中心点分别称前极和后极。通常把通过眼前、后极的直线称眼轴；光线通过瞳孔到视网膜中央凹的直线称视轴。

眼球由眼球壁与眼球内容物构成。

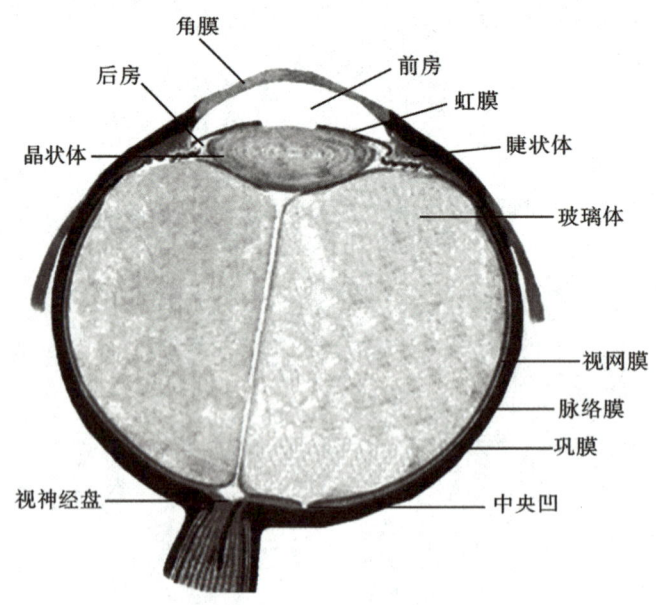

图 7-1 眼球水平切面

（一）眼球壁

眼球壁由外向内依次分为眼球纤维膜、眼球血管膜、视网膜 3 层。

1. 眼球纤维膜

也称眼球外膜，厚而坚韧，由致密结缔组织构成，具有保护眼球内容物和维持眼球形态的作用。分为角膜和巩膜两部分。

（1）角膜。占眼球纤维膜的前1/6，无色透明，前凸后凹，有屈光作用。无血管，游离神经末梢丰富，感觉敏锐。角膜组织结构从前至后分为角膜上皮、前界层、角膜基质、后界层和角膜内皮五层（图7-2）。

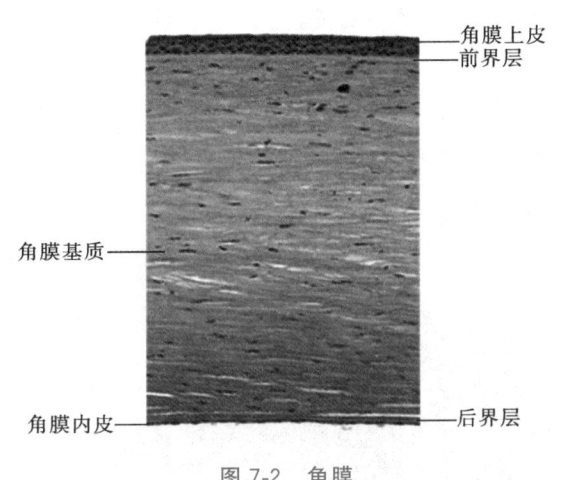

图7-2 角膜

（2）巩膜。占眼球纤维膜的后5/6，乳白色，不透明。前接角膜，后续视神经的硬膜鞘。在巩膜与角膜交界处，巩膜实质内有环形血管，称巩膜静脉窦，是房水回流静脉的通道。

2. 眼球血管膜

也称眼球中膜，位于眼球纤维膜内面，富含血管、神经和色素细胞，呈棕黑色，有营养眼球内组织和遮光作用。由前向后分为虹膜、睫状体和脉络膜3部分。

（1）虹膜。位于角膜后方，呈冠状位的圆盘状薄膜，其颜色与色素的多少相关，有种族和个体差异。中央有一圆孔，称瞳孔，光线穿角膜后，经此孔进入眼球，正常成人瞳孔的直径为2.5~5.0mm。虹膜有两种排列方向不同的平滑肌：①瞳孔括约肌，在瞳孔周围呈环行排列，由副交感神经支配，收缩时可缩小瞳孔；②瞳孔开大肌，在瞳孔周围呈放射状排列，由交感神经支配，收缩时可开大瞳孔。瞳孔的开大或缩小可以调节进入眼球的光线量。

（2）睫状体。位于角膜和巩膜移行处内面，是眼球血管膜最厚部分，借睫状小带连于晶状体。睫状体内的平滑肌，称睫状肌，由副交感神经支配。睫状体可产生房水，收缩时牵动睫状小带调解晶状体的曲度（图7-3，图7-4）。

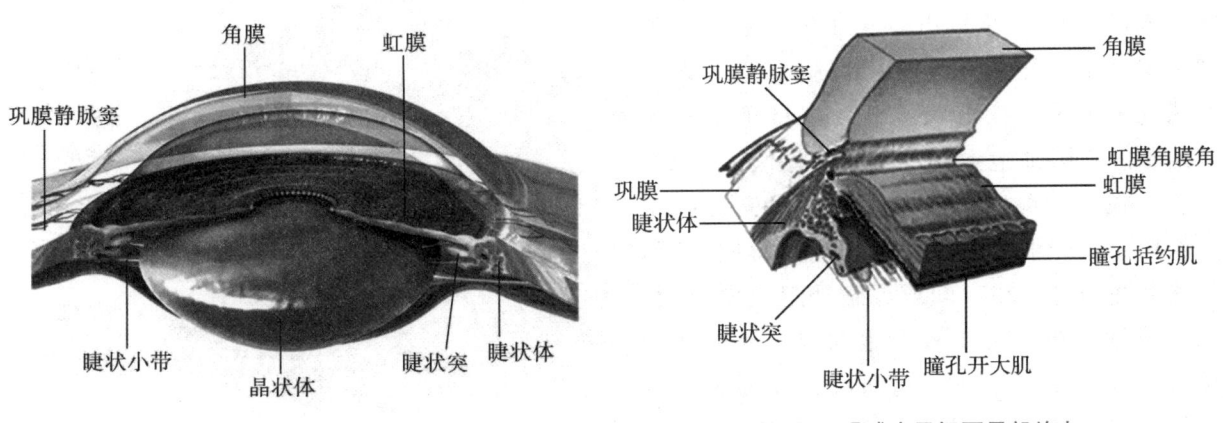

图7-3 睫状体和晶状体　　　　图7-4 眼球水平切面局部放大

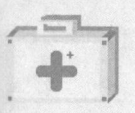
（3）脉络膜。位于眼球血管膜的后 2/3，富含血管，外面与巩膜疏松相连，内面紧贴视网膜色素上皮层，后方有视神经穿过。

3. 视网膜

也称眼球内膜，位于眼球血管膜内面。分为盲部和视部，前者贴于虹膜和睫状体内面，无感光功能；后者贴于脉络膜内面，有感光功能。

在视网膜视部，于视神经起始处，有一白色圆盘形隆起，称视神经乳头或神经盘。视神经盘中央有视神经和视网膜中央动、静脉穿过，无感光细胞，称生理性盲点。在视神经盘颞侧偏下方约 3.5mm 处，有一由密集的视锥细胞形成的黄色小区，称黄斑；黄斑中央凹陷，称中央凹，是视力最敏锐处（图 7-5）。

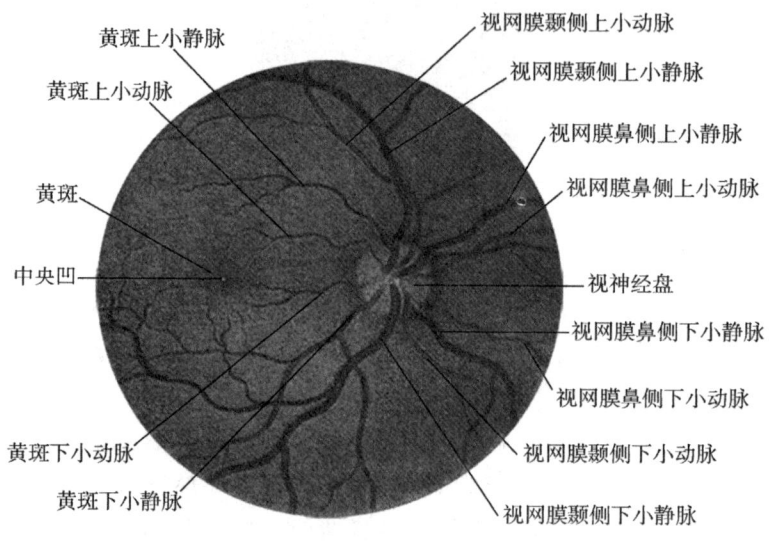

图 7-5　右侧眼底

视网膜组织结构分内、外两层，外层为色素上皮层，内层为神经层。两层间连结疏松，视网膜脱离即发生于此。

（1）色素上皮层。为单层立方上皮，细胞顶部有大量突起伸入视细胞，但不与视细胞发生结构上的连结。细胞内有大量黑素颗粒，可防止强光对视细胞的损害。色素上皮细胞还能贮存维生素 A。

（2）神经层。紧贴于色素上皮内面，由外向内依次可分为以下几部分（图 7-6）。①视细胞层，由视细胞构成。视细胞是感受光线的感觉神经元，依形状可分为视锥细胞和视杆细胞。视锥细胞主要分布于视网膜中央部，能感受强光和颜色，在白天或者明亮处起主要作用。视杆细胞主要分布于视网膜周边部，只能感受弱光，在夜间或者暗处起主要作用。②双极细胞层，由双极细胞构成。双极细胞属双极神经元，分别与视细胞和节细胞形成突触，起联络神经元作用。③节细胞层，由节细胞构成。节细胞为多极神经元，树突与双

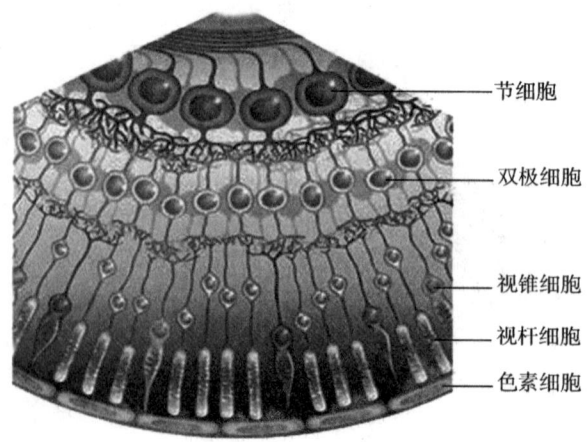

图 7-6　视网膜

极细胞形成突触，轴突较长，向视神经盘处集中，并形成视神经穿出眼球。

（二）眼球内容物

眼球内容物包括房水、晶状体和玻璃体。这些结构均无血管，无色透明，具有屈光作用。

1. 眼房与房水

角膜与晶状体之间的腔隙，称眼房，借虹膜将其分为眼球前房和眼球后房，二者借瞳孔相通。在眼球前房的周边部，虹膜与角膜交界处构成夹角（前房角），房水经此回流入巩膜静脉窦。

房水是充满眼房内的无色透明液体。由睫状体产生，从眼球后房经瞳孔到眼球前房，最后通过前房角入巩膜静脉窦。房水有营养角膜和晶状体及维持眼内压的作用。若房水回流受阻，可引起眼内压增高，导致视网膜受压而出现视力减退甚至失明，临床上称继发性青光眼。

2. 晶状体

位于虹膜与玻璃体之间，呈双凸透镜状，无色透明，富有弹性，无血管和神经分布。晶状体若因病变或创伤而变浑浊，称白内障。晶状体借睫状小带与睫状体相连。

晶状体的曲度可随睫状肌舒缩而变化。当视近物时，视网膜上形成的物象模糊，此信息传至皮质视区，反射性地引起动眼神经（副交感神经部分）兴奋，使睫状肌收缩，睫状体向前向内移动，使睫状小带松弛，晶状体因自身的弹性而变凸，折光能力加大，物象前移于视网膜上，产生清晰的视觉；反之亦然。此即晶状体调节。

3. 玻璃体

位于晶状体与视网膜之间，是无色透明的胶状物，约占眼球内腔的 4/5，对视网膜有支撑作用。

眼球的角膜、房水、晶状体和玻璃体都具有屈光作用，共同构成眼的屈光系统。光线经过该系统多次折射后才可以达到视网膜。

二、眼副器

眼副器包括眼睑、结膜、泪器、眼球外肌、眶脂体和眶筋膜等，有保护、支持和运动眼球的作用（图 7-7）。

（一）眼睑

眼睑位于眼球前方（图 7-7），分为上睑和下睑，二者间的裂隙，称睑裂，其内、外侧角分别称内眦和外眦。眼睑的游离缘，称睑缘，生有睫毛。睫毛根部有皮脂腺，称睫毛腺（又称 Zeis 腺）。若腺导管阻塞，发炎肿胀，称睑腺炎（又称麦粒肿）。

眼睑组织结构由外向内分为皮肤、皮下组织、肌层、睑板和睑结膜 5 层。眼睑皮肤较薄，皮下组织疏松，缺乏脂肪组织，可因积水或出血发生肿胀。肌层有眼轮匝肌和上睑提肌，前者收缩可闭合睑裂，后者收缩可提上睑。睑板呈半月形，由致密结缔组织构成，是眼睑的支架。睑结膜紧贴于睑板内面。

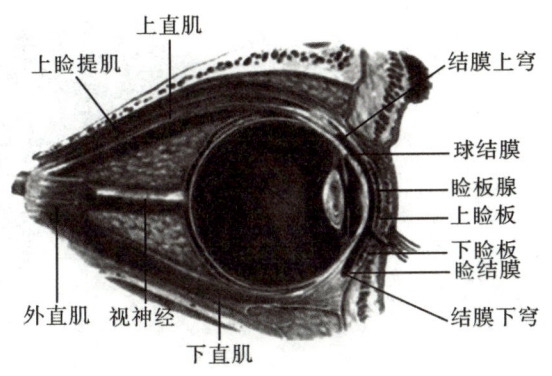

图 7-7　眼眶矢状断面

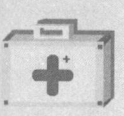

（二）结膜

结膜是一层富含血管和神经末梢的透明薄膜，覆盖于眼睑内表面和巩膜的表面。根据其部位可分为睑结膜、球结膜和结膜穹，睑结膜和球结膜相互移行，返折处分别称为结膜上穹、下穹。当睑裂闭合时，结膜即围成一腔隙，称结膜囊。结膜炎和沙眼是结膜常见疾病。

（三）泪器

泪器由泪腺和泪道构成（图 7-8）。

1. 泪腺

位于眶上壁前外侧的泪腺窝内，有 10～20 条排泄小管开口于结膜上穹外侧部。泪腺不断分泌泪液，借眨眼活动涂布于眼球表面，具有润滑和清洁角膜、冲洗结膜囊的作用，此外因含溶菌酶，还有杀菌作用。多余的泪液经泪点流入泪小管。

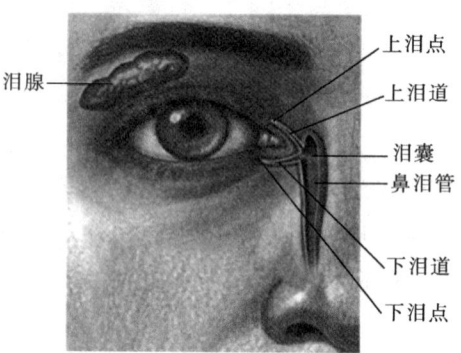

图 7-8 泪器

2. 泪道

泪道包括泪点、泪小管、泪囊和鼻泪管。

（1）泪点。上睑缘、下睑缘的内侧端各有一小突起，其顶部的小孔即泪点，是泪小管的入口。

（2）泪小管。为连接泪点与泪囊的小管，分别形成上泪小管和下泪小管。起于上、下泪点，最初垂直于睑缘向上、下行走，然后水平向内侧汇聚后开口于泪囊。

（3）泪囊。位于眼眶内侧壁的泪囊窝内，上端为盲端，高于内眦；下端移行为鼻泪管。

（4）鼻泪管。为膜性管道，上部包埋在骨性鼻泪管中，与骨膜紧密相结合；下部位于鼻腔外侧壁鼻黏膜深面，末端开口于下鼻道外侧壁前部。

（三）眼球外肌

眼球外肌为运动眼球和运动睑板的肌，都是骨骼肌（图 7-9）。

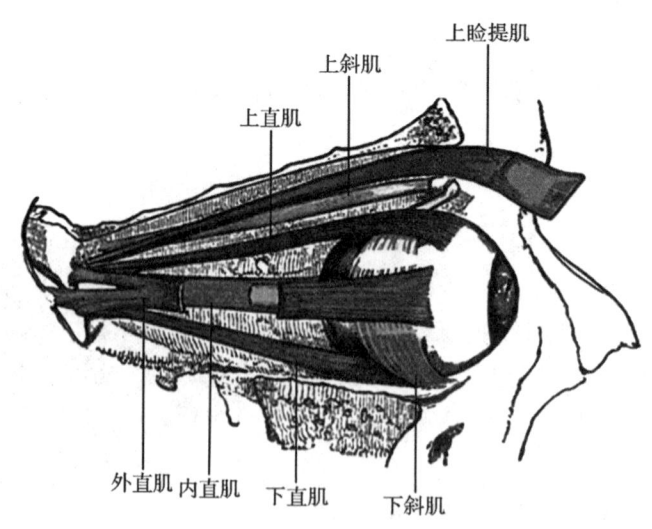

图 7-9 眼球外肌

运动眼球的肌包括 4 条直肌和 2 条斜肌，即上直肌、下直肌、内直肌、外直肌、上斜肌和下斜肌。4 条直肌均起于神经管内的总腱环，分别止于眼球前部巩膜的上、下、内侧和外侧面。上斜肌也起于总腱环，以细腱穿绕眶内侧壁前上方的滑车，然后转向后外，在上直肌和下直肌之间止于眼球后部后外侧面。下斜肌起于眶下壁前内侧，斜向后外，经眼球下方止于眼球后外侧面，上述 6 条肌相互协调完成眼球的正常运动。运动睑板的肌为上提睑肌。

三、眼的血管和神经

（一）动脉

眼球和眶内结构血液供应主要来自眼动脉。眼动脉在颅腔内发自颈内动脉，伴视神经穿视神经管入眶，分支供应眼球、眼球外肌、泪腺和眼睑等（图 7-10）。其最重要的分支为视网膜中央动脉。该动脉在视神经盘处穿入视神经内，分布至视网膜各部，营养视网膜内层。临床用检眼镜可直接观察此动脉，以帮助诊断某些疾病。

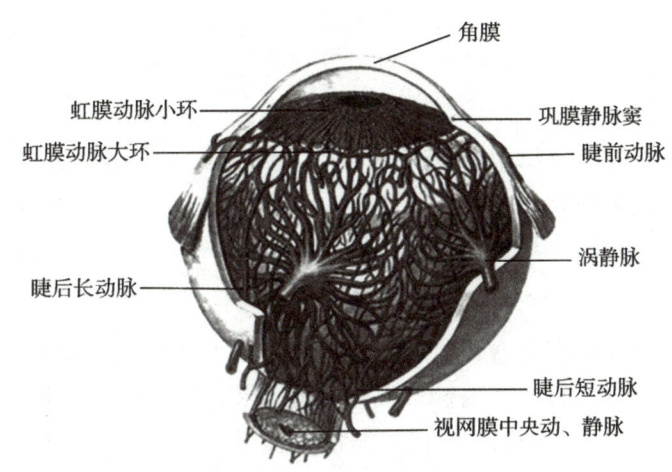

图 7-10　眼的动脉和静脉

（二）静脉

眼球的静脉主要为视网膜中央静脉和涡静脉，前者注入眼上静脉，后者注入眼上、下静脉。眼上、下静脉向后注入脑绵窦，向前与内眦静脉吻合，无静脉瓣，故面部感染可经此侵入颅内。

（三）神经

眼的神经包括：传导视觉的视神经；管理眶内全部组织一般感觉的眼神经；支配睫状肌和瞳孔括约肌的动眼神经副交感神经纤维；支配瞳孔开大肌的交感神经；支配眼球外肌的动眼神经、滑车神经和展神经等。

第二节　前庭蜗器

前庭蜗器称位听器或耳，包括感受头部位置变化的前庭器和感受声波刺激的蜗器两部分。两者虽功能不同，但结构上关系密切。前庭蜗器包括外耳、中耳和内耳（图 7-11）。其中外耳、中耳是收集、传导声波的装置；内耳是位觉、听觉感受器所在部。

一、外耳

外耳包括耳郭、外耳道和鼓膜三部分。

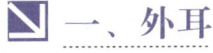

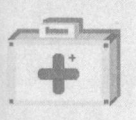

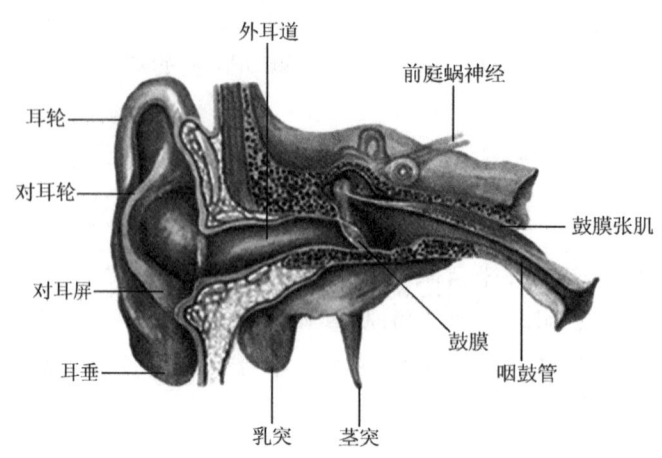

图 7-11　前庭蜗器全貌示意图

（一）耳郭

耳郭位于头部两侧，大部分以弹性软骨为支架，外覆皮肤和薄层皮下组织。耳郭下部为耳垂，无软骨，仅含结缔组织和脂肪，有丰富的神经和血管，是临床常用采血的部位。耳郭有收集声波和判断声波来源方向的作用。

（二）外耳道

外耳道是从外耳门至鼓膜间的弯曲管道，成人长 2.0～2.5cm。分为外侧 1/3 的软骨部和内侧 2/3 的骨部。外侧 1/3 向内后上、内侧 2/3 向内前下呈弯曲走行。检查鼓膜时，须将耳郭拉向后上方（儿童为后下方），使外耳道变直，方能观察到鼓膜。外耳道皮下组织少，皮肤与软骨膜或骨膜紧贴，故外耳道发生疖肿时疼痛剧烈。外耳道软骨部皮肤内有耵聍腺，分泌耵聍。

（三）鼓膜

鼓膜为分隔外耳道与中耳鼓室的椭圆形半透明薄膜（图 7-12）。鼓膜在外耳道底呈斜位，外侧面向下外倾斜，鼓膜中心向内凹陷，称鼓膜脐，其内面有锤骨柄末端附着。鼓膜分为前上 1/4 的松弛部，在活体呈淡红色；后下 3/4 的紧张部，在活体呈灰白色。活体观察鼓膜时，鼓膜脐前下部可见三角形反光区，称光锥。当鼓膜异常时，光锥可变形或消失。

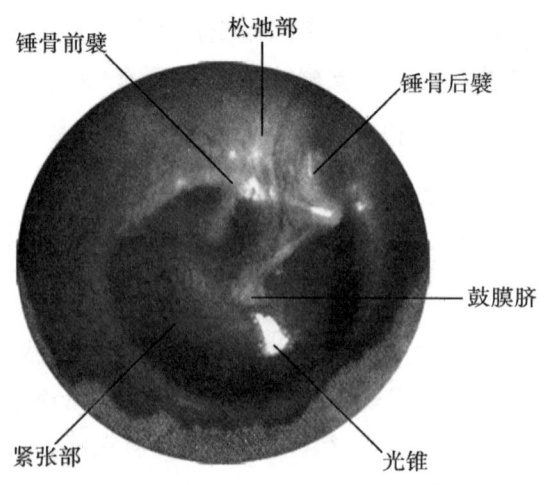

图 7-12　鼓膜

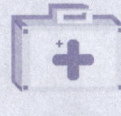

二、中耳

中耳大部分位于颞骨岩部，包括鼓室、咽鼓管、乳突窦和乳突小房（图7-13）。

（一）鼓室

鼓室是位于鼓膜与内耳间的一不规则含气小腔，内有3块听小骨。向前借咽鼓管通鼻咽部，向后借乳突窦通乳突小房（图7-13）。

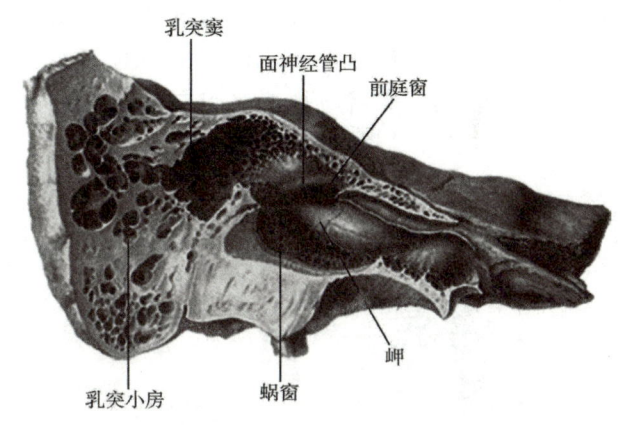

图 7-13　鼓室

1. 鼓室的壁

鼓室的形态结构不规则，分为6个壁。

（1）上壁。又称盖壁，为分隔鼓室与颅中窝的颞骨岩部前面的薄层骨板。

（2）下壁。又称颈静脉壁，为分隔鼓室与颈内静脉起始部的薄层骨板。

（3）前壁。又称颈动脉壁，即颈动脉管后壁，上部有咽鼓管鼓室口。

（4）后壁。又称乳突壁，上部有乳突窦开口，经此通乳突小房。

（5）外侧壁。又称鼓膜壁，主要由鼓膜构成。

（6）内侧壁。又称迷路壁，即内耳的外侧壁。其中部有圆形隆起，称岬；岬后上部的卵圆形小孔，称前庭窗，通向前庭，由镫骨底封闭；岬后下部的圆形小孔称蜗窗，由第二鼓膜封闭，内通耳蜗鼓阶。前庭窗后上方有一弓形隆起，称面神经管凸，内有面神经通过。面神经管凸的骨壁甚薄，中耳炎或中耳手术时易伤及面神经。

2. 听小骨

由外侧向内侧依次为锤骨、砧骨、镫骨（图7-14）。锤骨柄与鼓膜相连，镫骨底封闭前庭窗，砧骨介于二者之间。3块听小骨以关节和韧带相互连结成听小骨链，该装置可将鼓膜振动传至内耳，并有放大作用。

3. 运动听小骨的肌

包括鼓膜张肌和镫骨肌，分别有紧张鼓膜和减小镫骨底对内耳压力的作用。

（二）咽鼓管

咽鼓管是连结鼻咽部与鼓室的通道。咽鼓管鼓室口开口于鼓室前壁，咽口开口于鼻咽侧壁。咽鼓管内面衬有黏膜并与鼻咽部黏膜和鼓室黏膜相

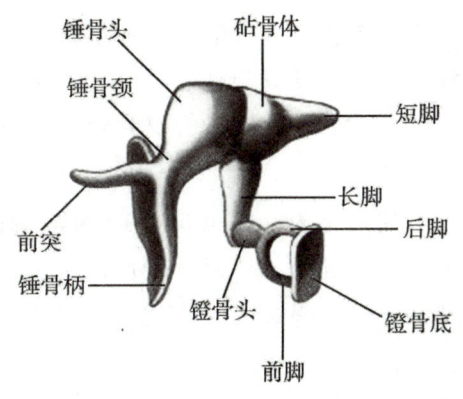

图 7-14　听小骨

149

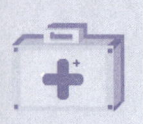

延续。咽鼓管咽口一般处于闭合状态，当哈欠、吞咽或尽力张口时开放，以保持鼓膜内、外面的压力平衡。小儿咽鼓管较成人宽、短、平直，故咽部感染易沿此管侵入鼓室，引起中耳炎。

（三）乳突窦和乳突小房

乳突窦是介于鼓室和乳突小房间的通道，后者是位于颞骨乳突内的蜂窝状含气小腔（图 7-13）。

三、内耳

内耳又称迷路，位于颞骨岩部内，介于鼓室与内耳道底之间。由一系列复杂的弯曲管道构成，包括骨迷路和膜迷路。骨迷路是颞骨岩部骨密质围成的骨性管道，膜迷路是位于骨迷路内密闭的膜性管道。膜迷路内含内淋巴，膜迷路与骨迷路间充满外淋巴，内、外淋巴互不相通。

（一）骨迷路

骨迷路包括相互连通的骨半规管、前庭和耳蜗三部分（图 7-15），由后外向前内沿颞骨岩部的长轴依次排列。

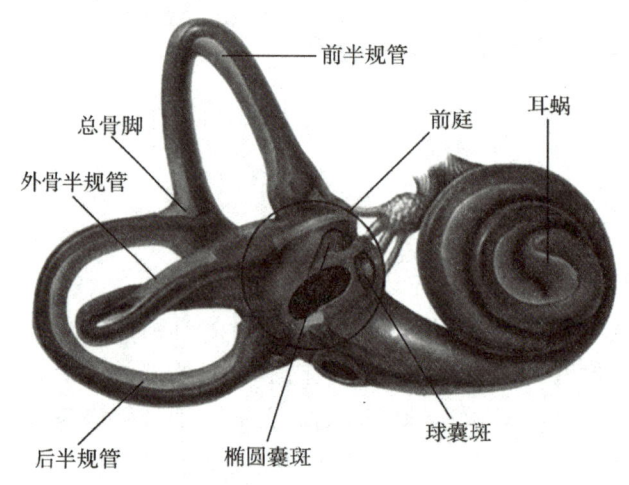

图 7-15　骨迷路和膜迷路

1. 前庭

为一不规则腔隙。其外侧壁上部有前庭窗开口；内侧壁为内耳道底，有神经和血管穿行；前部有一孔通连耳蜗；后上部有 5 个小孔通连 3 个骨半规管。

2. 骨半规管

为 3 个相互垂直的半环形小管，分别称前骨半规管、后骨半规管和外骨半规管。每个骨半规管皆有两个骨脚连于前庭，其中细小者，称单骨脚；膨大者，称壶腹骨脚，膨大部即骨壶腹。因前、后骨半规管的单骨脚合成一个总骨脚，故 3 个骨半规管有 5 个孔开口于前庭。

3. 耳蜗

形如蜗牛壳，蜗底向后内侧正对内耳道底，蜗顶朝向前外侧。耳蜗由骨性圆锥形的蜗轴和环绕其 2.5 圈的蜗螺旋管构成。蜗轴骨质疏松，有血管、神经穿行其间。蜗轴向蜗螺旋管伸出骨螺旋板，后者与膜迷路的蜗管相连，二者共同将蜗螺旋管分隔为顶侧前庭阶和近蜗底侧的鼓阶（图 7-16）。鼓阶起于蜗窗（被第 2 鼓膜封闭），前庭

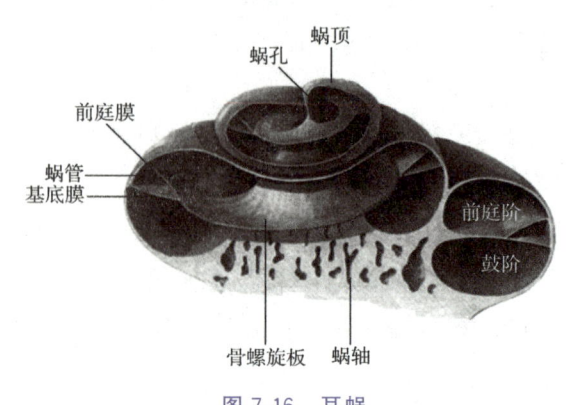

图 7-16　耳蜗

阶与鼓阶在蜗顶借蜗孔相通。

（二）膜迷路

膜迷路是套于骨迷路内封闭的膜性管或囊，形似骨迷路，由后外侧向前内侧依次为膜半规管、椭圆囊和球囊、蜗管，它们相互连通，内含内淋巴。

1. 椭圆囊和球囊

位于前庭内。椭圆囊后壁以 5 个开口连通膜半规管，球囊借一细管与蜗管相连。在椭圆囊和球囊壁的内面，分别附有椭圆囊斑和球囊斑，合称位觉斑，是位觉感受器（图 7-17）。位觉斑由支持细胞和毛细胞组成；毛细胞表面有一根动纤毛和多根静纤毛。支持细胞分泌的糖蛋白在位觉斑表面形成胶质膜，称位砂膜，内含位砂。由于位砂的比重远大于内淋巴，在直线变速运动或重力作用下，位砂膜刺激纤毛而使毛细胞产生兴奋，兴奋经突触传给神经末梢。椭圆囊斑和球囊斑感受头部的静止位置觉和直线变速运动的刺激。

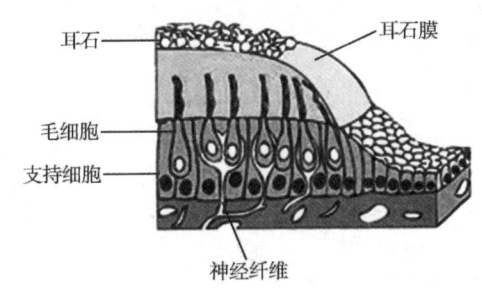

图 7-17　位觉斑结构模式图

2. 膜半规管

位于骨半规管内，在骨壶腹内相应的膜部膨大成膜壶腹，其壁上的嵴状隆起称壶腹嵴（图7-18），是位觉感受器。壶腹嵴的上皮由支持细胞和毛细胞组成。毛细胞的游离面有动纤毛和静纤毛；支持细胞分泌糖蛋白，形成圆锥形胶质的壶腹帽，动纤毛和静纤毛插入壶腹帽基部。壶腹嵴感受头部旋转变速运动刺激。

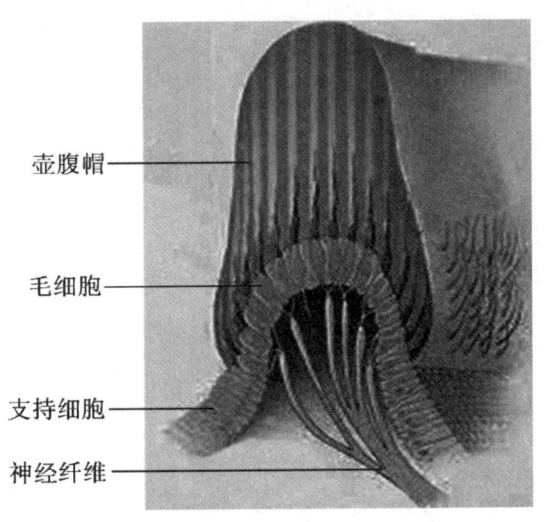

图 7-18　壶腹嵴结构模式图

3. 蜗管

位于蜗螺旋管内，介于骨螺旋板与蜗螺旋管外侧壁之间（图 7-19）。其前庭端借连合管与球囊相通，定端细小，终于蜗顶，为盲端。蜗管横断面呈三角形，其上壁称前庭膜，与前庭阶

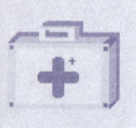

相邻；外侧壁为蜗螺旋管内表面骨膜的增厚部分；下壁称基底膜，与鼓阶相隔。基底膜上有螺旋器，又称 Corti 器，为听觉感受器。螺旋器由支持细胞和毛细胞组成，上方有盖膜覆盖。当蜗管内的内淋巴振动引起盖膜振动时，可引起毛细胞兴奋并产生神经冲动，神经冲动经蜗神经传入大脑皮质的听觉中枢，产生听觉。

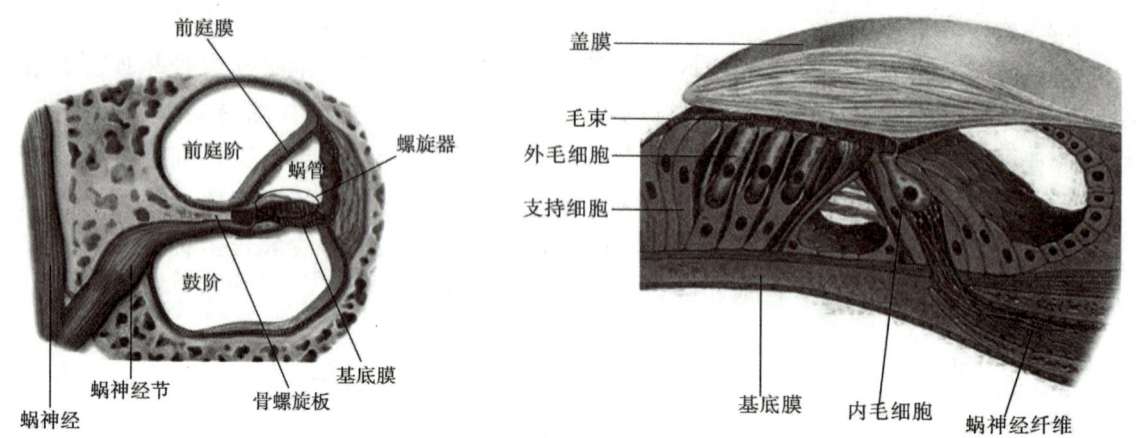

图 7-19　蜗管与螺旋器

思 考 题

1. 简述眼球壁的结构自外向内有哪几层？
2. 简述房水的产生部位、作用和循环途径。
3. 简述耳的组成和结构。

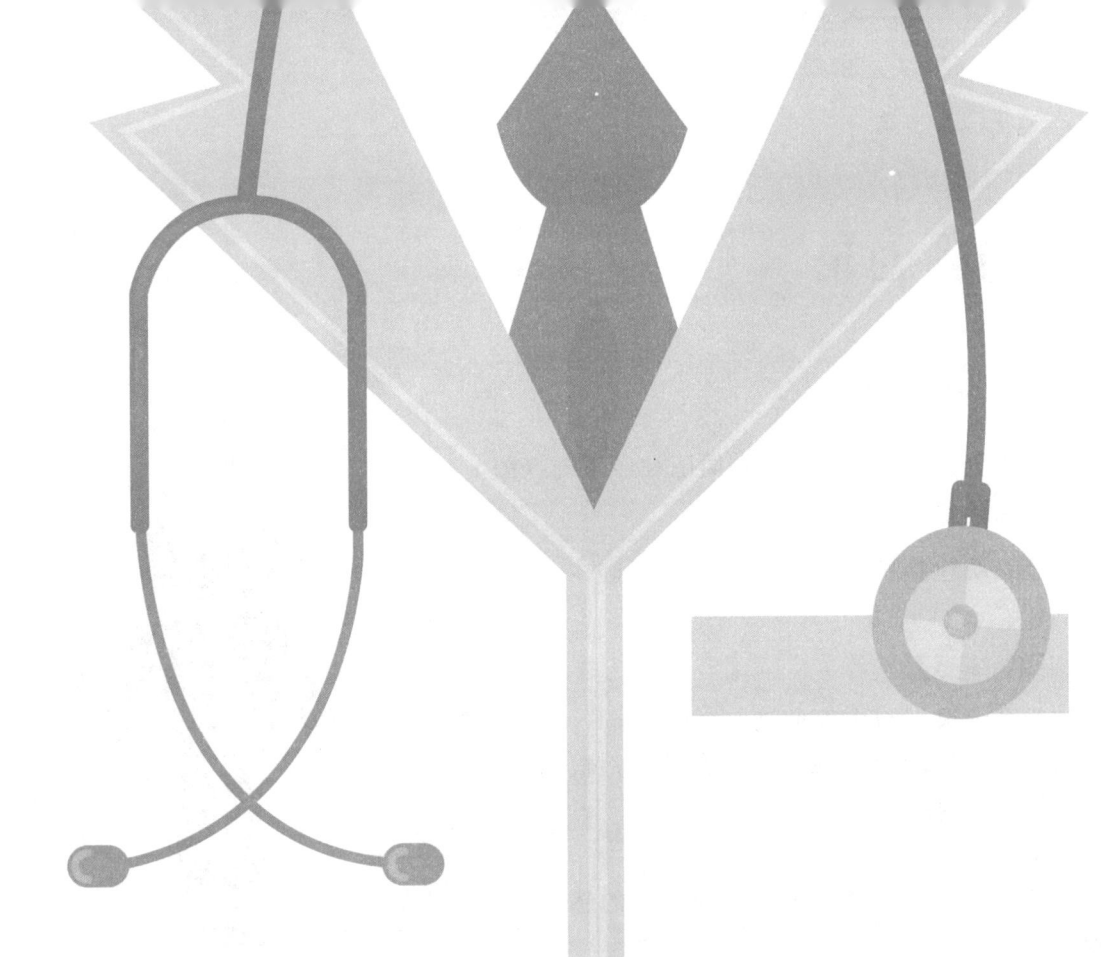

第八章

神经系统

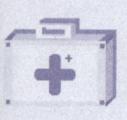

第 一 节　总论

一、神经系统的组成

神经系统可分为中枢神经系统和周围神经系统（图 8-1）。

（一）中枢神经系统

中枢神经系统包括脑和脊髓。脑位于颅腔内，脊髓位于椎管内。

（二）周围神经系统

周围神经系统根据与中枢的连结关系不同，分为与脑相连的 12 对脑神经和与脊髓相连的 31 对脊神经；根据分布范围不同分为躯体神经和内脏神经。

1. 躯体神经

主要分布于皮肤和运动系统，管理皮肤的感觉和运动器官的感觉及运动。

2. 内脏神经

主要分布于内脏、心血管和腺体，管理它们的感觉和运动。

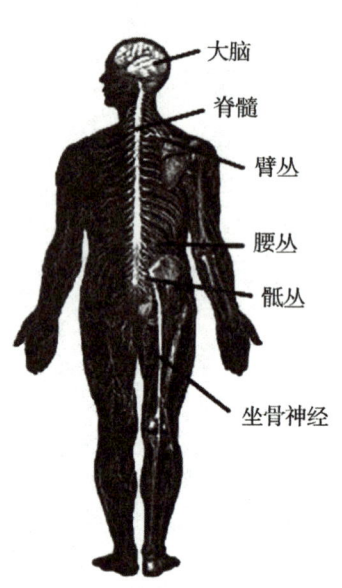

图 8-1　神经系统概观

两种神经都含有感觉（传入）和运动（传出）纤维成分，内脏运动神经又根据其功能分为交感神经和副交感神经。

二、神经系统的主要功能

1. 调控

神经系统调节控制其他各系统的功能活动，使机体成为一个完整的统一体。

2. 维持机体内外界环境的稳定

通过感受各种刺激而调整机体的功能，维持机体与外界环境的统一。

3. 思维、语言和意识

人类在进化过程中，大脑皮质得到了高度的发展，不仅能被动适应环境的变化，还能主动地认识客观世界和改造客观世界。

三、神经系统的活动方式

神经系统在调节机体的活动中，对内、外环境的各种刺激做出适宜的反应，称为反射，它是神经系统活动的基本方式。

神经系统的活动方式

反射活动的形态基础是反射弧（图 8-2）。由以下 5 个基本部分组成：感受器→传入神经→反射中枢→传出神经→效应器。反射弧中任何一个环节发生障碍，反射活动将减弱或消失。临床上常通过一些检查反射的方法协助诊断神经系统疾病。

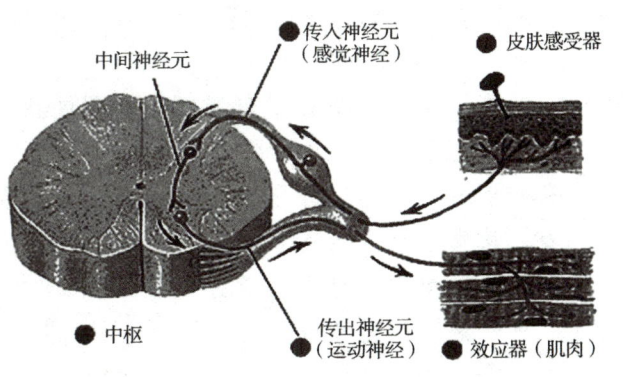

中间神经元　传入神经元（感觉神经）　皮肤感受器

中枢　传出神经元（运动神经）　效应器（肌肉）

图 8-2　反射弧

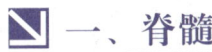 四、神经系统的常用术语

（一）灰质和白质

1. 灰质

在中枢内，神经元的胞体连同树突集中的部位，色泽灰暗，称灰质。位于大脑和小脑表层的灰质，分别称大脑皮质和小脑皮质。

2. 白质

在中枢内，神经元的轴突集中的部位，颜色苍白，称白质。位于大脑和小脑深部的白质，分别称大脑髓质和小脑髓质。

（二）神经核和神经节

1. 神经核

在中枢内，形态和功能相似的神经元胞体聚集成团或柱，称为神经核。

2. 神经节

在周围神经系统内，神经元胞体集中的地方，形状略膨大，称神经节。

（三）纤维束和神经

1. 纤维束

在中枢白质内，起止、行程和功能相同的神经纤维集聚成束，称纤维束。

2. 神经

在周围神经系统内，神经纤维集合成粗细不等的束，称为神经。

（四）网状结构

在中枢内，神经纤维纵横交织成网状，神经元胞体散在其中，这种结构称为网状结构。

第二节　中枢神经系统

一、脊髓

（一）脊髓的位置和外形

1. 脊髓的位置

脊髓位于椎管内，外包被膜，成人长约 45cm。脊髓上端在枕骨大孔处与延髓相连，下端

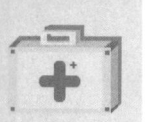

在成人圆锥末端一般平第 1 腰椎下缘，新生儿平第 3 腰椎。

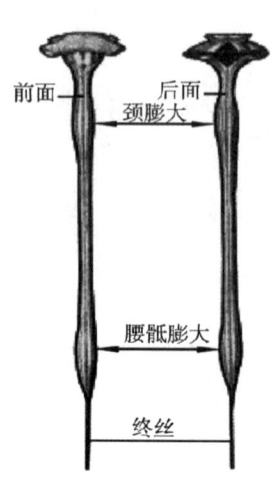

图 8-3 脊髓的外形

2. 脊髓的外形

脊髓呈前后略扁、粗细不均的圆柱状，长 42～45cm。有两处膨大，位于上部的称颈膨大，连有分布到上肢的神经；位于下部的称腰骶膨大，连有分布到下肢的神经。脊髓的末端变细，呈圆锥状，称脊髓圆锥。其下端延续为无神经组织的细丝，称为终丝，止于尾骨的背面，有固定脊髓的作用（图 8-3）。

脊髓表面有 6 条纵沟。前面正中的沟较深，称前正中裂，后面正中的沟较浅，称后正中沟。在前正中裂和后正中沟的两侧，分别有成对的前外侧沟和后外侧沟。在前、后外侧沟内有成排的脊神经根丝出入。前、后根在椎间孔处汇合成 1 条脊神经，由椎间孔出椎管。

3. 脊髓节段

每对脊神经前、后根相连的一段脊髓，称为一个脊髓节段。脊髓两侧连有 31 对脊神经，因此，脊髓可相应分为 31 个节段，即颈髓（C）8 节、胸髓（T）12 节、腰髓（L）5 节，骶髓（S）5 节、尾髓（Co）1 节。

成人脊髓与脊柱的长度是不相等的，所以，脊髓节段与相应的椎骨也不完全对应。腰、骶、尾部的脊神经根出椎间孔之前，在椎管内垂直下降，围绕终丝集聚成束，称马尾。成年人在第 1 腰椎以下已无脊髓，故临床上腰椎穿刺常在第 3、4 或第 4、5 腰椎之间进行，不致损伤脊髓。

（二）脊髓的内部结构

1. 灰质

在横切面上呈"H"形，其中央有中央管，纵贯脊髓全长。每侧灰质前部扩大，称前角；后部狭细，称后角。前、后角之间称中间带。从第 1 胸节段到第 3 腰节段，中间带向外侧突出，称侧角。前、后、侧角在脊髓内上下连续纵贯成柱，又分别称前柱、后柱和侧柱（图 8-4）。

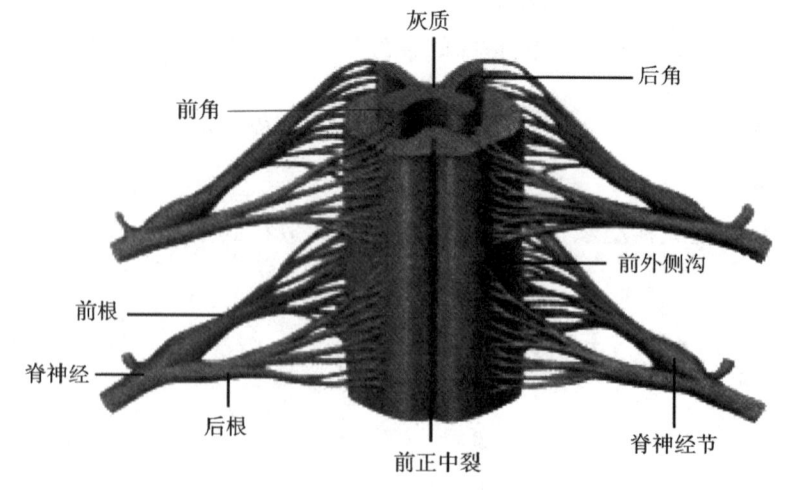

图 8-4 脊髓的灰、白质分区

（1）前角。主要为运动神经元，其轴突经前根和脊神经直达躯干和四肢的骨骼肌。

（2）侧角。存在于胸 1 到腰 3 节段，是交感神经的低位中枢，其轴突经相应前根进入交感干。骶髓无侧角，在骶髓 2～4 节段中间带外侧部有副交感神经元（骶副交感核），副交感节前神经元胞体所在的地方。

（3）后角。内含联络性多极神经元，主要接受后根的各种感觉纤维，在脊髓内起节段内或节段间的联络作用。

2. 白质

在灰质周围，每侧可分成 3 个索。前正中裂与前外侧沟之间称前索；前、后外侧沟之间称外侧索；后外侧沟与后正沟之间称后索。脊髓白质主要由上通下达的纤维束构成。

（1）上行纤维束（感觉传导束）。

薄束和楔束：位于后索内，薄束在后正中沟两旁，楔束在薄束的外侧。两束均由脊神经节内假单极神经元的中枢突经后根入同侧后索上延而成。薄、楔束传导来自同侧肢体的本体觉（肌、腱、关节的位置觉、运动觉及震动觉）和精细触觉（两点辨别觉和实体觉）。

脊髓丘脑束：位于脊髓外侧索前部和前索，分别称脊髓丘脑侧束和脊髓丘脑前束，分别对侧传导躯干、四肢的痛觉、温度觉及粗触觉。

（2）下行纤维束（运动传导束）。

皮质脊髓束：包括皮质脊髓侧束和皮质脊髓前束，分别位于脊髓的外侧索和前索，传导随意运动。它们起自大脑皮质躯体运动区的运动神经元，纤维下行至延髓下端，其中大部分纤维交叉到对侧的脊髓外侧索，成为皮质脊髓侧束，止于脊髓各节段同侧的前角运动细胞；小部分不交叉的纤维，沿脊髓前索下降，形成皮质脊髓前束，其纤维止于中胸部以上双侧脊髓前角细胞。

（三）脊髓的功能

1. 传导功能

通过上行纤维束将感觉传入脑，通过下行纤维束将运动冲动传至效应器。

2. 反射功能

脊髓是许多反射活动的低级中枢，可完成多种反射。

二、脑

脑位于颅腔内，可分为端脑、间脑、小脑、中脑、脑桥和延髓 6 个部分。通常将延髓、脑桥和中脑合称脑干。

（一）脑干

脑干位于颅后窝的斜坡上，平枕骨大孔处与脊髓相续，上接间脑。延髓和脑桥的背面与小脑相连，它们之间的腔室为第 4 脑室。该室上通中脑水管，向下与延髓及脊髓的中央管相续（图 8-5，图 8-6）。

1. 脑干外形

（1）腹侧面。延髓位于脑干的最下部，表面有脊髓向上延续的沟裂。在延髓上部前正中裂的两侧各有一纵向隆起，称锥体，其内有皮质脊髓束通过。锥体下方，皮质脊髓束的大部分纤维左、右交叉，构成锥体交叉。

脑桥位于脑干的中部。脑桥下缘借延髓脑桥沟与延髓分界，上缘与中脑相连。脑桥的腹侧面膨隆，称脑桥基底部。基底部正中线上有一条纵行的浅沟，称基底沟，容纳基底动脉。基底部向两侧逐渐细窄，与背侧的小脑相连。

中脑位于脑干上部。中脑腹侧面有一对柱状结构，称大脑脚，有锥体束等纤维通过。两脚

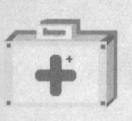

之间的凹窝，称脚间窝。

（2）背侧面。延髓背侧面下部后正中沟的两侧，各有两个隆起，内侧的称薄束结节，外侧的称楔束结节，两者深面分别有薄束核和楔束核。延髓上部形成菱形窝（第4脑室底）的下半部。

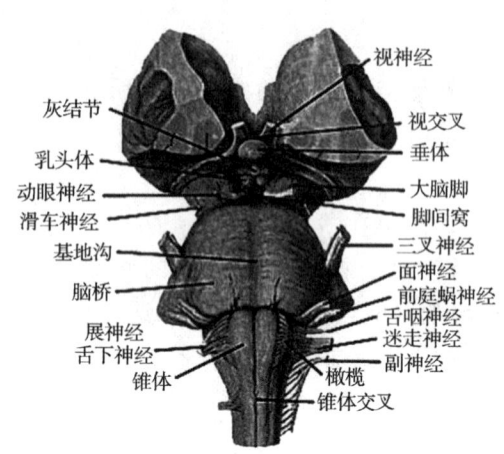

图 8-5　脑干的外形（腹侧面）

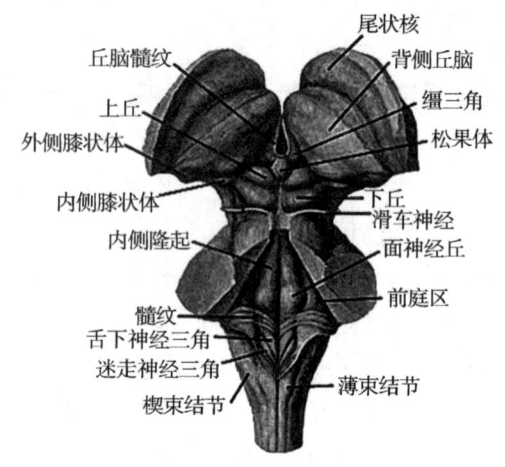

图 8-6　脑干的外形（背侧面）

脑桥背侧面形成菱形窝的上半部。

中脑背侧面有两对隆起，上方的一对称上丘，是视觉反射中枢；下方的一对称下丘，是听觉反射中枢。

（3）脑神经。共有12对，除嗅神经和视神经分别连于端脑和间脑外，其余10对脑神经均与脑干相连。

与中脑相连的脑神经：第3对动眼神经自中脑脚间窝穿出；第4对滑车神经由中脑背侧下丘的下方穿出。

与脑桥相连的脑神经：在脑桥腹侧面开始变窄处连有第5对三叉神经；在延髓脑桥沟内，由内侧向外侧依次为第6对展神经、第7对面神经和第8对前庭蜗神经。

与延髓相连的脑神经：在延髓后外侧沟，自上而下是第9对舌咽神经、第10对迷走神经和第11对副神经；第12对舌下神经则经前外侧沟穿出。

2. 脑干的内部结构

脑干由灰质、白质和网状结构构成。脊髓中央管到延髓、脑桥背面与小脑之间扩展，形成第4脑室，在中脑内则为中脑水管。

（1）灰质。脑干的灰质分散成团块，称神经核。脑干的神经核主要分为两种。一种是与第3～12对脑神经相连的，称脑神经核。各脑神经核在脑干内的位置，也多与其相连脑神经的连脑部位相对应。第二种不与脑神经相连，称非脑神经核。其中的红核和黑质对调节骨骼肌的张力有重要作用。黑质细胞主要合成多巴胺，黑质病变，多巴胺减少，可导致肌张力过高，运动减少，是引起震颤麻痹（帕金森病）的主要原因（图8-7）。

（2）白质。主要由纤维束组成。

1）上行（感觉）纤维束。

①内侧丘系：脊髓后索中的薄束和楔束上行至延髓，分别止于薄束核和楔束核。薄束核和楔束核发出的纤维在中央管前方左右交叉，称内侧丘系交叉。交叉后的纤维在中线的两侧折向上行，组成内侧丘系，上行终于背侧丘脑腹后外侧核。

②脊髓丘系：脊髓丘脑束由脊髓向上行至脑干构成脊丘系，行于内侧丘系的背外侧，经过

脑干各部，上行终于背侧丘脑腹后外侧核。

③三叉丘脑束：又称三叉丘系。传导对侧头面部的痛温觉和双侧的触压觉。

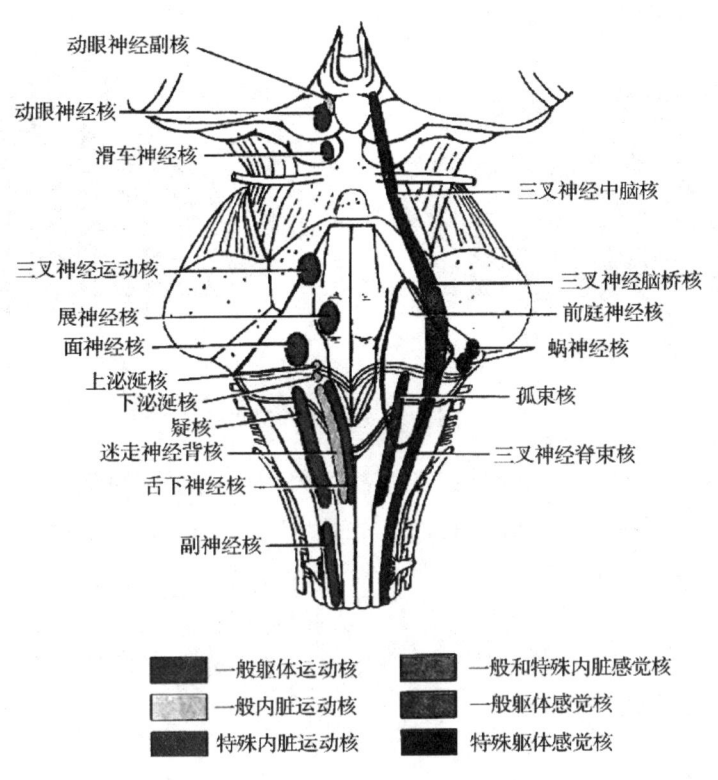

动眼神经副核
动眼神经核
滑车神经核
三叉神经运动核
展神经核
面神经核
上泌涎核
下泌涎核
疑核
迷走神经背核
舌下神经核
副神经核

三叉神经中脑核
三叉神经脑桥核
前庭神经核
蜗神经核
孤束核
三叉神经脊束核

■ 一般躯体运动核　　■ 一般和特殊内脏感觉核
▨ 一般内脏运动核　　■ 一般躯体感觉核
■ 特殊内脏运动核　　■ 特殊躯体感觉核

图 8-7　脑干内神经核团

2）下行（运动）纤维束：主要有锥体束。

锥体束：是大脑皮质躯体运动中枢发出的支配骨骼肌随意运动的纤维束。锥体束下行经内囊、大脑脚、脑桥基底部，到延髓形成锥体。锥体束分为皮质核束和皮质脊髓束，皮质核束止于脑干内相应的运动核团；皮质脊髓束止于脊髓前角运动神经元。

（3）脑干的网状结构。在脑干中央区还有较分散的纤维纵横交织成网，网眼内散在有神经细胞，称脑干网状结构。

3. 脑干的功能

（1）传导功能。脑干是大脑皮质、间脑与小脑、脊髓相互联系的重要通道。

（2）反射功能。脑干内有多个反射活动的低级中枢。其中延髓内有调节呼吸运动和心血管活动的呼吸中枢、心血管运动中枢等"生命中枢"。如果"生命中枢"受损，可致呼吸、心跳和血压等的严重障碍，危及生命。

（3）网状结构的功能。保持大脑皮质觉醒，调节肌张力，维持生命活动。

（二）小脑

1. 小脑的位置和外形

小脑位于颅后窝内，在大脑半球枕叶的下方，延髓与脑桥的后方，与脑干相连。小脑与脑干之间的腔隙即第 4 脑室。

小脑的外形：小脑中间部缩细称小脑蚓；两侧部膨大，称小脑半球；下面靠近小脑蚓的小脑半球形成椭圆形隆起，称小脑扁桃体（图 8-8）。

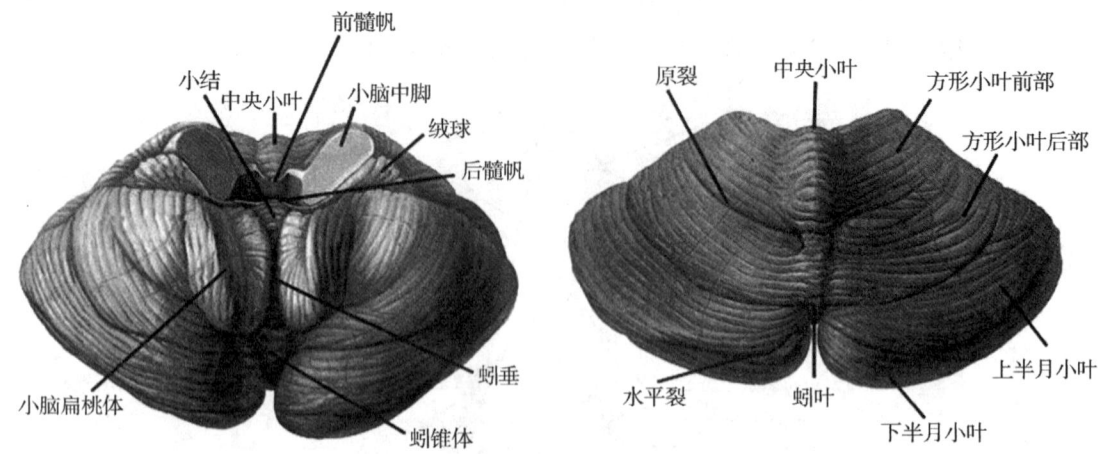

图 8-8　小脑的外形

小脑扁桃体紧靠枕骨大孔，其腹侧邻近延髓。当颅内病变（脑炎、肿瘤、出血）引起颅内压增高时，小脑扁桃体可被挤入枕骨大孔内，从而压迫延髓，危及生命，临床上称为枕骨大孔疝或小脑扁桃体疝。

2. 小脑的构造

小脑表面的一层灰质，称小脑皮质。皮质深面的白质称小脑髓质。髓质内埋有 4 对灰质团块，称小脑核，其中最大者为齿状核。

3. 小脑的功能

小脑主要是一个与运动调节有关的中枢，其主要功能是维持身体平衡、调节肌张力和协调随意运动。小脑损伤时，平衡失调，站立不稳，走路时抬腿过高，迈步过大；取物时，过度伸开手指；令患者做指鼻试验等，动作不准确，临床上称"共济失调"。

（三）间脑

间脑位于中脑和端脑之间，大部分被大脑半球掩盖。间脑内的腔隙称第 3 脑室。间脑主要包括背侧丘脑、下丘脑、后丘脑。

1. 背侧丘脑

又称丘脑，是一对卵圆形的灰质块，位于间脑的背侧（图 8-9）。

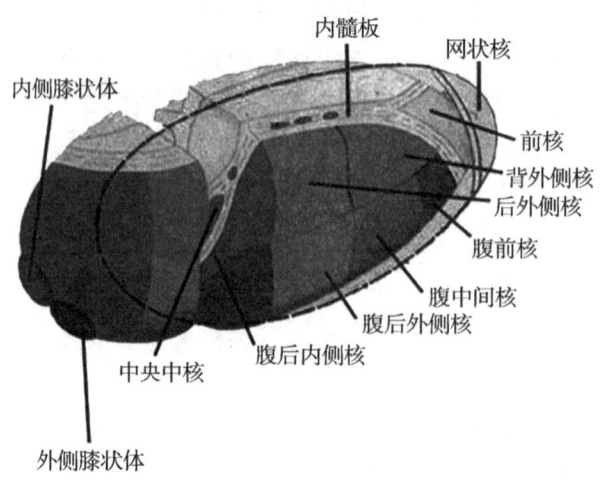

图 8-9　背侧丘脑

背侧丘脑被一"Y"形的白质板分隔为三个核群，即前核群、内侧核群和外侧核群。

背侧丘脑腹后核有感觉传导通路的第 3 级神经元胞体，是感觉传导通路的"中继核"。接受内侧丘系、脊丘系和三叉丘系的纤维，发出纤维组成丘脑皮质束（丘脑中央辐射），上传到大脑皮质的躯体感觉中枢。一般认为痛觉在背侧丘脑即开始产生。一侧背侧丘脑损伤，常见的症状是对侧半身感觉丧失、痛觉过敏或伴有剧烈的自发疼痛。

2. 下丘脑

位于背侧丘脑的前下方（图 8-10）。

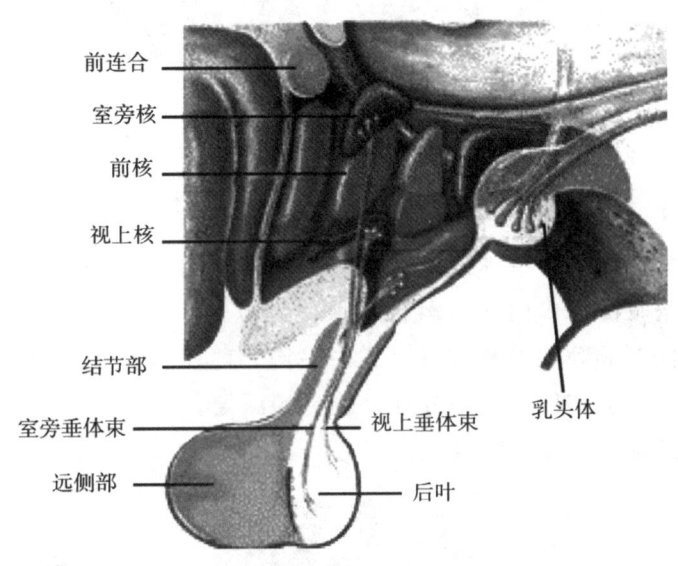

图 8-10　下丘脑的主要核团

在脑底面，从前至后有视交叉、灰结节、漏斗、垂体和乳头体。视交叉前连视神经，向后延为视束。视交叉后方是灰结节，灰结节向下方延续为漏斗，漏斗下端连垂体。灰结节后方的一对圆形隆起是乳头体。

下丘脑内含有许多核团，主要有位于视交叉背外侧的视上核和第 3 脑室侧壁上部的室旁核。

视上核位于视交叉上方，分泌加压素；室旁核位于第 3 脑室侧壁内，分泌催产素。视上核和室旁核分泌的激素，经各自神经元的轴突，经漏斗直接输送到神经垂体，由垂体释放于血液。

下丘脑是调节内脏活动和内分泌活动的皮质下中枢，对体温、摄食、生殖、水盐代谢等起着重要的调节作用，同时也参与睡眠和情绪反应活动等。

3. 后丘脑

位于背侧丘脑后侧外下方的两对小隆起，分别称内侧膝状体和外侧膝状体。它们分别是听觉和视觉传导通路的中继站。

（四）端脑

端脑通常又称大脑，由左、右大脑半球构成。左、右大脑半球之间的裂隙为大脑纵裂，裂底有连结两半球的横行纤维，称胼胝体。大脑和小脑之间有大脑横裂。

1. 大脑半球的外形

大脑半球可分为上外侧面、内侧面和下面。大脑半球表面凹凸不平，有许多深浅不一的沟，沟与沟之间的隆起，称大脑回。

（1）大脑半球的分叶。大脑半球借中央沟、外侧沟和顶枕沟分为 5 个叶（图 8-11）。

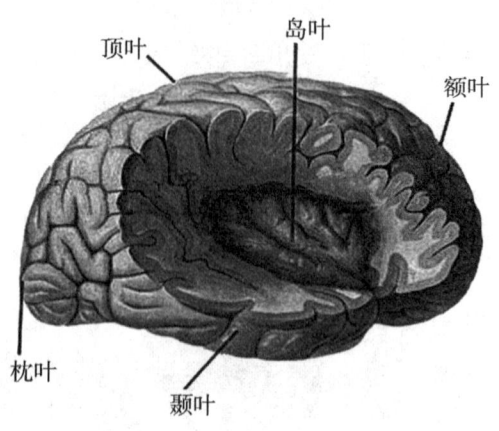

图 8-11　大脑半球的分叶

中央沟在半球上外侧面，自半球上缘中点稍后，向下前斜行，几乎达外侧沟。外侧沟位于半球的上外侧面，此沟较深，由前向后斜行。顶枕沟位于半球内侧面的后部，由前下向后上，并略转至半球上外侧面。额叶在外侧沟以上和中央沟之前；顶叶在中央沟与顶枕沟之间；枕叶在顶枕沟以后；颞叶在外侧沟以下；岛叶在外侧沟的深处。

（2）大脑半球上外侧面的主要沟和回（图 8-12）。

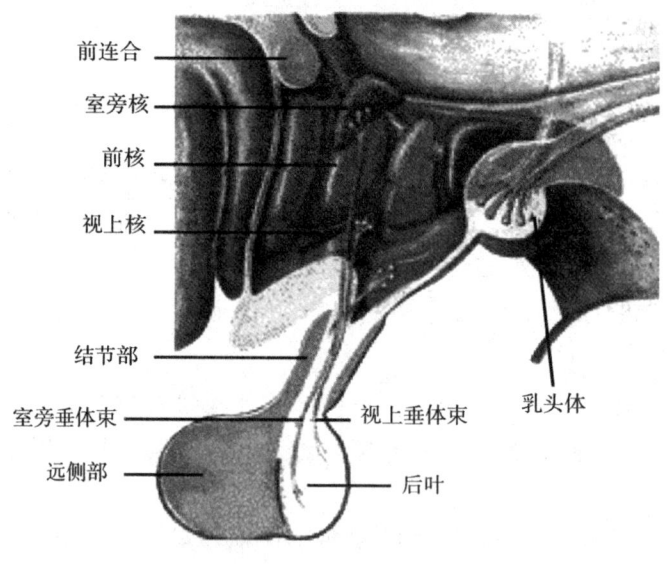

图 8-12　下丘脑的主要核团

1）额叶：在中央沟的前方有一条与之平行的中央前沟，两者之间为中央前回。自中央前沟向前，有上、下两条平行的沟，为额上沟和额下沟，两沟将额叶皮质自上而下分为额上回、额中回和额下回。

2）顶叶：在中央沟后方有一条与其平行的中央后沟，两沟之间为中央后回。

3）颞叶：外侧沟下方有一条平行的沟，称颞上沟。颞上沟上方的回，称颞上回。于外侧沟深处的颞上回上壁上，有几条短而横行的脑回，称颞横回。

（3）大脑半球内侧面的主要沟和回（图 8-13）。在间脑上方有联络两侧大脑半球的胼胝体。胼胝体与半球上缘之间，有一略与两者平行的沟，称扣带沟，胼胝体上方的大脑回称扣带回。

扣带回中部的上方，有中央前回和中央后回自半球上外侧面延续到半球内侧面的部分，称中央旁小叶。

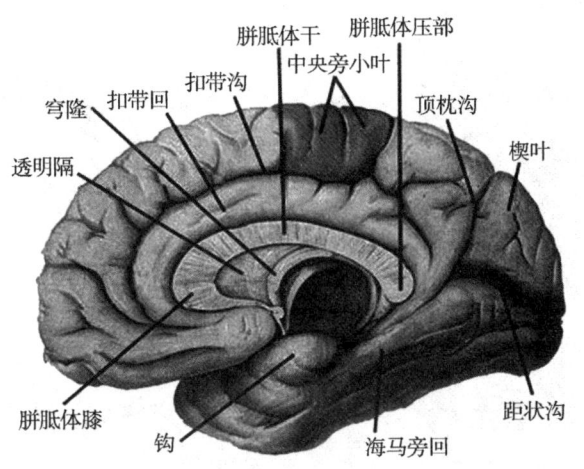

图 8-13 大脑半球内侧面的主要沟和回

从胼胝体的后方，有一条向后走向枕叶后端的深沟，称距状沟。距状沟的前下方，有一自枕叶向前伸向颞叶的沟，称侧副沟。侧副沟内侧的大脑回，称海马旁回。海马旁回的前端向后弯曲的部分，称为钩。

扣带回、海马旁回和钩，几乎呈环形围于大脑半球与间脑交界处的边缘，故合称边缘叶。

（4）大脑半球的下面。在额叶的下面前内侧有一椭圆形的嗅球，内有嗅球细胞，接受嗅神经的纤维。它的后端变细为嗅束，嗅束向后扩大为嗅三角（图 8-14）。

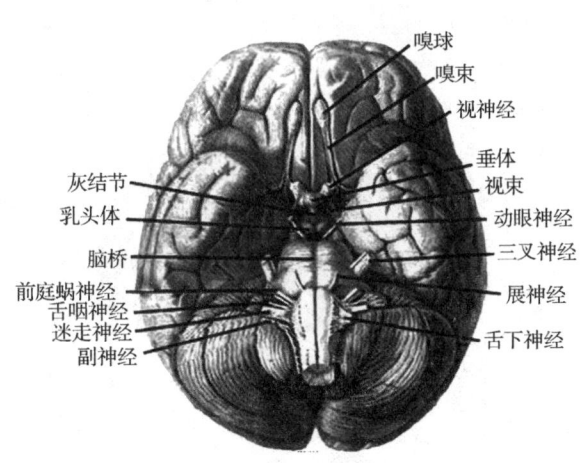

图 8-14 大脑半球的下面

2. 大脑半球的内部结构

大脑半球表面的一层灰质，称大脑皮质，皮质的深处为白质，又称大脑髓质。白质内埋有灰质团块，称基底核。两半球内的腔隙，称侧脑室（图 8-15）。

（1）大脑皮质及其功能定位。大脑皮质由大量的神经元、神经胶质细胞和神经纤维所构成，是神经系统的高级中枢。在大脑的不同皮质区具有不同的功能，临床上将这些具有一定功能的皮质区称大脑皮质的功能定位，又称中枢。

大脑皮质重要的中枢有以下几部分构成。

1）躯体运动中枢：主要位于中央前回和中央旁小叶前部。特点：①交叉管理，一侧的躯体运动中枢管理对侧半身的骨骼肌运动；②上下倒置，头面部不倒置；③投射区大小与运动的

163

精细程度正相关。

2）躯体感觉中枢：主要位于中央后回及中央旁小叶后部，特点同躯体运动中枢（图8-16）。

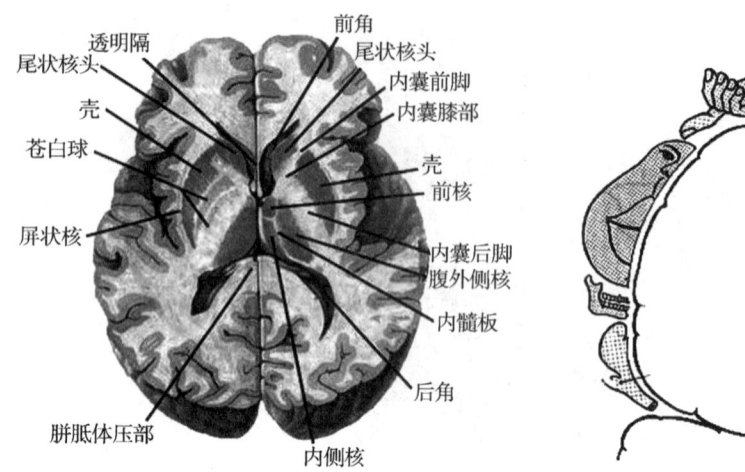

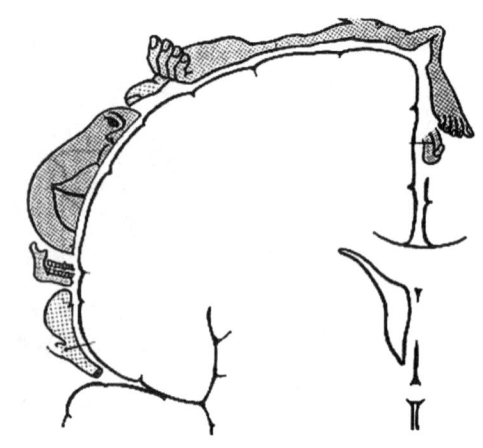

图 8-15 大脑水平切面　　　　　　　　　　图 8-16 人体各部在躯体感觉中枢的定位

3）视觉中枢：位于枕叶内侧面距状沟两侧的皮质。

4）听觉中枢：位于颞横回。

人类的左右大脑半球已高度分化，左侧大脑半球与思维、语言和数学分析等密切相关；右侧大脑半球对于空间、音乐、美术等方面的辨别，则优于左侧大脑半球。左、右半球各有优势，它们互相协调和配合完成各种高级精神活动。

（2）基底核。是埋藏在大脑底部白质内的灰质核团，包括尾状核、豆状核和杏仁体等。尾状核与豆状核合称纹状体（图8-17）。

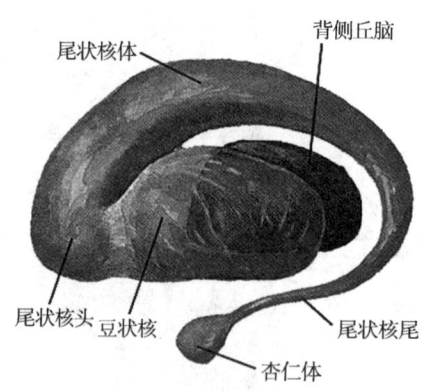

图 8-17 纹状体和背侧丘脑示意图

1）尾状核：长而弯曲，蜷伏在背侧丘脑之上，终端连结杏仁体。

2）豆状核：位于背侧丘脑的外侧，内侧部色泽较浅，称苍白球，是纹状体中古老的部分，又称为旧纹状体。外侧部分色泽较深，称为壳。豆状核的壳和尾状核在进化上较新，合称为新纹状体。

纹状体是人类锥体外系的重要组成部分，具有协调各肌群间的运动和调节肌张力等功能。

3）杏仁体：在海马旁回钩内，与尾状核尾相连。杏仁体为边缘系统的皮质下中枢，与调节内脏活动和情绪等功能有关。

（3）大脑白质。又称大脑髓质，由大量的神经纤维构成，可分为3类。

1）连合纤维：是连接左、右大脑半球皮质的横行纤维，其主要为胼胝体。

2）联络纤维：为同侧半球皮质各部相互联系的纤维。

3）投射纤维：是大脑皮质与皮质下各结构之间的上、下行纤维，大部分都经过内囊。内囊是位于尾状核、背侧丘脑与豆状核之间的白质区，内有上通下达的神经纤维束。在大脑半球的水平切面上，呈"＞＜"形，可分为内囊前肢、内囊膝和内囊后肢3部分。内囊前肢位于尾状核与豆状核之间。内囊后肢较长，在豆状核与背侧丘脑之间，内有皮质脊髓束、丘脑皮质束（丘脑中央辐射）、视辐射和听辐射。前、后肢相接部，称内囊膝，内有投射纤维皮质核束（皮质脑干束）（图8-18）。

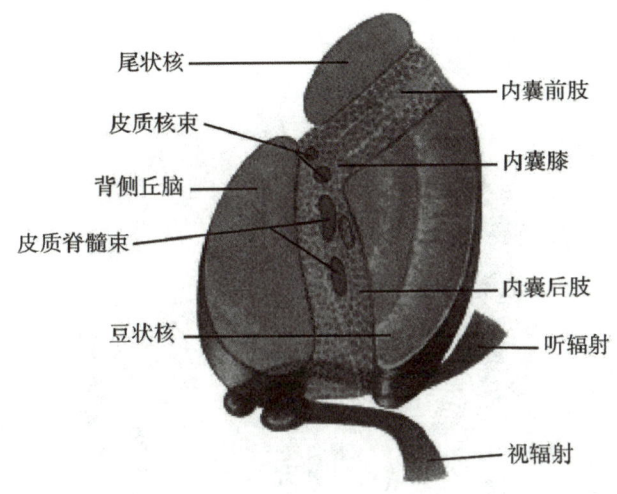

尾状核
皮质核束
背侧丘脑
皮质脊髓束
豆状核
内囊前肢
内囊膝
内囊后肢
听辐射
视辐射

图 8-18　内囊模式图

当一侧内囊损伤时，患者会出现对侧偏身运动障碍（因皮质脊髓束、皮质核束受损）、对侧偏身感觉丧失（因丘脑皮质束受损）和对侧视野偏盲（因视辐射受损），即所谓的"三偏"综合征。

边缘系统是由边缘叶及与其联系密切的皮质下结构，如杏仁体、下丘脑等共同组成的。它不仅与嗅觉有关，更主要的是与内脏活动、情绪行为和记忆等密切相关，故又称内脏脑。

第三节　脑和脊髓的被膜、血管及脑脊液循环

一、脑和脊髓的被膜

脑和脊髓的外面包有3层被膜，从外向内依次为硬膜、蛛网膜和软膜（图8-19）。

它们对脑和脊髓有支持及保护作用。脑和脊髓的3层被膜均在枕骨大孔处互相移行。

（一）硬膜

硬膜厚而坚韧，位于3层被膜的最外层。其中包被脊髓的部分称硬脊膜，包被脑的部分称硬脑膜。

1. 硬脊膜

由致密结缔组织构成，呈管状包被脊髓。其上端附于枕骨

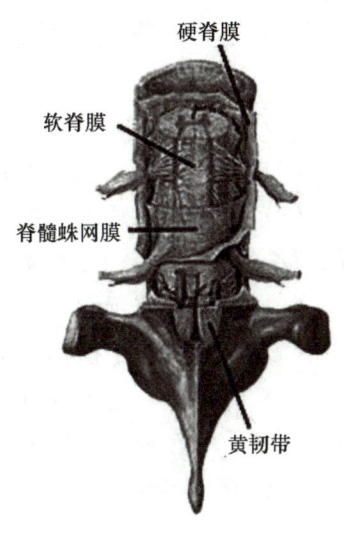

硬脊膜
软脊膜
脊髓蛛网膜
黄韧带

图 8-19　脊髓的被膜

大孔的边缘，并与硬脑膜相连续。下部从第2骶椎水平向下逐渐变细，包裹终丝，末端附于尾骨。硬脊膜与椎管内面骨膜之间的窄隙，称硬膜外隙，内含静脉丛、淋巴管、疏松结缔组织和脂肪，此隙略呈负压，有脊神经根通过。临床上进行硬膜外麻醉，就是将药物注入此隙，以阻滞脊神经根内的神经传导。

2. 硬脑膜

硬脑膜包被于脑的表面，与硬脊膜相比，硬脑膜有如下特点（图8-20）。

（1）硬脑膜由内、外两层构成，外层为颅骨内面的骨膜，兼具脑膜的作用，内层较厚，硬脑膜的血管神经行于两层之间。

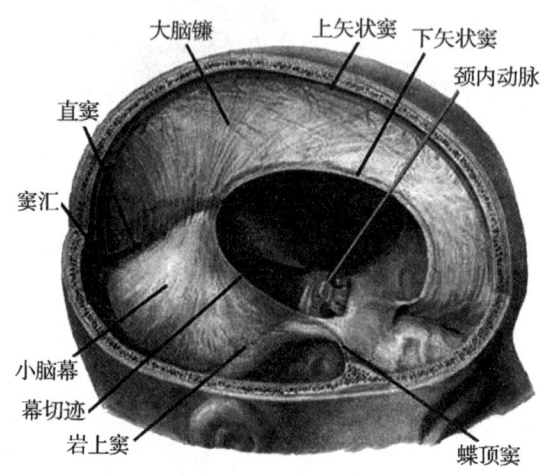

图8-20 脑硬膜和硬脑膜窦

硬脑膜与颅底骨连结紧密，当颅底骨折时，易将硬脑膜及蛛网膜同时撕裂，导致脑脊液外漏；硬脑膜与颅盖骨连结较疏松，故颅顶骨折时，可因硬脑膜血管破裂，形成硬膜外血肿。

（2）硬脑膜内层在某些部位折叠形成板状结构，伸入大脑的某些裂隙内，对脑有固定和承托作用，其中重要的有2个。①大脑镰：形似镰刀，伸入大脑纵裂内。②小脑幕：伸入大脑横裂内。小脑幕的前缘游离，呈一弧形切迹，称小脑幕切迹。小脑幕切迹前邻中脑；上方的两侧邻海马旁回和钩。当小脑幕上方发生颅脑损伤引起颅内压增高时，海马旁回和钩可被挤入小脑幕切迹内，压迫中脑的大脑脚和动眼神经，临床上称为小脑幕切迹疝。

3. 硬脑膜窦

硬脑膜在某些部位两层分开，形成含静脉血的腔隙，称硬脑膜窦。主要的硬脑膜窦有以下几种。

（1）上矢状窦：位于大脑镰的上缘内。

（2）下矢状窦：位于大脑镰的下缘内。

（3）横窦和乙状窦：横窦位于小脑幕的后缘内（位于横窦沟内），其外侧端向前续乙状窦（位于乙状窦沟内）；乙状窦向前下经颈静脉孔续为颈内静脉。

（4）直窦：位于大脑镰和小脑幕结合处。

（5）窦汇：位于横窦、上矢状窦和直窦汇合处。

（6）海绵窦：位于蝶骨体的两侧，为硬脑膜两层间的不规则腔隙。海绵窦内有颈内动脉、动眼神经、滑车神经、展神经及三叉神经的眼神经和上颌神经通过。海绵窦向前经眼静脉与面静脉相交通。因此，面部感染可经上述途径蔓延到颅内海绵窦，波及窦内结构，产生相应症状。

（二）蛛网膜

蛛网膜位于硬膜的深面，薄而透明，无血管和神经。

蛛网膜与软膜之间的间隙称蛛网膜下隙。脊髓的蛛网膜下隙与脑的蛛网膜下隙相连通。蛛网膜下隙内充满脑脊液。

蛛网膜下隙在某些部位扩大，称蛛网膜下池。较大的蛛网膜下池有小脑延髓池和终池。小脑延髓池，位于小脑与延髓之间；终池在脊髓末端与第 2 骶椎水平之间。临床上可经枕骨大孔进针做小脑延髓池穿刺，抽出脑脊液。终池内无脊髓而只有马尾、终丝和脑脊液，故临床上常在此处做腰椎穿刺，抽出脑脊液或注入药物。

脑蛛网膜在上矢状窦附近形成许多细小的突起，突入上矢状窦内，称蛛网膜粒。蛛网膜下隙内的脑脊液经蛛网膜粒渗入上矢状窦，流入静脉。

（三）软膜

软膜紧贴在脊髓和脑的表面，富有血管，在脑室的一定部位，软脑膜及其毛细血管与脑室壁上皮一起突入脑室，形成脉络丛，脑脊液即由此产生。

二、脑室及脑脊液循环

（一）脑室

脑室是脑中的腔隙，包括左侧脑室、右侧脑室、第 3 脑室和第 4 脑室。脑室腔内充满脑脊液，每个脑室内均有脉络丛（图 8-21）。

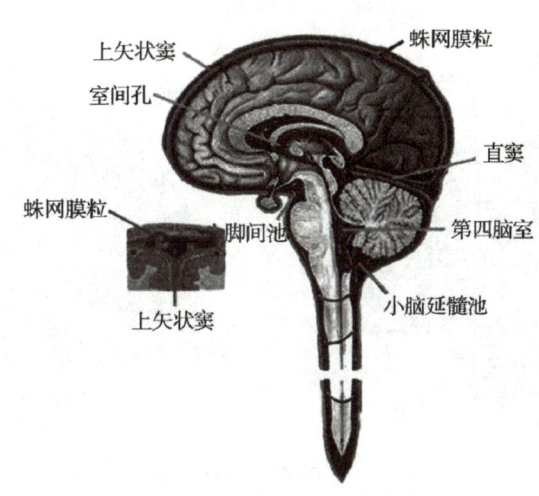

图 8-21　脑脊液循环模式图

1. 侧脑室

左、右各一，分别位于左、右大脑半球内，并延伸到各个叶内。两个侧脑室各自经左、右室间孔与第 3 脑室相通。

2. 第 3 脑室

是间脑内的矢状位裂隙，位于两侧背侧丘脑及下丘脑之间，向上外方经室间孔与侧脑室相通，向后下方借中脑水管与第 4 脑室相通。

3. 第 4 脑室

位于延髓、脑桥与小脑之间。室底即前述的菱形窝，室顶形如帐篷，朝向小脑。在第 4 脑室顶下部，靠近菱形窝下角处有一孔，称第 4 脑室正中孔，靠近菱形窝两个侧角处各有一孔，称第

4 脑室外侧孔。它们皆与蛛网膜下隙相交通。第 4 脑室向上通中脑水管，向下通脊髓中央管。

（二）脑脊液及其循环

脑脊液是无色透明的液体，由脉络丛产生，充满于脑室系统、脊髓中央管和蛛网膜下隙中，起缓冲、保护、营养、运输代谢产物及维持正常颅内压的作用。脑脊液总量在成人约为150mL，处于不断产生、循环和回流的平衡状态。其循环途径为：由左、右侧脑室脉络丛产生的脑脊液，经左、右室间孔流入第 3 脑室，与第 3 脑室脉络丛产生的脑脊液一起经中脑水管流入第 4 脑室，再与第 4 脑室脉络丛产生的脑脊液一起经第 4 脑室正中孔和两个外侧孔流入蛛网膜下隙。然后，脑脊液沿蛛网膜下隙流向大脑背面，经蛛网膜粒渗透到硬脑膜窦（主要是上矢状窦）内，回流入血液中（图 8-21）。

如果脑脊液循环途径中发生阻塞，可导致脑积水和颅内压升高，使脑组织受压迫发生移位，甚至出现脑疝而危及生命。

三、脑和脊髓的血管

（一）脑的血管

1. 脑的动脉

脑的动脉来源于颈内动脉和椎动脉（图 8-22）。颈内动脉分支营养大脑半球的前 2/3 和间脑前部。椎动脉营养大脑半球的后 1/3、间脑后部、脑干和小脑。营养大脑半球的动脉分支可分为皮质支和中央支。皮质支主要分布于大脑的皮质和浅层髓质，中央支穿入实质内，营养深部的髓质（包括内囊）、间脑和基底核等处。

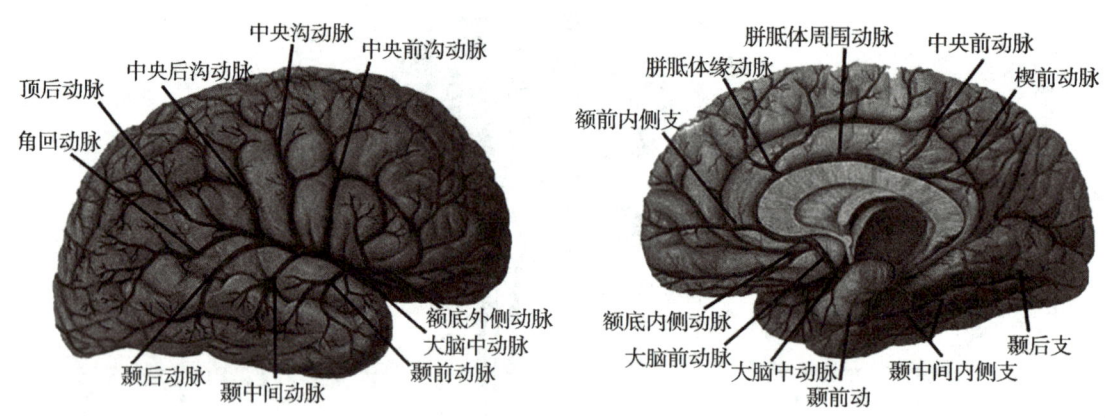

图 8-22 大脑半球的动脉

（1）颈内动脉。起自颈总动脉，经颈动脉管入颅腔。颈内动脉主要分支如下。

大脑前动脉自颈内动脉发出后向前内方进入大脑纵裂内，然后沿胼胝体的背侧向后行。皮质支分布于额、顶叶的内侧面及两叶上外侧面的边缘部；中央支发自近侧段，主要营养尾状核及豆状核前部。

大脑中动脉是颈内动脉干的直接延续，沿大脑外侧沟向后上走行。皮质支分布于大脑半球上外侧面的大部；中央支垂直向上进入脑实质，分布于尾状核、豆状核和内囊等处。在患有高血压动脉硬化的患者，分布于内囊的中央动脉容易破裂出血，导致严重的脑溢血，因此有"易出血动脉"之称（图 8-23）。

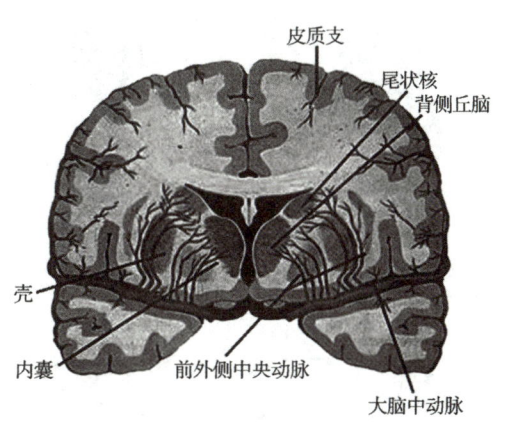

图 8-23　大脑中动脉的皮质支和中央支

（2）椎动脉。起自锁骨下动脉，穿第 6～1 颈椎横突孔，经枕骨大孔入颅腔行于延髓腹侧，在脑桥下缘，左、右椎动脉合成 1 条基底动脉。基底动脉沿脑桥基底沟上行至脑桥上缘，分为 2 条大脑后动脉。

椎动脉和基底动脉沿途发出分支，分布于脊髓、延髓、脑桥、小脑和内耳等处。

大脑后动脉是基底动脉的终支，绕大脑脚向后，行向颞叶下面和枕叶的内侧面。其皮质支分布于大脑半球颞叶的内侧面、下面和枕叶，中央支分布于后丘脑和下丘脑等处。

（3）大脑动脉环。又称 Willis 环，由前交通动脉、两侧大脑前动脉起始段、两侧颈内动脉末端、两侧后交通动脉和两侧大脑后动脉起始段，在颅底中央形成一动脉环。此环使颈内动脉与椎动脉、基底动脉沟通。当某一动脉血流减少或阻塞时，血液可经此环重新分配，得到一定的代偿（图 8-24）。

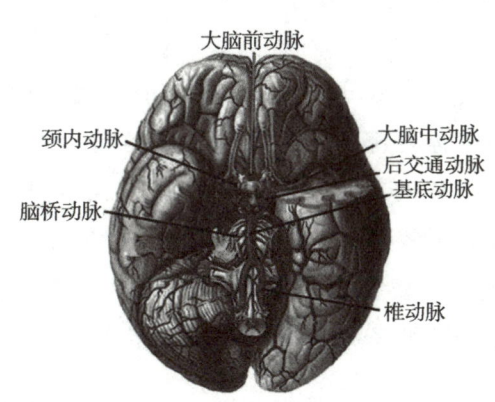

图 8-24　脑底面的动脉

2. 脑的静脉

脑静脉不与动脉伴行，可分为浅、深两种。浅静脉位于脑的表面，收集皮质及皮质下髓质的静脉血；深静脉收集大脑深部的静脉血。两种静脉均注入附近的硬脑膜窦。

（二）脊髓的血管

1. 脊髓的动脉

脊髓的动脉血液供应有两个来源：一个是脊髓前、后动脉，另一个来自一些节段性动脉（肋间后动脉和腰动脉等）的脊髓支（图 8-25）。

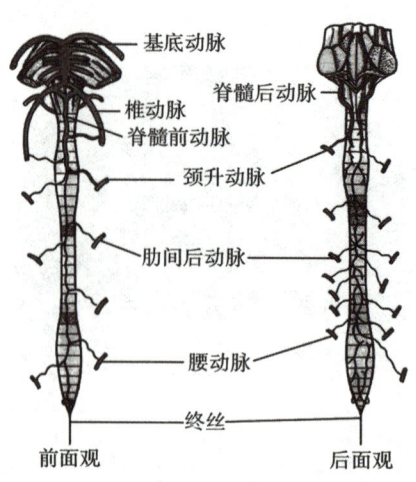

图 8-25　脊髓的动脉及分支

脊髓前动脉和脊髓后动脉均发自椎动脉。脊髓前动脉沿前正中裂下行至脊髓末端。脊髓后动脉为左、右两条，各沿脊髓后外侧沟下行。

脊髓前、后动脉在下行的过程中，有来自肋间后动脉和腰动脉的脊髓支补充，以保障脊髓有足够的血供。

2. 脊髓的静脉

脊髓的静脉与动脉伴行，大部分注入硬膜外隙内的椎静脉丛。

第四节　周围神经系统

周围神经系统是神经系统的组成部分，包括除脑和脊髓之外的神经部分。周围神经可通过感觉神经向脑和脊髓传递来自人体各部的各种感觉信号（传入神经），同时也能通过运动神经将来自中枢的运动信号传送至人体的各种效应器（传出神经），从而引发各种类型的运动。显然，周围神经系统并非独立，为了叙述和学习的方便，在形态上一般可区分为脊神经、脑神经和内脏神经。脊神经连于脊髓，主要分布于躯干和四肢；脑神经连于脑，主要分布于头、面部；内脏神经通常借助脊神经和脑神经分别与脊髓和脑相连，主要分布于内脏器官、心血管和腺体。

一、脊神经

（一）概述

1. 脊神经的构成、分部和纤维成分

脊神经连于脊髓，共 31 对，每对脊神经借前根和后根的根丝连于脊髓的前外侧沟和后外侧沟。前根运动性，后根感觉性，两者在椎间孔处汇合成脊神经，因此为混合性。在椎间孔附近脊神经后根有椭圆形膨大，称脊神经节。31 对脊神经中包括颈神经 8 对、胸神经 12 对、腰神经 5 对、骶神经 5 对和尾神经 1 对。第 1 对颈神经干在枕骨与寰椎之间穿出椎管，第 2～7 对颈神经干均通过同序数颈椎上方的椎间孔穿出，第 8 对颈神经在第 7 颈椎下方的椎间孔穿出；

12 对胸神经干和 5 对腰神经干都通过相应椎骨下方的椎间孔穿出；第 1～4 对骶神经经同序数的骶前、后孔穿出，第 5 对骶神经和尾神经由骶管裂孔穿出。

每一对脊神经都是混合性神经，含有 4 种纤维。①躯体感觉纤维，始于脊神经节的假单极神经元，其中枢突组成后根入脊髓；周围突加入脊神经，分布于皮肤、骨骼肌和关节等，将躯体的感觉冲动传向中枢。②内脏感觉纤维，来自于脊神经节的假单极神经元，其中枢突组成后根入脊髓；周围突分布于内脏、心血管和腺体的感受器等，将内脏的感觉冲动传向中枢。③躯体运动纤维，由脊髓灰质的前角运动神经元的轴突组成，分布于躯干和四肢的骨骼肌。④内脏运动纤维，由脊髓灰质的胸、腰部侧角和骶副交感核运动神经元的轴突组成，分布于平滑肌、心肌和腺体（图 8-26）。

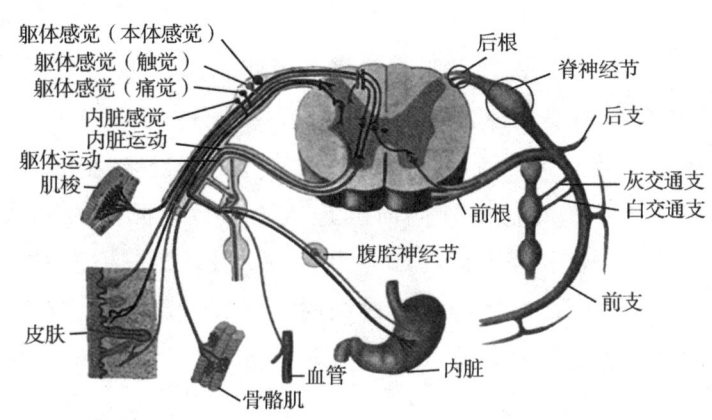

图 8-26 脊神经组成和分支、分布示意图

2. 脊神经的分支

脊神经干很短，穿出椎间孔后立即分为 4 支即前支、后支、脊膜支和交通支。

（1）前支。粗大，混合性，分布于躯干前外侧和四肢的肌肉和皮肤。在人类，胸神经前支保持着明显的节段性走行和分布，其余各部的前支分别交织成丛，即颈丛、臂丛、腰丛和骶丛等。由丛再发出分支分布于相应的部位。

（2）后支。较细，混合性，经相邻椎骨横突之间或骶后孔向后行走，都有肌支和皮支。肌支分布于项、背及腰、骶部深层肌，皮支分布于枕、项、背、腰、臀部的皮肤，其分布有明显的节段性。其中，第 2 对颈神经后支的皮支粗大，称枕大神经，穿斜方肌腱达皮下，分布于枕、项部的皮肤。第 1～3 对腰神经后支的皮支，主要分布于臀上部的皮肤，称臀上皮神经。第 1～3 对骶神经后支的皮支分布于臀中区的皮肤称臀中皮神经。

（3）脊膜支。细小，经椎间孔返回椎管，分布于脊髓的被膜、脊柱的韧带和椎间盘等处。

（4）交通支。为连于脊神经与交感干之间的细支。其中发自脊神经连至交感干的称白交通支；而来自交感干连于每条脊神经的称灰交通支（详见内脏神经）。

下面主要叙述脊神经前支及其各丛的分支、分布。

（二）颈丛

1. 颈丛的组成和位置

由第 1～4 颈神经的前支和第 5 颈神经前支的一部分组成，位于胸锁乳突肌上部的深面，中斜角肌和肩胛提肌起始处的前方。

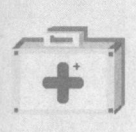

2. 颈丛的主要分支

颈丛的分支包括浅支、深支和与其他神经的交通支。浅支由胸锁乳突肌后缘中点附近穿出后散开行向一侧颈部皮肤。因其浅出部位位置表浅，纤维集中，故临床上颈部表浅手术时，常在各皮支集中浅出处进行阻滞麻醉。主要的分支有以下几种（图 8-27）。

（1）枕小神经（C2）。沿胸锁乳突肌后缘上升，分布于枕部及耳郭背面上部的皮肤。

（2）耳大神经（C2～C3）。沿胸锁乳突肌表面向耳垂方向上行，至耳郭及其附近的皮肤。

（3）颈横神经（C2～C3）。横过胸锁乳突肌浅面向前行，分布于颈前部皮肤。常与面神经有交通支。

（4）锁骨上神经（C3～C4）。有 2～4 支辐射状行向外下方和下外侧，分布于颈侧部、胸壁上部和肩部的皮肤。

颈丛深支主要支配颈部深肌、舌骨下肌群、肩胛提肌和膈。

（5）膈神经（C3～C5）。属混合性，是颈丛中最重要的分支（图 8-28）。先在前斜角肌上端的外侧，继而沿该肌前面下降至其内侧，在锁骨下动静脉之间经胸廓上口进入胸腔，再与心包膈血管伴行，经过肺根前方，在心包的外侧面下行达膈肌。膈神经的运动纤维支配膈肌的运动，感觉纤维分布于胸膜、心包和膈下面的部分腹膜。一般认为，右膈神经的感觉纤维还分布到肝、胆囊和肝外胆道的浆膜等。若膈神经受刺激时，可导致膈肌痉挛性收缩，引起呃逆。若一侧膈神经损伤可致同侧半膈肌瘫痪，腹式呼吸减弱或消失，严重时可引起窒息感。

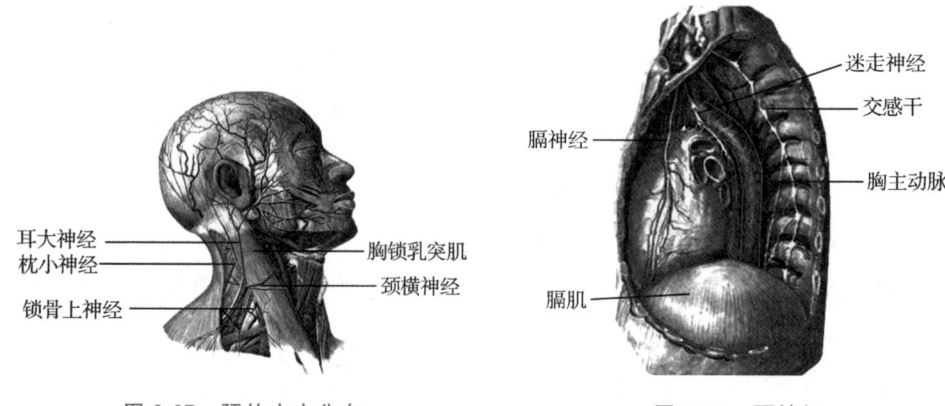

图 8-27 颈丛皮支分布　　　　　　　图 8-28 膈神经

（三）臂丛

1. 臂丛的组成和位置

由第 5～8 颈神经前支和第 1 胸神经前支的大部分纤维组成，先穿斜角肌间隙向外侧，继而经锁骨中段后方向外下进入腋窝。组成臂丛的 5 个神经根反复分支组合，在腋窝内最后形成 3 束纤维，它们从内、外、后三面包围腋动脉，分别称为臂丛内侧束、臂丛外侧束和臂丛后束（图 8-29）。臂丛在锁骨中点后方穿斜角肌间隙处比较集中，位置表浅，常作为臂丛阻滞麻醉的定位标志。

2. 臂丛的主要分支

臂丛的分支主要分布于胸上肢肌、上肢带肌、背浅部肌（斜方肌除外）及上肢的肌、关节、骨和皮肤。可按其发出的部位分为锁骨上分支和锁骨下分支。锁骨上分支多是一些短的肌支，例如，胸长神经（C5～C7）（图 8-30）经臂丛后方行向外下至前锯肌表面，支配该肌和乳房外侧份。锁骨下分支分别发自臂丛的 3 个束，主要分支有以下几种（图 8-30）。

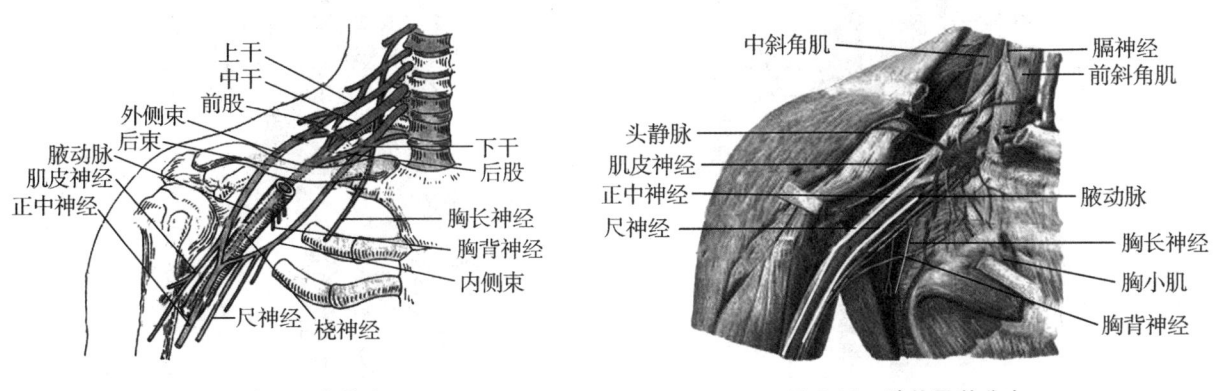

图 8-29　臂丛组成模式图　　　　　　　　　图 8-30　臂丛及其分支

（1）胸背神经（C6～C8）。起自臂丛后束，沿肩胛骨外侧缘伴肩胛下血管下降，支配背阔肌。乳腺癌根治术清除腋淋巴结群时，注意勿损伤此神经。

（2）肌皮神经（C5～C7）。自臂丛外侧束发出后，向外斜穿喙肱肌，经肱二头肌和肱肌之间下行，发出肌支支配喙肱肌、肱二头肌和肱肌这三块肌。其终支在肘关节稍下方从肱二头肌外侧穿出深筋膜，称为前臂外侧皮神经，分布至前臂外侧份的皮肤（图 8-31）。

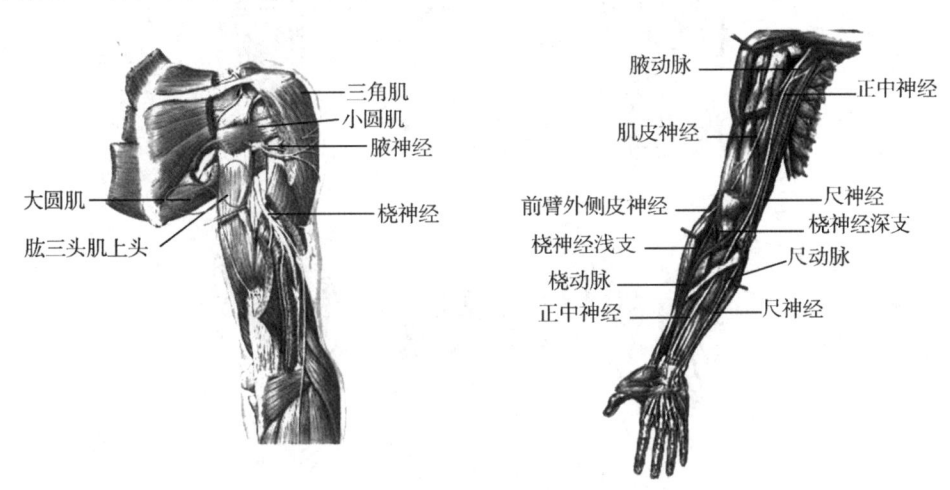

图 8-31　上肢的神经（右侧）

（3）尺神经（C8～T1）。发自臂丛内侧束，在臂部先与肱动脉及正中神经伴行，位于肱动脉内侧下行至臂中份，继而向后下穿过内侧肌间隔至臂后区内侧，下行至内上髁后下方的尺神经沟。再向下穿过尺侧腕屈肌起端转至前臂前内侧，继而于尺侧腕屈肌和指深屈肌之间、尺动脉的内侧下降，在桡腕关节上方发出较细的手背支后，主干于豌豆骨的桡侧下行，经屈肌支持带的浅面进入手掌。尺神经在臂部没有分支。

尺神经皮支：①手背支分布于手背尺侧半和小指、环指及中指尺侧半背面的皮肤；②手掌支分布于小鱼际、小指和环指尺侧半掌面的皮肤。尺神经肌支：①在前臂上部发出肌支分布至尺侧腕屈肌和指深屈肌的尺侧半；②深支支配小鱼际肌、拇收肌、骨间掌侧肌、骨间背侧肌及第 3、4 蚓状肌（图 8-32）。

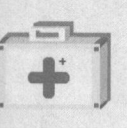

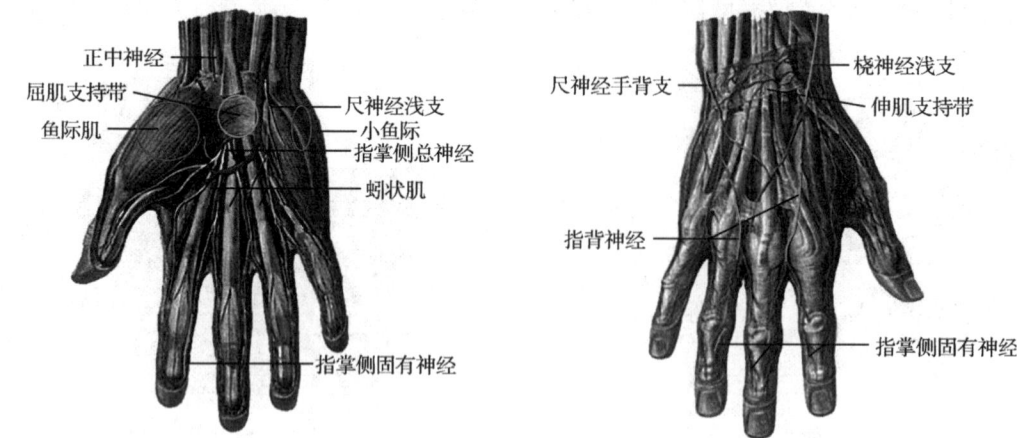

正中神经
屈肌支持带
鱼际肌

尺神经浅支
小鱼际
指掌侧总神经
蚓状肌

尺神经手背支

桡神经浅支
伸肌支持带

指背神经

指掌侧固有神经

指掌侧固有神经

图 8-32　手的神经（右侧）

桡、尺、正中神经损伤的手形和皮肤感觉障碍区（图 8-33）。

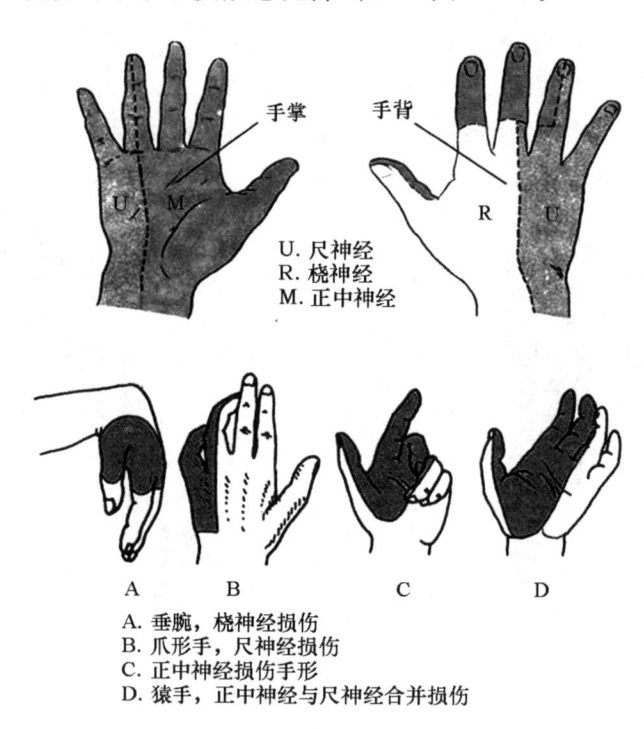

手掌　　　手背

U. 尺神经
R. 桡神经
M. 正中神经

A　　　B　　　　C　　　　D

A. 垂腕，桡神经损伤
B. 爪形手，尺神经损伤
C. 正中神经损伤手形
D. 猿手，正中神经与尺神经合并损伤

图 8-33　手皮肤的神经分布

　　尺神经在肱骨内上髁后方的尺神经沟，位置表浅，此处外伤如骨折，易累及该神经。尺神经损伤后，运动障碍表现为屈腕能力减弱，拇指内收能力消失，环指、小指的末节指不能屈，小鱼际肌萎缩，骨间肌萎缩，各指不能互相靠拢，各掌指关节过伸，呈现"爪形手"体征。感觉障碍以小指侧最为显著。桡神经在肱骨桡神经沟内紧贴肱骨的骨面，当肱骨中段或中、下1/3交界处骨折，容易累及桡神经。桡神经损伤后，主要运动障碍是前臂伸肌瘫痪，表现为抬前臂时呈"垂腕"体征。感觉障碍以第1、2掌骨间隙背面皮肤最为明显。桡骨颈骨折时，可伤及桡神经深支，主要表现为伸腕能力弱和不能伸指等症状。正中神经在臂部主干损伤，可累及全部分支，引起前臂屈腕能力明显减弱，不能旋前，鱼际肌萎缩，不能对掌，拇、食、中指不能屈曲，手掌平坦呈"猿手"。感觉障碍以拇、食、中指的掌面最为显著。正中神经与尺神经合并损伤时，由于鱼际肌和小鱼际肌、骨间肌、蚓状肌全部萎缩，手掌变平坦，呈现典型"猿手"体征。

（4）桡神经（C5～T1）。是发自臂丛后束的一条粗大神经，在腋腔内位于腋动脉的后方，并向外下与肱深动脉伴行，先经肱三头肌长头与内侧头之间，然后沿桡神经沟绕肱骨中段背侧旋向下外，在肱骨外上踝上方穿经外侧肌间隔，至肱桡肌与肱肌之间，继而向下行于肱肌与桡侧腕长伸肌之间。

桡神经在臂部自主干发出。①皮支：臂后皮神经，分布于臂背面皮肤；臂外侧下皮神经，分布于臂下外侧皮肤；前臂后皮神经，分布于前臂背面皮肤。②肌支：支配肱三头肌、肱桡肌和桡侧腕长伸肌。

桡神经在肱骨外上髁前方分为浅支和深支。①桡神经浅支为皮支，自肱骨外上髁前外沿桡动脉外侧下降，在前臂中、下1/3交界处转向背面，并下行至手背，分成4～5支指背神经分布于手背桡侧半和桡侧两个半手指近节背面的皮肤。②深支较粗大，主要为肌支，经桡骨颈外侧穿旋后肌至前臂后面，在前臂伸肌群的浅深层之间下行，沿途发出分支支配前臂的伸肌。

（5）正中神经（C6～T1）。由臂丛内侧束的内侧根和外侧束的外侧根在腋动脉前方向下汇合成正中神经干。正中神经先沿肱二头肌内侧沟下行，并由外侧向内侧跨过肱动脉的浅面与血管一起下降至肘窝。之后穿旋前圆肌及指浅屈肌腱弓，继而向下行于前臂正中，位于指浅、深屈肌之间达腕部。从桡侧腕屈肌腱和掌长肌腱之间进入腕管，在掌腱膜深面到达手掌。

正中神经在臂部无分支，在肘部和前臂发出许多肌支，支配除肱桡肌、尺侧腕屈肌和指深屈肌尺侧半以外的所有前臂的屈肌和旋前肌。在屈肌支持带下方的桡侧，由正中神经外侧缘发出一粗短的返支，行于桡动脉掌浅支的外侧并向外侧进入鱼际，分布于拇收肌以外的鱼际肌。在手掌正中神经发出数支指掌侧总神经，下行至掌骨头附近，指掌侧总神经又分为两支指掌侧固有神经，沿手指的相对缘至指尖，分布于第1、2蚓状肌及掌心、鱼际、桡侧3个半指的掌面，以及其中节和远节手指背面的皮肤。

（6）腋神经（C5～C6）。在腋窝发自臂丛后束，向后外方走行穿经腋腔后壁的四边孔，绕肱骨外科颈至三角肌深面。肌支支配三角肌和小圆肌。皮支称臂外侧上皮神经，由三角肌后缘穿出，分布于肩部和臂外侧区上部的皮肤。

临床上肱骨外科颈骨折、肩关节脱位等，易累及腋神经受损致三角肌瘫痪，出现不能高举或外展上肢，肩部骨骼耸出，肩部失去圆隆状，呈现"方形肩"体征。因邻近皮神经的重叠分布，感觉障碍不明显。

（四）胸神经前支

胸神经前支共12对。第1～11对各自位于相应的肋间隙中，称肋间神经（图8-34），第12对胸神经前支位于第12肋下方，故名肋下神经。肋间神经在肋间血管的下方，沿各肋沟前行至腋前线附近离开肋骨下缘，行于肋间隙中肋间内、外肌之间。上6对肋间神经肌支主要支配肋间肌，其皮支包括外侧皮支和前皮支，在胸腹壁侧面发出，称外侧皮支，分布于胸侧壁和肩胛区的皮肤，其主干继续前行，到达胸骨侧缘处穿至皮下，称前皮支，分布于胸前壁的皮肤；第7～11对肋间神经和肋下神经斜向前下，行于腹内斜肌与腹横肌之间，并在腹直肌外缘进入腹直肌鞘，分布于腹直肌。下6对肋间神经肌支配相应的肋间肌和腹肌的前外侧群。其外侧皮支和前皮支主要分布于胸、腹壁的皮肤。胸神经前支在胸、腹壁皮肤的节段性分布最为明

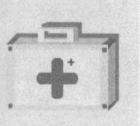

显，按神经顺序由上向下依次排列且相对恒定。如 T2 分布区相当于胸骨角平面，T4 相当于乳头平面，T6 相当于剑突平面，T8 相当于肋弓平面，T10 相当于脐平面，T12 则分布于脐与耻骨联合连线中点平面（图 8-35）。临床上实施椎管内麻醉时，多据此测定麻醉平面的位置，也可据此检查感觉障碍的平面。

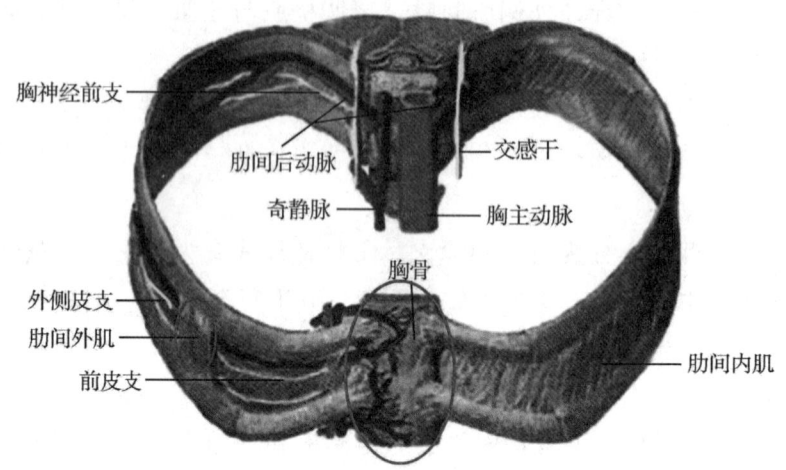

图 8-34　肋间神经走行和分支

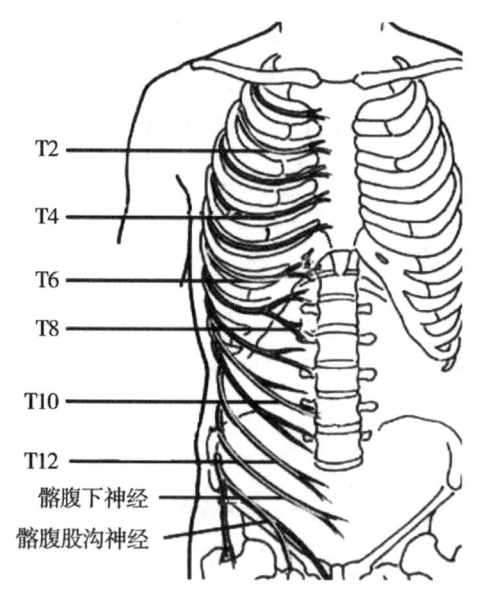

图 8-35　躯干前面的神经

（五）腰丛

1. 腰丛的组成和位置

由第 12 胸神经前支的一部分、第 1～3 腰神经前支和第 4 腰神经前支的一部分组成。第 4 腰神经前支的其余部分和第 5 腰神经前支合成腰骶干向下加入骶丛。腰丛位于腹后壁腰大肌深面，腰椎横突前面（图 8-36）。

2. 腰丛的主要分支

腰丛除发出肌支支配髂腰肌和腰方肌外，还发出下列分支分布于腹股沟区及大腿的前部和内侧部（图 8-37）。

（1）髂腹下神经（T12、L1）。从腰大肌外侧缘穿出，经肾后面和腰方肌前面行向外下，经髂嵴后份上方进入腹内斜肌和腹横肌之间，继而在腹内斜肌、腹外斜肌之间前行，最后在腹股沟管浅环上方3cm处穿腹外斜肌腱膜至皮下。沿途发出肌支支配腹壁肌下份，其皮支分布于臀外侧部、腹股沟区及下腹部皮肤。

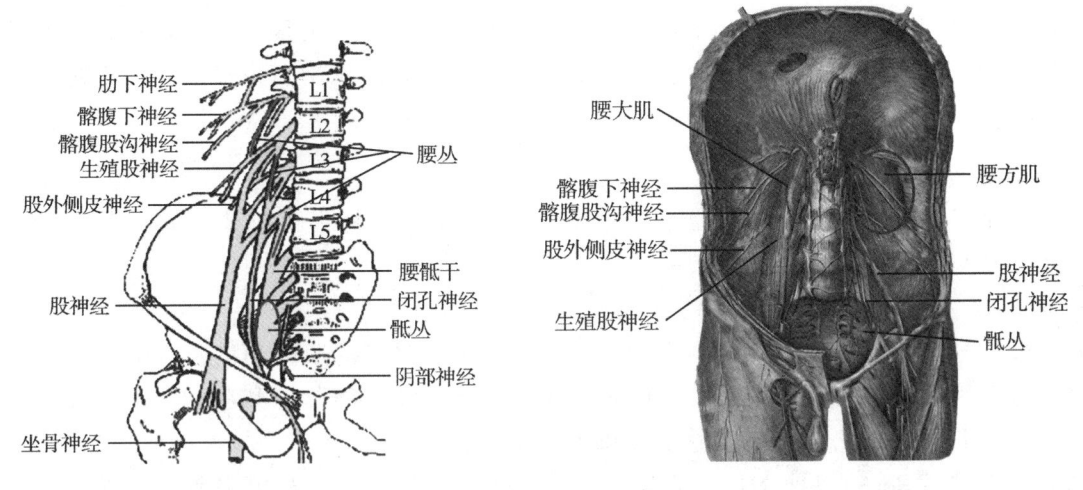

| 图 8-36 腰、骶丛组成模式图 | 图 8-37 腰丛的主要分支 |

（2）髂腹股沟神经（L1）。自腰大肌外侧缘，髂腹下神经的下方穿出，走行方向与该神经略同，在髂嵴前端附近穿经腹横肌，在腹横肌与腹内斜肌之间前行，向下穿腹股沟管并伴精索（子宫圆韧带），自腹股沟管浅环浅出。其肌支分布于沿途附近的腹壁肌，皮支分布于腹股沟区和阴囊或大阴唇皮肤。

（3）股外侧皮神经（L2～L3）。腰大肌外侧缘穿出，行向前外侧，斜越髂肌表面，达髂前上棘内侧，经腹股沟韧带深面进入股部，穿出深筋膜，分布于大腿前外侧面皮肤。

（4）股神经（L2～L4）。是腰丛中最大的分支，自腰大肌外侧缘发出后，在腰大肌与髂肌之间下行，在腹股沟韧带中点稍外侧，经腹股沟韧带深面、股动脉外侧到达股三角，随即分为数支：①肌支，支配髂肌、耻骨肌、股四头肌和缝匠肌；②皮支，有数条较短的皮支，分布于大腿和膝关节前面的皮肤；最长的皮支称隐神经，伴随股动脉入收肌管下行，至膝关节内侧浅出至皮下后，伴随大隐静脉沿小腿内侧面下行达足内侧缘，沿途分布于膝关节、髌下、小腿内侧面和足内侧缘的皮肤（图8-38）。

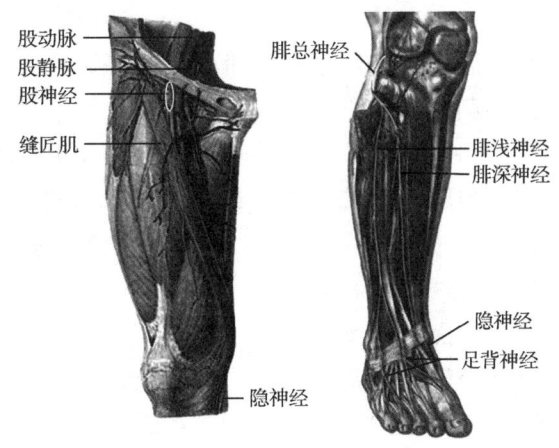

图 8-38 下肢的神经（前面观）

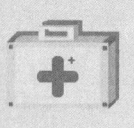

股神经损伤后出现屈髋无力，坐位时不能伸小腿，行走困难，股四头肌萎缩，膝跳反射消失，髌骨高高突出于皮下，大腿前面和小腿内侧面皮肤感觉障碍。

（5）闭孔神经（L2～L4）。自腰丛发出后，从腰大肌内侧缘穿出，沿小骨盆内侧壁前行，伴闭孔血管穿闭膜管出小骨盆，分前、后两支，分别从短收肌前、后面进入大腿内侧区。其皮支分布于大腿内侧面的皮肤，肌支支配闭孔外肌、大腿内收肌群。

（6）生殖股神经（L1～L2）。自腰大肌前面穿出后，在该肌前面下降。在腹股沟韧带上方分成生殖支和股支。生殖支分布于阴囊（大阴唇）和提睾肌。股支则分布于股三角的皮肤。

（六）骶丛

1. 骶丛的组成和位置

骶丛是全身最大的神经丛，由腰骶干及全部骶神经和尾神经的前支组成。骶丛位于盆腔内，在骶骨及梨状肌的前面，髂血管的后方。

2. 骶丛的主要分支

骶丛分支分布于盆壁、臀部、会阴、股后部、小腿及足部的肌肉和皮肤（图8-39）。

（1）臀上神经（L4～L5，S1）。从骶丛发出后伴臀上动、静脉经梨状肌上孔出盆腔，行于臀中肌、臀小肌间，支配臀中肌、臀小肌和阔筋膜张肌。

（2）臀下神经（L5，S1～S2）。从骶丛发出后伴臀下动、静脉经梨状肌下孔出盆腔，行于臀大肌深面，支配臀大肌。

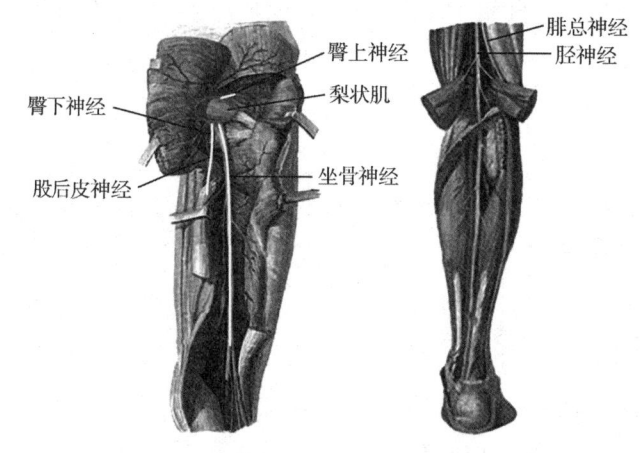

图8-39 下肢的神经（后面观）

（3）股后皮神经（S1～S3）。从骶丛发出后出梨状肌下孔，至臀大肌下缘浅出分布于股后区皮肤。

（4）阴部神经（S2～S4）。从骶丛发出后伴阴部内动、静脉出梨状肌下孔，绕坐骨棘穿坐骨小孔进坐骨肛门窝，贴此窝外侧壁向前分支分布于会阴部和外生殖器的肌群和皮肤。

（5）坐骨神经（L4～L5，S1～S3）。是全身最粗大、行程最长的神经，穿梨状肌下孔出盆腔，在臀大肌深面，经坐骨结节与股骨大转子之间连线中点深面进入大腿后部，沿中线经股二头肌长头深面，一般在腘窝上角处分为胫神经和腓总神经。在大腿后部发出肌支支配大腿后群肌。

自坐骨结节与大转子之间的中点到股骨内、外侧髁之间中点的连线的上2/3段，为坐骨神经在股后部的体表投影。坐骨神经痛时，常在此投影线上出现压痛。

1）胫神经（L4～L5，S1～S3）：是坐骨神经干的直接延续。于股后区沿中线下行入腘窝，在腘窝内与深部的腘血管伴行向下，在小腿后区比目鱼肌深面伴胫后血管下降，经内踝后方，在屈肌支持带深面分为足底内、外侧神经两终支行向足底。胫神经在腘窝及小腿部沿途发出肌支支配小腿肌后群。足底内侧神经经展肌深面，至趾短屈肌内侧前行，分布于足底肌内侧群及足底内侧和内侧三个半脚趾跖面皮肤。足底外侧神经经展肌及趾短屈肌深面，至足底外侧向前，分布于足底肌中间群和外侧群，以及足底外侧和外侧一个半脚趾跖面皮肤（图8-40）。

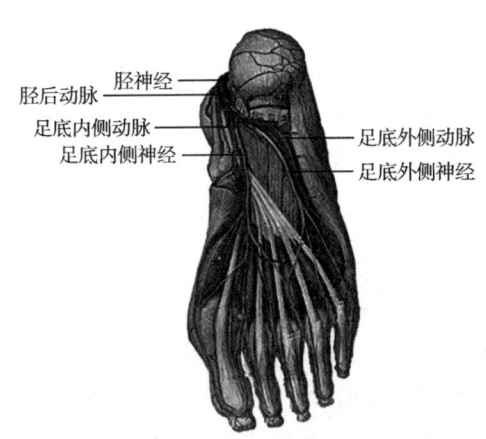

图 8-40 足底的神经

2) 腓总神经（L4～L5，S1～S2）：与胫神经分离后沿股二头肌内侧缘行向下外，绕腓骨颈外侧向前，穿腓骨长肌分为腓浅神经和腓深神经。①腓浅神经自腓总神经分出后，在腓骨长、短肌与趾长伸肌之间下行，其肌支支配腓骨长、短肌，至小腿中、下1/3交界处穿深筋膜浅出为皮支，分布于小腿外侧、足背和第2～5趾背的皮肤。②腓深神经自腓总神经分出后，经腓骨颈与腓骨长肌间斜向前行，伴行胫前血管，先在胫骨前肌和趾长伸肌间，后在胫骨前肌与长伸肌之间下行至足背。分布于小腿肌前群、足背肌及第1、2趾背面的相对缘皮肤。

知识链接

胫神经与腓总神经损伤

胫神经损伤为运动障碍，足内翻力弱，不能跖屈，不能以足尖站立。由于小腿前外侧群肌过度牵拉，致使足呈背屈、外翻位，出现"钩状足"畸形；感觉障碍区以足底面皮肤明显。腓总神经在经腓骨颈处位置表浅，最易受损伤，受损伤后，运动障碍为足不能背屈，趾不能伸，足下垂且内翻，出现"马蹄内翻足"畸形，行走呈"跨阈步态"；感觉障碍主要在小腿外侧面和足背较为明显（图8-41）。

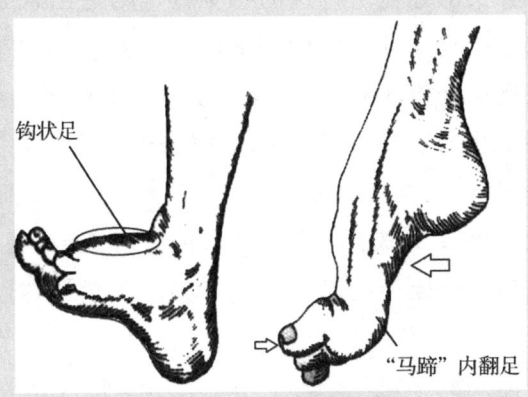

图 8-41 神经损伤后足的畸形

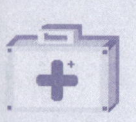

■ 二、脑神经

（一）概述

1. 脑神经的组成和名称

脑神经是指与脑相连的周围神经，其排列顺序通常用罗马数字表示，共 12 对：Ⅰ嗅神经、Ⅱ视神经、Ⅲ动眼神经、Ⅳ滑车神经、Ⅴ三叉神经、Ⅵ展神经、Ⅶ面神经、Ⅷ前庭蜗神经、Ⅸ舌咽神经、Ⅹ迷走神经、Ⅺ副神经、Ⅻ舌下神经（图 8-42）。

2. 脑神经的纤维成分

脑神经的成分比脊神经复杂，一般认为含有 7 种纤维成分，为描述方便，本文简单归纳为 4 种。①躯体感觉纤维：分布于头面部皮肤、肌、肌腱和大部口、鼻腔黏膜和由外胚层分化形成的视器和前庭蜗器等特殊感觉器官。②内脏感觉纤维：分布于头、颈、胸、腹的脏器、味蕾和嗅器。③躯体运动纤维：支配眼球外肌、舌肌和由鳃弓衍化而来的横纹肌，如咀嚼肌、面肌、咽喉肌、胸锁乳突肌和斜方肌等。④内脏运动纤维：支配平滑肌、心肌和腺体。

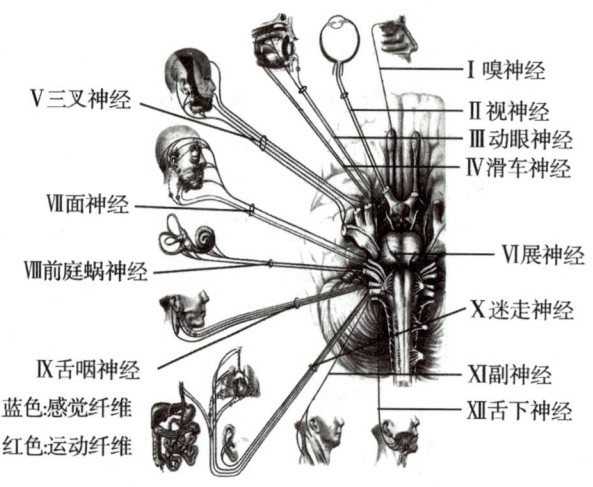

图 8-42　脑神经概况

脑神经与脊神经之间基本方面大致相同，但也存在一些具体差别，主要包括：①脑神经有感觉性（Ⅰ、Ⅱ、Ⅷ）、运动性（Ⅲ、Ⅳ、Ⅵ、Ⅺ、Ⅻ）和混合性（Ⅴ、Ⅶ、Ⅸ、Ⅹ）三种，而每对脊神经都是混合性的；②头部分化出特殊的感觉器，随之出现了与其相联系的Ⅰ、Ⅱ、Ⅷ对脑神经；③脑神经中的内脏运动纤维均属副交感成分，且仅存在于Ⅲ、Ⅶ、Ⅸ、Ⅹ这四对脑神经中。而脊神经中的内脏运动纤维主要是交感成分，且每对脊神经中都有，仅在第 2～4 骶神经中含有副交感成分。Ⅲ、Ⅶ、Ⅸ对脑神经中的内脏运动纤维自中枢发出后，先终止于相应的副交感神经节（有 4 对），节内的神经元再发出纤维分布于平滑肌和腺体。与Ⅹ对脑神经内脏运动纤维相连属的副交感神经节多位于所支配器官的壁旁或壁内。脑神经中的躯体感觉和内脏感觉纤维的胞体绝大多数是假单极神经元，在脑外集聚成感觉神经节，有三叉神经节（Ⅴ）、膝神经节（Ⅶ）、上神经节和下神经节（Ⅸ、Ⅹ），其性质与脊神经节相同。由双极神经元胞体集聚形成的前庭神经节和蜗神经节（Ⅷ）是与平衡觉、听觉传入相关的神经节。

（二）12 对脑神经

1. 嗅神经

感觉性神经。由上鼻甲以上和鼻中隔上部黏膜内的嗅细胞中枢突聚集成多条嗅丝（即嗅神经），穿筛孔入颅，进入嗅球传导嗅觉（图 8-43）。颅前窝骨折伤及筛板时，可损伤嗅丝和脑膜，造成嗅觉障碍，严重时可形成脑脊液鼻漏。

2. 视神经

感觉性神经。由视网膜节细胞的轴突，在视神经盘处汇聚穿过巩膜而构成。视神经在眶内行向后内，穿视神经管入颅中窝，于垂体前方连于视交叉，再经视束连于间脑外侧膝状体，传导视觉冲动（图 8-44）。

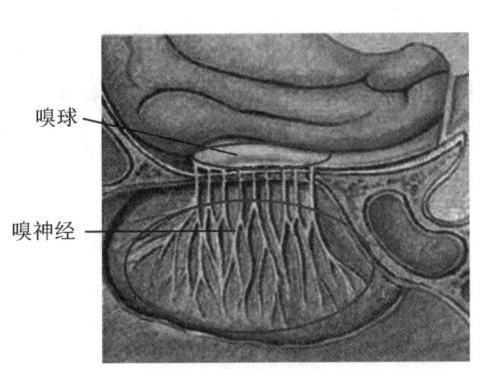

图 8-43　嗅神经

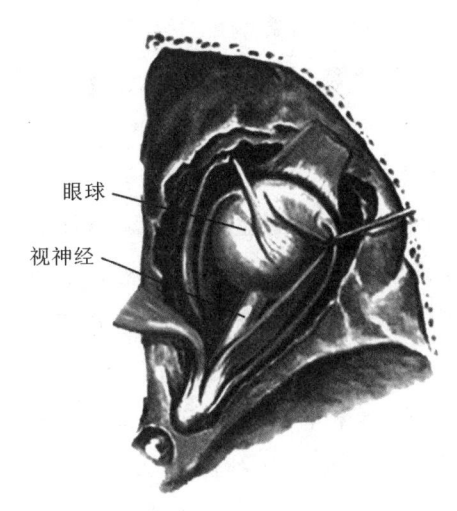

图 8-44　视神经

由于视神经是在胚胎发育过程中间脑向外突出形成视器的一部分，故视神经外面包有与 3 层脑膜分别相延续的 3 层被膜（即视神经鞘），脑蛛网膜下隙通至视神经周围，直至视神经盘处。因此，颅内压升高时，可导致视神经盘水肿。

3. 动眼神经

运动性神经，含有躯体运动和内脏运动两种纤维（图 8-45）。躯体运动纤维起于中脑动眼神经核，内脏运动纤维属于副交感节前纤维，起于动眼神经副核。动眼神经自中脑腹侧面脚间窝出脑，紧贴小脑幕切迹缘及后床突侧方前行，进入海绵窦外侧壁上部，再经眶上裂入眶，立即分成上、下两支。上支细小，支配上睑提肌和上直肌。下支粗大，支配下直肌、内直肌和下斜肌。下斜肌支分出一小支称睫状神经节短根，由内脏运动纤维（副交感）组成，进入睫状神经节交换神经元后，分布于眼球内的睫状肌和瞳孔括约肌，参与调节反射和瞳孔对光反射。睫状神经节为副交感神经节，位于视神经与外直肌之间，有副交感、交感、感觉 3 个根进入此节。其中副交感根即睫状神经节短根，来自动眼神经，在此节交换神经元。节后纤维加入睫状短神经进入眼球，支配睫状肌和瞳孔括约肌。

动眼神经损伤，一侧动眼神经完全损伤，可致所支配的眼肌瘫痪，出现患侧上睑下垂、瞳孔斜向外下方及瞳孔散大、瞳孔对光反射消失等症状。

4. 滑车神经

运动性神经。滑车神经由滑车神经核发出的躯体运动纤维组成（图 8-46）。

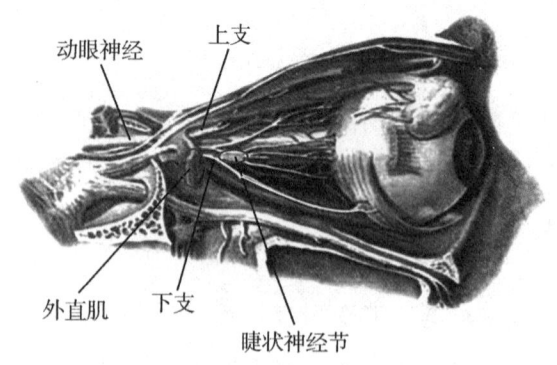

图 8-45 动眼神经

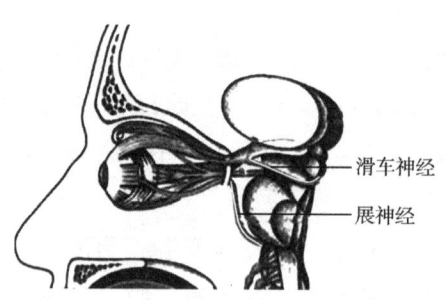

图 8-46 滑车神经、展神经

滑车神经自中脑背侧的下丘下方、中线的两侧出脑，绕大脑脚外侧向前，穿海绵窦外侧壁，向前经眶上裂入眶。滑车神经支配上斜肌。滑车神经损伤，上斜肌瘫痪，患侧眼不能向外下方斜视。

5. 三叉神经

混合性神经，含有躯体感觉和躯体运动两种纤维（图 8-47）。躯体运动纤维始于脑桥三叉神经运动核，组成三叉神经运动根，由脑桥基底部与脑桥臂交界处出脑，位于感觉根下内侧，后进入下颌神经，经卵圆孔出颅，分布于咀嚼肌等。躯体感觉纤维的胞体位于三叉神经节内。三叉神经节由假单极神经元组成，位于颞骨岩部尖端的三叉神经压迹处，其中枢突聚集成粗大的三叉神经感觉根，由脑桥基底部与脑桥臂交界处入脑，止于三叉神经脑桥核和三叉神经脊束核；其周围突组成三叉神经三大分支，即眼神经、上颌神经和下颌神经，分布于面部皮肤、眼、口腔、鼻腔、鼻旁窦的黏膜、牙、脑膜等，传导痛、温、触等多种感觉。

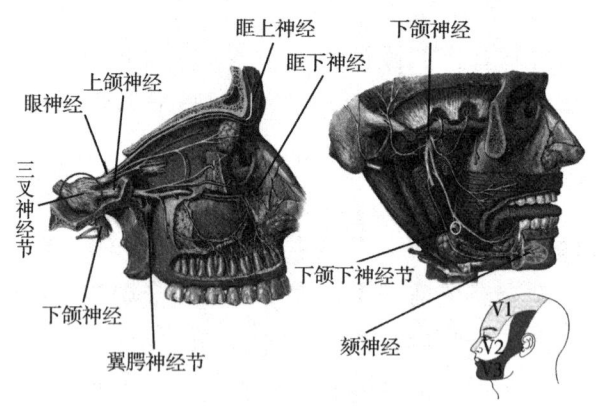

图 8-47 三叉神经

（1）眼神经。感觉性神经。自三叉神经节发出后，穿经海绵窦外侧壁，在动眼神经和滑车神经下方经眶上裂入眶。分支分布于眶、眼球、泪腺、结膜、硬脑膜和部分鼻黏膜，以及额顶部、上睑和鼻背的皮肤。

（2）上颌神经。感觉性神经。自三叉神经节发出后，穿经海绵窦外侧壁，经圆孔出颅入翼腭窝，再经眶下裂入眶，延续为眶下神经。分布于硬脑膜、眼裂和口裂间的皮肤、上颌牙齿，以及鼻腔和口腔黏膜。

（3）下颌神经。混合性神经，3 支中最粗大的 1 支。自卵圆孔出颅后，在翼外肌深面分为

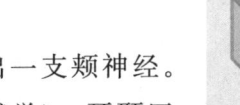

前、后两干。前干细小，除发肌支支配咀嚼肌、鼓膜张肌和腭帆张肌外，还分出一支颊神经。后干粗大，除分布于硬脑膜、下颌牙及牙龈、舌前 2/3 及口腔底的黏膜（一般感觉）、耳颞区和口裂以下的皮肤外，尚有分支支配下颌舌骨肌和二腹肌前腹。

当一侧三叉神经周围性完全损伤时，感觉障碍表现为同侧面部皮肤及口腔、鼻腔黏膜痛温觉丧失，角膜反射消失；运动障碍表现为患侧咀嚼肌瘫痪，张口时下颌偏向患侧，闭口时患侧咬合无力。临床常见的三叉神经痛可波及整个三叉神经或某一分支的分布范围，可发生在三叉神经任何一支，疼痛部位和范围与受累的三叉神经或某支分布区域一致。

6. 展神经

运动性神经。起于脑桥展神经核，自延髓脑桥沟中部出脑，前行至颞骨岩部尖端穿入海绵窦内侧壁，经眶上裂入眶，分布于外直肌。展神经损伤后可致外直肌瘫痪，患侧眼球不能转向外侧，产生内斜视。

7. 面神经

混合性神经。含有四种纤维成分：躯体运动纤维起于脑桥被盖部面神经核，主要支配面肌的运动；内脏运动纤维，属副交感节前纤维，起于脑桥上泌涎核，换元后的节后纤维分布于泪腺、下颌下腺、舌下腺及鼻、腭的黏膜腺，支配腺体的分泌；内脏感觉纤维，即味觉纤维，其胞体位于膝神经节，周围突分布于舌前 2/3 黏膜的味蕾，中枢突止于脑干孤束核上部；躯体感觉纤维，传导耳部皮肤的躯体感觉和面部表情肌的本体感觉（图 8-48）。

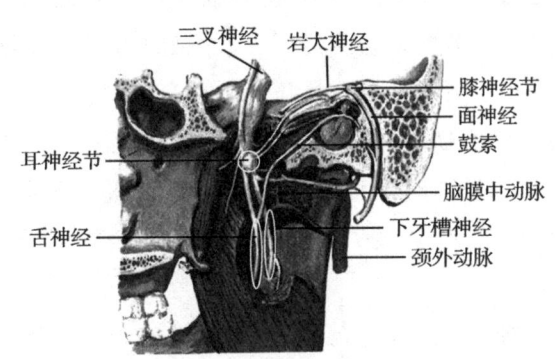

图 8-48　面神经

面神经由两个根组成，一是较大的运动根，另一个是较小的混合根（感觉和副交感纤维），称中间神经，自脑桥延髓沟出脑，进入内耳门后两根合成一干，穿内耳道底进入面神经管，由茎乳孔出颅，向前穿过腮腺到达面部，在面神经管内转折处形成膨大的膝神经节。

（1）面神经管内的分支。

1）鼓索。在面神经出茎乳孔前约 6mm 处发出，向前上行进入鼓室，继而穿岩鼓裂出鼓室至颞下窝，行向前下并入舌神经。鼓索含两种纤维：味觉纤维随舌神经分布于舌前 2/3 的味蕾，传导味觉；副交感纤维进入下颌下神经节，换元后节后纤维分布于下颌下腺和舌下腺，支配腺体分泌。

2）岩大神经。含副交感性的分泌纤维，自膝神经节处分出，出岩大神经裂孔前行，穿破裂孔至颅底，与来自颈内动脉交感丛的岩深神经合成翼管神经，穿翼管至翼腭窝，进入翼腭神经节。副交感纤维在节内换元后，支配泪腺、腭及鼻黏膜的腺体分泌。

3）镫骨肌神经。自面神经管下行段上部发出，支配镫骨肌。

（2）面神经管外的分支。面神经出茎乳孔后前行进入腮腺实质，在腺内分支组成腮腺内丛，由丛发分支在腮腺上缘、前缘和下端穿出，呈扇形分布，支配面部表情肌及颈阔肌（图8-49）。

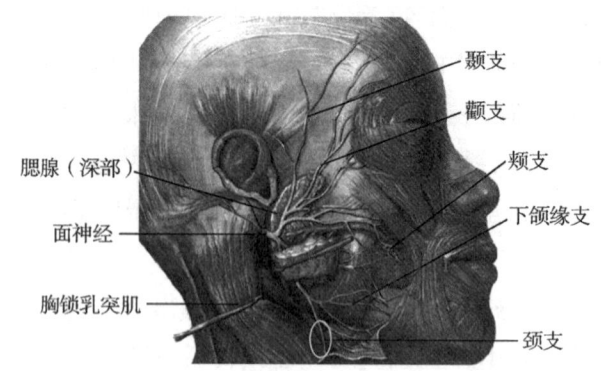

图 8-49　面神经在面部的分支

（3）与面神经相联系的副交感神经节。

1）翼腭神经节。副交感神经节，位于翼腭窝上部，上颌神经下方，为一不规则的扁平小结，有3个根：①副交感根，来自面神经的岩大神经，在节内换元；②交感根，来自颈内动脉交感丛；③感觉根，来自上颌神经的翼腭神经。由翼腭神经节发出一些分支，分布于泪腺、腭和鼻的黏膜，控制腺体的分泌和传导黏膜的一般感觉。

2）下颌下神经节。副交感神经节，位于下颌下腺和舌神经之间，有3个根：①副交感根，来自鼓索，随舌神经到达此节，在节内交换神经元；②交感根，来自面动脉的交感丛；③感觉根，来自舌神经。自节发出分支分布于下颌下腺和舌下腺，管理腺体的分泌和传导一般感觉。

面神经受损主要表现为面肌瘫痪。具体表现有患侧额纹消失，闭眼困难，鼻唇沟变平坦；笑时口角偏向健侧，不能鼓腮，说话时唾液从口角流出；因眼轮匝肌瘫痪导致闭眼困难，故角膜反射消失；听觉过敏；舌前2/3味觉丧失；泌泪障碍引起角膜干燥；泌涎障碍等。

8. 前庭蜗神经

感觉性神经。前庭蜗（位听）神经由前庭神经和蜗神经组成（图8-50）。

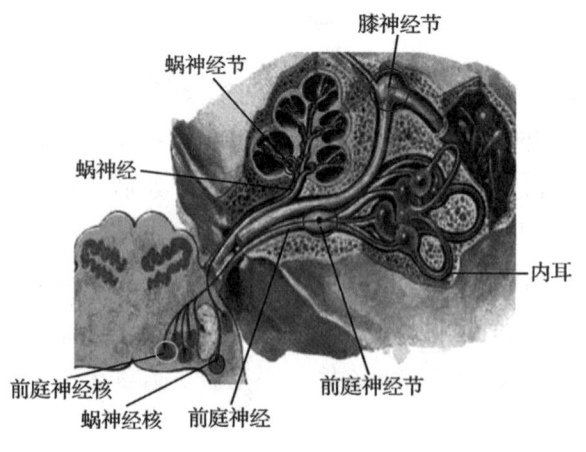

图 8-50　前庭蜗神经

（1）前庭神经。传导平衡觉。其双极神经元的胞体在内耳道底聚集成前庭神经节，周围突穿内耳道底分布于内耳椭圆囊斑、球囊斑和壶腹嵴中的毛细胞，中枢突组成前庭神经，穿内耳道、内耳门入颅，经脑桥延髓沟外侧端入脑，终于脑干的前庭神经核群和小脑等部。

（2）蜗神经。传导听觉。其双极神经元的胞体在内耳蜗轴内聚集成蜗神经节，其周围突分布于内耳螺旋器上的毛细胞，中枢突组成蜗神经，经内耳门入颅，经脑桥延髓沟入脑，终于脑干的蜗神经腹侧、背侧核。

前庭蜗神经损伤后表现为伤侧耳聋和平衡功能障碍；如果仅有部分损伤，由于前庭神经受到刺激可出现眩晕和眼球震颤，并多伴有自主神经功能障碍的症状，如呕吐等。这与前庭网状结构－自主神经中枢的联系有关。

9. 舌咽神经

混合性神经。含有 4 种纤维成分：①躯体运动纤维，起于疑核，支配茎突咽肌；②内脏运动纤维，属副交感节前纤维，起于下泌涎核，在耳神经节更换神经元后分布于腮腺，控制腺体分泌；③内脏感觉纤维，其胞体位于颈静脉孔处的舌咽神经下神经节，中枢突终于脑干孤束核，周围突分布于咽、舌后 1/3 黏膜和味蕾、咽鼓管、鼓室等处的黏膜，以及颈动脉窦和颈动脉小球；④躯体感觉纤维，胞体位于舌咽神经上神经节内，中枢突止于三叉神经脊束核，周围突分布于耳后皮肤。舌咽神经的根丝，自延髓橄榄后沟上部出脑，与迷走神经和副神经同穿颈静脉孔出颅。在孔内神经干上有膨大的上神经节，出孔时又形成一稍大的下神经节。舌咽神经出颅后先在颈内动、静脉间下降，继而弓形向前，经舌骨舌肌内侧达舌根（图 8-51）。其主要分支有以下几种。

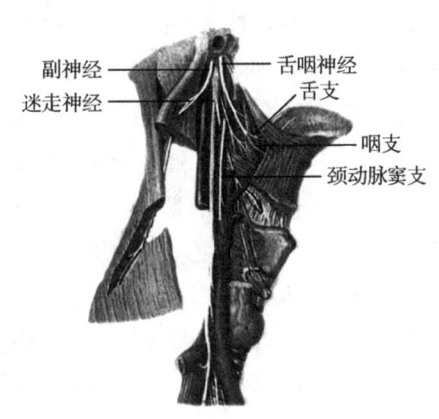

图 8-51 舌咽神经

（1）舌支。为舌咽神经的终支，经舌骨舌肌深面分布于舌后 1/3 黏膜和味蕾，传导一般感觉和味觉。

（2）颈动脉窦支。有 1～2 支，属感觉性，在颈静脉孔下方发出，沿颈内动脉下行，分布于颈动脉窦和颈动脉小球，分别感受血压和血液中二氧化碳浓度的变化，反射性地调节血压和呼吸。

（3）鼓室神经。发自下神经节，进入鼓室，在鼓室内侧壁黏膜内与交感神经纤维共同形成鼓室丛，发数小支分布至鼓室、咽鼓管和乳突小房黏膜，传导感觉。鼓室神经的终支为岩小神经，含来自下泌涎核的副交感纤维，出鼓室达耳神经节换元后，节后纤维随耳颞神经分布于腮腺，支配其分泌（图 8-52）。

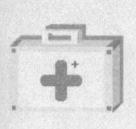

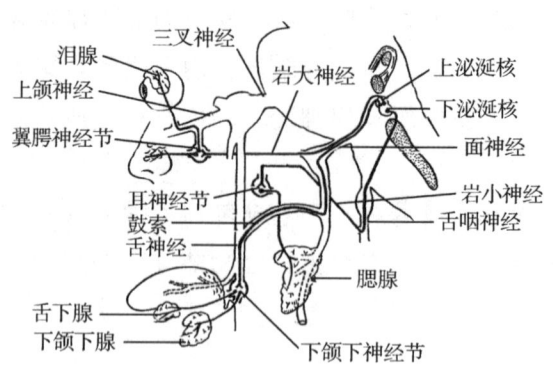

图 8-52　头部腺体的副交感纤维模式图

耳神经节为副交感神经节。位于卵圆孔下方，贴附于下颌神经的内侧。有 4 个根：①副交感根，来自岩小神经，在节内换元后，节后纤维随耳颞神经至腮腺，管理腮腺的分泌；②交感根，来自脑膜中动脉交感丛；③运动根，来自下颌神经，支配鼓膜张肌和腭帆张肌；④感觉根，来自耳颞神经，分布于腮腺，传导腮腺一般感觉冲动。

10. 迷走神经

混合性神经，是行程最长、分布最广的脑神经。含有 4 种纤维成分：①躯体运动纤维，起于延髓疑核，支配咽喉肌；②副交感节前纤维，起于延髓迷走神经背核，分布于颈、胸和腹部的多种脏器，在器官旁或器官内节换元后，节后纤维控制平滑肌、心肌和腺体的活动；③内脏感觉纤维，其胞体位于迷走神经下神经节内，中枢突终于孤束核，周围突分布于颈、胸和腹部的脏器；④躯体感觉纤维，其胞体位于迷走神经上神经节内，其中枢突止于三叉神经脊束核，周围突分布于耳郭、外耳道的皮肤和硬脑膜。迷走神经根丝自橄榄后沟中部出延髓，经颈静脉孔出颅，在此处有膨大的迷走神经上、下神经节。迷走神经干在颈部位于颈动脉鞘内，在颈内静脉与颈内动脉或颈总动脉之间的后方下行至颈根部，由此向下，左、右迷走神经的行程稍有差异。左迷走神经在左颈总动脉与左锁骨下动脉之间下行，越过主动脉弓的前方，经左肺根的后方至食管前面分成许多细支，构成左肺丛和食管前丛，在食管下端又集中延续为迷走神经前干。右迷走神经过右锁骨下动脉前方，沿气管右侧下行，经右肺根后方达食管后面，分支构成右肺丛和食管后丛，向下集中延续为迷走神经后干。迷走神经前、后干向下与食管一起穿膈肌食管裂孔进入腹腔，分布于胃前、后壁，其终支为腹腔支，参与构成腹腔丛。迷走神经沿途发出许多分支，其中较重要的分支有以下几种（图 8-53）。

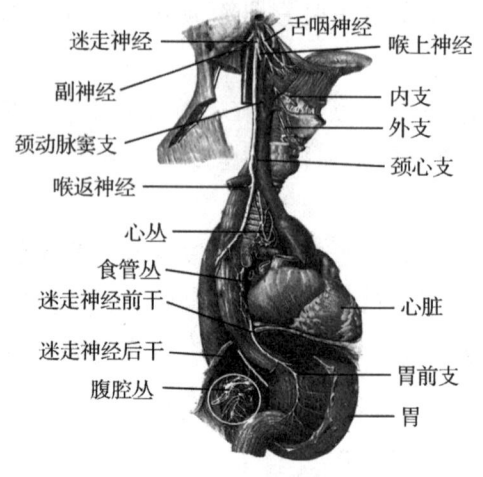

图 8-53　迷走神经

（1）颈部的分支。

1）喉上神经。发自下神经节，沿颈内动脉内侧下行，在舌骨大角水平分成内、外两支。外支支配环甲肌。内支为感觉支，伴喉上动脉一同穿甲状舌骨膜入喉腔，分布于咽、会厌、舌根及声门裂以上的喉黏膜。

2）颈心支。有上、下两支，下行入胸腔与交感神经交织构成心丛。上支有一支称主动脉神经或减压神经，分布于主动脉弓壁内，感受血压变化和化学刺激。

3）耳支。发自上神经节，向后外分布于耳郭后面及外耳道的皮肤。

4）咽支。起自下神经节，与舌咽神经和交感神经咽支共同构成咽丛，分布于咽缩肌、软腭的肌肉及咽部黏膜。

5）脑膜支。发自上神经节，分布于颅后窝硬脑膜。

（2）胸部的分支。

1）喉返神经。左、右侧喉返神经均由迷走神经在胸部发出后返回至颈部，但二者勾绕的结构各不相同。右喉返神经在右迷走神经经右锁骨下动脉前方处发出，并勾绕此动脉，上行返回至颈部。左喉返神经在左迷走神经经过主动脉弓前方处发出，并绕主动脉弓返回至颈部。在颈部，两侧的喉返神经均上行于气管食管间沟内，至甲状腺侧叶深面、环甲关节后方进入喉内，分数支分布于喉。其躯体运动纤维支配除环甲肌以外的所有喉肌，内脏感觉纤维分布于声门裂以下的喉黏膜。喉返神经在行程中还发出心支、支气管支和食管支，分别参加心丛、肺丛和食管丛（图8-54）。

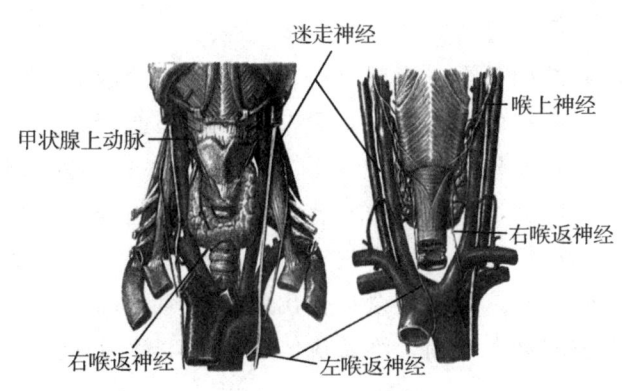

图 8-54 喉返神经

喉返神经是大多数喉肌的运动神经，在其入喉前与甲状腺下动脉的终支相互交叉。在甲状腺手术结扎或钳夹动脉时，应注意保护喉返神经，若损伤此神经会导致声音嘶哑；若两侧喉返神经同时受损，可引起失音、呼吸困难，甚至窒息。

2）支气管支和食管支。是左、右迷走神经在胸部发出的一些小支，与交感神经的分支共同构成肺丛和食管丛，自丛发细支至气管、支气管、肺及食管。包含内脏运动和内脏感觉纤维，除支配平滑肌和腺体外，还传导脏器和胸膜的感觉。

（3）腹部的分支。

1）胃前支和肝支。为迷走神经前干的两个终支。胃前支沿胃小弯向右，沿途发出4～6个小支，分布于胃前壁，其终支以"鸦爪"形的分支分布于幽门部前壁。肝支有1～3条，参加构成肝丛，随肝固有动脉分布于肝、胆囊等处。

2）胃后支和腹腔支。为迷走神经后干的两个终支。胃后支沿胃小弯深部走行，沿途发支

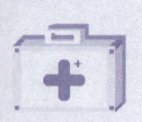

至胃后壁。终支与胃前支同样以"鸦爪"形分支，分布于幽门窦及幽门管后壁。腹腔支向右行与交感神经一起构成腹腔丛，伴腹腔干、肠系膜上动脉及肾动脉等分支分布于肝、胆、胰、脾、肾及结肠左曲以上的腹部消化管。

迷走神经主干损伤所致内脏活动障碍的主要表现为心率加快、心悸、恶心、呕吐、呼吸深慢和窒息等。若咽喉感觉障碍和肌肉瘫痪，可出现声音嘶哑、语言和吞咽困难、腭垂偏向患侧等症状。

11. 副神经

运动性神经，包括颅根和脊髓根两部分。颅根起自延髓疑核，自迷走神经根下方出脑后与脊髓根同行，经颈静脉孔出颅，加入迷走神经内支配咽喉肌。脊髓根起自脊髓颈部的副神经脊髓核，自脊神经前、后根之间出脊髓后，在椎管内上行，经枕骨大孔入颅腔，与颅根汇合一起经颈静脉孔出颅后，又与颅根分开，绕颈内静脉行向外下方，经胸锁乳突肌深面继续向外下斜行进入斜方肌深面，分支支配胸锁乳突肌和斜方肌。

12. 舌下神经

运动性神经。由延髓舌下神经核发出后，自延髓前外侧沟出脑，经舌下神经管出颅，下行于颈内动、静脉之间，弓形向前达舌骨舌肌浅面，在舌神经和下颌下腺管下方穿颏舌肌入舌，支配舌肌。

一侧舌下神经完全损伤时，患侧半舌肌瘫痪，伸舌时，由于患侧颏舌肌瘫痪，健侧颏舌肌收缩使健侧半舌伸出，舌尖偏向患侧。

三、内脏神经系统

内脏神经系统是神经系统中分布于内脏、心血管和腺体的部分，可分为内脏运动神经和内脏感觉神经。其中内脏运动神经的主要功能是调节内脏、心血管的运动及腺体的分泌，这种调节是不受人的意志控制的，故又称为自主神经系。又因为它主要是控制和调节动、植物共有的物质代谢活动，所以也称植物神经系统。内脏感觉神经的末梢分布于内脏及心血管各处的内感受器，其初级神经元位于脑神经和脊神经节内。由此，内感受器可将感受到的各种刺激通过内脏神经传递到各级内脏感觉中枢，中枢整合后做出反应，通过内脏运动神经调节相应器官的活动，以保持机体内、外环境的动态平衡，维持机体正常的生命活动。

（一）内脏运动神经

内脏运动神经，在形态和结构上，与躯体运动神经有着显著差异。以形态为例，其主要差异有：支配的器官不同，躯体运动神经支配骨骼肌，而内脏运动神经支配的则是平滑肌、心肌和腺体；纤维成分不同，躯体运动神经为单一纤维成分，而内脏运动神经则包括交感与副交感纤维两种纤维成分，并且多数内脏器官同时接受这两者的共同支配；从低级中枢到支配器官间所须经过的神经元数目不同，躯体运动神经在到达骨骼肌前只需经过一个神经元，而内脏运动神经在到达效应器前则须经过两个神经元（肾上腺髓质例外，只需一个神经元）；内脏运动神经节后纤维的终末与效应器连接，通常是以纤细神经丛的形式分布于肌纤维和腺细胞的周围，而非躯体运动神经那样形成单独的末梢装置（神经干），所以从内脏运动神经末梢释放出来的递质可能是以扩散方式作用于邻近的较多肌纤维和腺细胞；神经纤维的种类不同，躯体运动神经通常是较粗的有髓纤维，而内脏运动神经则常为薄髓（节前纤维）和无髓（节后纤维）的细纤维（图 8-55）。

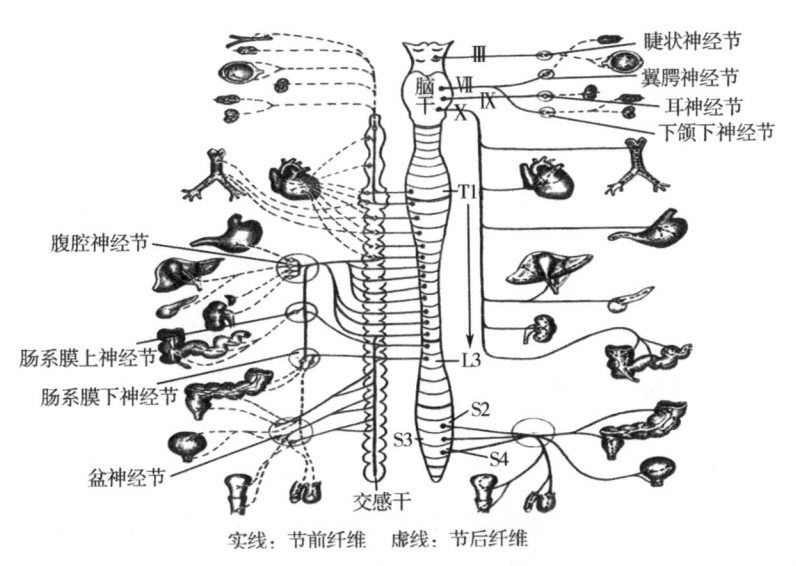

实线：节前纤维　　虚线：节后纤维

图 8-55　内脏运动神经概况示意图

根据形态、功能和药理的特点，可将内脏运动神经分为交感神经和副交感神经两部分。

1. 交感神经

可分为中枢部和周围部。其低级中枢位于脊髓胸 1 节段至腰 3 节段（T1～L3）侧角，由此发出节前纤维；其周围部由交感干、交感神经节，以及由节发出的分支和交感神经丛等组成。根据位置不同，可将交感神经节分为椎旁节和椎前节（图 8-56、图 8-57）。

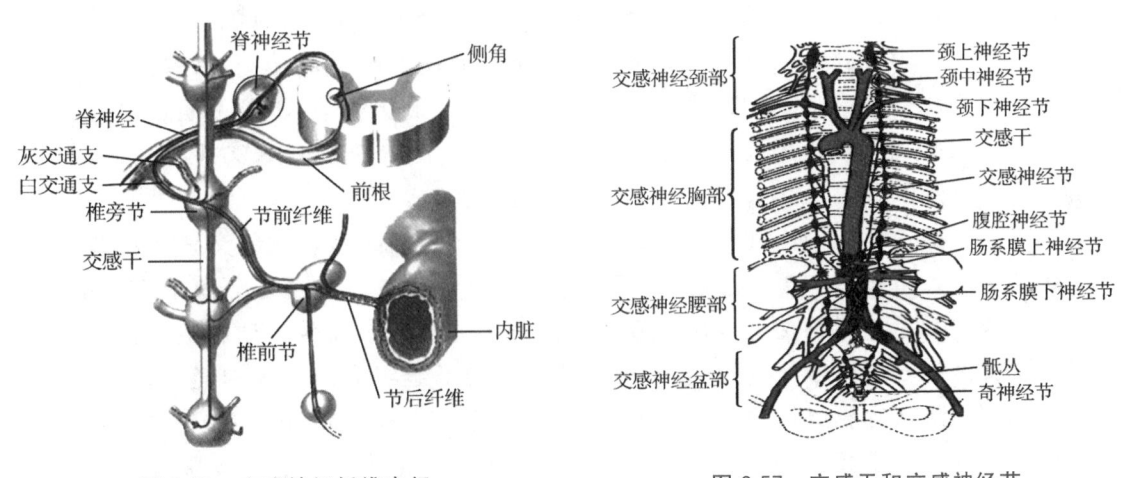

图 8-56　交感神经纤维走行　　　　　　图 8-57　交感干和交感神经节

（1）椎旁神经节。位于脊柱两旁，由多极神经元组成，大小不等，部分交感神经节后纤维由此发出。同侧相邻椎旁神经节之间借节间支相连，上至颅底，下至尾骨，呈现串珠状，称为交感干，故椎旁神经节又称为交感干神经节。左右交感干在尾骨前合并，并分为颈、胸、腰、骶、尾 5 部。每一侧交感干由 19～24 个神经节连成，其中颈部含 3～4 个节；胸部 10～12 个节；腰部 4～5 个节；骶部 2～3 个节；尾部 1 个节，又称奇神经节。

（2）椎前节。位于脊柱前方，腹主动脉脏支的根部周围，包括腹腔神经节、主动脉肾节、肠系膜上神经节及肠系膜下神经节等。在椎旁神经节与相应的脊神经之间借交通支相连，可分为白交通支和灰交通支。白交通支主要由具有髓鞘的纤维组成，呈白色；灰交通支则多由无髓鞘的纤维组成，颜色灰暗。交感神经的节前纤维由脊髓胸 1 节段至腰 3 节段的中间外侧核发出，经脊神经前根、脊神经干、白交通支进入交感干，所以白交通支主要由节前纤维组成，并且仅

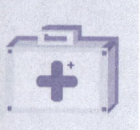
见于于胸1节段至腰3节段相连的脊神经前支与相应的交感干神经节之间。节前纤维在交感神经节换元后，节后纤维经灰交通支返回脊神经，因此灰交通支由节后纤维组成，并且连于交感干与全部31对脊神经前支之间。

交感神经节前纤维经白交通支进入交感干后，通常有3种去向。①终止于相应的椎旁节换元。②在交感干内上升或下降，然后终止上方或下方的椎旁节换元。一般来自脊髓上胸段（胸1~6）中间带外侧核的节前纤维，在交感干内上升至颈部，在颈部椎旁神经节换元；中胸段者（胸6~10）在交感干内上升或下降，至其他胸部交感神经节换元；下胸段和腰段者（胸11至腰3）在交感干内下降，在腰骶部交感神经节换元。③穿经椎旁节，至椎前节换神经元。

交感神经节前纤维在椎旁节、椎前节换元后，节后纤维的分布也有3种去向。①经灰交通支返回脊神经，随脊神经分布至头颈部、躯干和四肢的血管、汗腺和竖毛肌等。31对脊神经与交感干之间都有灰交通支联系，故其分支一般都含有交感神经节后纤维。②攀附动脉走行，在动脉外膜处形成相应的神经丛，并随动脉分布到所支配的器官。各丛的名称依所攀附的动脉来命名（如颈内动脉丛、颈外动脉丛、腹腔丛、肠系膜上丛等）。③由交感神经节直接发支分布到所支配的脏器。

2. 交感神经的主要分布

交感神经的节后纤维可按其在人体中的分布分为颈部、胸部、腰部、盆部4部分。

（1）颈部。包括3~4对椎旁节，分别称颈上神经节、颈中神经节、颈下神经节。其中，颈上神经节最大，呈梭形；颈中神经节最小，有时甚至缺如；颈下神经节常与第1胸神经节合并，称为颈胸神经节（星状神经节）。颈部交感神经节发出的节后神经纤维的分布，可概括如下。①经灰交通支返回8对颈神经，随之分布至头颈和上肢的血管、汗腺、竖毛肌等。②攀附邻近的动脉，形成颈内动脉丛、颈外动脉丛、锁骨下动脉丛和椎动脉丛等，伴随动脉的分支至头颈部的腺体（泪腺、唾液腺、口腔和鼻腔黏膜内腺体、甲状腺等）、竖毛肌、血管、瞳孔开大肌。③神经节发出咽支，直接进入咽壁，与迷走神经、舌咽神经的咽支共同组成咽丛。④3对颈交感神经节分别发出心上、心中和心下神经，进入胸腔，加入心丛。

（2）胸部。包括10~12对（以11对最为多见）胸交感神经节。胸部交感神经节发出的节后神经纤维的分布，可概括如下。①经灰交通支返回12对胸神经，随之分布于胸腹壁的血管、汗腺、竖毛肌等。②上5对胸交感干神经节可发出许多分支，参加胸主动脉丛、食管丛、肺丛及心丛等。③穿经第5或第6~9胸交感干神经节的节前纤维组成内脏大神经，向下合成一干，沿椎体前面倾斜下降，穿膈脚，主要终于腹腔节。④穿经第10~12胸交感干神经节的节前纤维组成内脏小神经，向下穿膈脚，主要终于主动脉肾节。再由腹腔节、主动脉肾节等发出节后纤维，分布至肝、脾、肾等实质性脏器和结肠左曲以上的消化管。

（3）腰部。交感干有3~4个腰神经节。腰部交感神经节发出的节后神经纤维的分布，可概括如下。①经灰交通支返回5对腰神经，随之分布。②穿经腰神经节的节前纤维组成腰内脏神经，终于腹主动脉丛和肠系膜下丛内的椎前神经节换元。节后纤维分布至结肠左曲以下的消化管及盆腔脏器，部分纤维还伴随血管分布至下肢。因此当下肢血管出现痉挛时，可手术切除腰交感干而获得缓解。

（4）盆部。包括2~3对骶交感干神经节和一个奇神经节。盆部交感神经节发出的节后神经纤维的分布，可概括如下。①经灰交通支，返回骶尾神经，随之分布于下肢及会阴部的血管、汗腺和竖毛肌。②发一些小支加入盆丛，分布于盆腔器官。

交感神经节前、节后纤维的分布具有一定的规律。①来自脊髓上胸段（1~5节段）的节前纤维，换元后，节后纤维支配头、颈、胸腔脏器和上肢的血管、汗腺和竖毛肌。②来自脊髓中、下胸段（5～12节段）的节前纤维，换元后，节后纤维支配肝、脾、肾等实质性器官和结肠左曲以上的消化管。③来自脊髓上腰段中间带外侧核的节前纤维，更换神经元后，其节后纤维支配结肠左曲以下的消化管、盆腔脏器、下肢的血管、汗腺和立毛肌。

3. 副交感神经

分为中枢部和周围部。其低级中枢位于脑干的脑神经内脏运动核（副交感核）和脊髓骶2～4节段的骶副交感核。这些核的细胞发出节前纤维至周围部的副交感神经节更换神经元，节后纤维分布至相应的器官。其周围部主要包括副交感神经节和副交感神经纤维。副交感神经节多位于脏器附近或脏器壁内，分别称为器官旁节和器官内节。其中，位于颅部的副交感神经节较大，如睫状神经节、下颌下神经节、翼腭神经节和耳神经节等。副交感纤维在节内换元，发出的节后纤维随相应脑神经到达所支配的器官。

（1）颅部。副交感神经节前纤维起自脑干的副交感神经核，参与组成Ⅲ、Ⅶ、Ⅸ、Ⅹ对脑神经。①动眼神经副核发出的副交感神经节前纤维：随动眼神经走行，到达眶内的睫状神经节，在此更换神经元，其节后纤维进入眼球壁，分布于瞳孔括约肌和睫状肌。②上泌涎核发出的副交感神经节前纤维：随面神经走行，一部分节前纤维经岩大神经至翼腭窝内的翼腭神经节交换神经元，节后纤维分布于泪腺、鼻腔、口腔及腭黏膜的腺体；另一部分节前纤维经鼓索，加入舌神经，再到下颌下神经节更换神经元，节后纤维分布于下颌下腺和舌下腺。③下泌涎核发出的副交感神经节前纤维：随舌咽神经走行，节前纤维先经鼓室神经至鼓室丛，继而随鼓室丛发出的岩小神经走行，至卵圆孔下方的耳神经节更换神经元，节后纤维分布于腮腺。④迷走神经背核发出的副交感神经节前纤维：随迷走神经行走，并随其分支到达胸、腹腔脏器附近或壁内的副交感神经节更换神经元，节后纤维分布于胸、腹腔脏器（只分布至结肠左曲以上的消化管）。

（2）骶部。副交感神经由脊髓骶部第2～4节段的骶副交感核发出节前纤维，先随骶神经出骶前孔，继而从骶神经中分出，组成盆内脏神经加入盆丛，随盆丛分支分布到盆部脏器附近或脏器壁内的副交感神经节交换神经元，节后纤维支配结肠左曲以下的消化管和盆腔脏器。

4. 交感神经与副交感神经的区别

内脏运动神经包括交感神经和副交感神经，多数器官常同时接受这两种纤维的双重支配。但在来源、形态结构、分布范围和功能上，交感与副交感神经又不完全相同。

（1）低级中枢不同。交感神经低级中枢由脊髓胸、腰部灰质的中间带外侧核组成；副交感神经的低级中枢则由脑干和脊髓骶部的副交感核组成。

（2）周围部神经节的位置不同。交感神经节包括椎旁节和椎前节，位于脊柱两旁和脊柱前方；副交感神经节为器官旁节和器官内节，位于所支配的器官附近或器官壁内。因此副交感神经节前纤维比交感神经长，而其节后纤维则较短。

（3）节前神经元与节后神经元的比例不同。一个交感节前神经元的轴突可与许多节后神经元组成突触，而一个副交感节前神经元的轴突则与较少的节后神经元组成突触。所以交感神经的作用范围较广泛，而副交感神经则较局限。

（4）分布范围不同。交感神经除分布至头颈部、胸、腹腔脏器外，尚遍及全身血管、腺体、竖毛肌等，故其分布范围较广。而副交感神经，一般认为大部分血管、汗腺、竖毛肌、肾上腺髓质不受其支配，故其分布不如交感神经广泛。

（5）对同一器官所起的作用不同。交感与副交感神经对同一器官的作用既是互相拮抗又是互相统一的。运动、紧张时，交感神经兴奋，此时心跳加快、血压升高、支气管扩张、瞳孔开大、消化活动受抑制。这些现象表明：机体的代谢加强，能量消耗加快，以适应环境的剧烈变

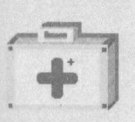

化；安静、睡眠时，副交感神经兴奋，出现心跳减慢、血压下降、支气管收缩、瞳孔缩小、消化活动增强等现象，以利于体力的恢复和能量的储存。

（二）内脏感觉神经

内脏器官除有内脏运动神经支配外，还有丰富的内脏感觉神经分布。内脏感觉神经元为假单极神经元，胞体位于脑神经节和脊神经节内，其周围突是粗细不等的有髓或无髓纤维，随同交感神经、舌咽神经、迷走神经和骶部副交感神经分布于内脏器官；其中枢突一部分随同舌咽、迷走神经入脑干，终于孤束核，另一部分随同交感神经及盆内脏神经进入脊髓，终于灰质后角。机体内感受器将来自内脏的刺激传递至内脏感觉神经，由此将内脏感觉性冲动传到中枢，中枢可直接通过内脏运动神经调节各内脏器官的活动，也可以间接通过体液调节起作用。

内脏感觉神经与躯体感觉神经形态基本相似，但内脏感觉神经有如下特点：与躯体感觉神经相比，内脏感觉纤维的数目较少，多数为细纤维，且痛阈较高，对于一般强度的刺激难以产生主观感觉。此外，在病理条件下或极强烈刺激下，也可产生痛觉，一般认为内脏痛觉纤维多与交感神经伴行进入脊髓。例如，内脏器官因过度膨胀而受到牵张，或平滑肌发生痉挛，以及由于缺血而代谢产物积聚等，皆可因刺激神经末梢而产生内脏痛。但是，内脏痛觉纤维并不限于和交感神经伴行，部分盆腔脏器的痛觉冲动可通过盆内脏神经（副交感神经）到达脊髓，而气管和食管的痛觉纤维可能经迷走神经传入脑干，心包、胆道和膈上、下面的胸腹膜壁层的痛觉可沿膈神经传入，其他部分的胸腹膜壁层的痛觉可沿胸神经和腰神经传入脊髓的相应节段。其次，与躯体感觉神经相比，内脏感觉的传入途径比较分散，即一个脏器的感觉纤维经过多个节段的脊神经进入中枢，而一条脊神经又包含来自几个脏器的感觉纤维。因此，内脏痛往往是弥散的，而且定位亦不准确。

（三）牵涉性痛

牵涉性痛是指当某些内脏器官发生病变时，常在体表一定区域产生感觉过敏或疼痛感觉的现象。牵涉性痛可发生在患病内脏邻近的皮肤区，也可以发生在距患病内脏较远的皮肤区。疼痛区域内皮肤常有感觉过敏、血管运动障碍、汗腺分泌及立毛肌运动障碍或反射性肌肉痉挛。临床上称这一体表过敏区域为海德带，根据海德带可协助内脏疾病的诊断。例如心绞痛时则常在胸前区及左臂内侧皮肤感到疼痛，肝胆疾患时，常在右肩部感到疼痛，胃溃疡时腹上部皮肤出现疼痛（图 8-58）。

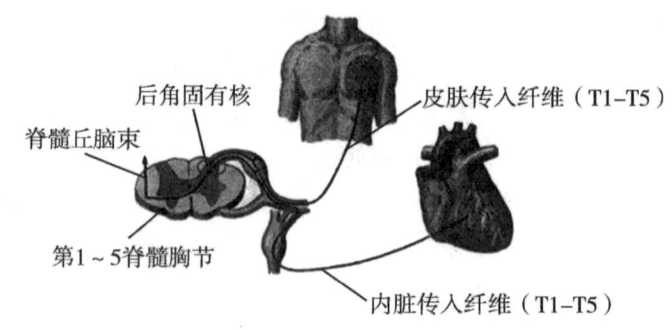

后角固有核　皮肤传入纤维（T1-T5）
脊髓丘脑束
第1~5脊髓胸节
内脏传入纤维（T1-T5）

图 8-58　心传入神经与皮肤传入神经的中枢投射联系

关于牵涉性痛发生的机制，一般认为，发生病变的器官与牵涉性痛的体表部位往往受同一节段脊神经的支配，二者的感觉神经也进入同一脊髓节段，并在脊髓后角内密切联系。因此，从患病器官传来的冲动可以扩散或影响到邻近的躯体感觉神经元，从而产生牵涉性痛。

第五节 神经系统传导通路

机体感受器接受内、外环境的各种刺激，并将其转换成神经冲动，沿着传入神经传至中枢神经系统的相应部位，再经上行纤维束中继后传至大脑皮质，通过大脑皮质高级中枢的分析与整合，产生感觉，这种上行的传递神经冲动的途径称为感觉（上行）传导通路。大脑皮质将这些感觉信息整合后，发出神经冲动，经下行纤维束传至脑干或者脊髓的运动神经元，最后沿着传出神经传至效应器，产生反应，这种下行的传递神经冲动的途径称为运动（下行）传导通路。因此，在神经系统内存在上行和下行的两大传导通路，即感觉传导通路和运动传导通路。

一、本体感觉与精细触觉传导通路

本体感觉是指肌、腱、关节等运动器官在不同状态（运动或者静止）时产生的感觉（如人在闭眼时能感知身体各部的位置），包括位置觉、运动觉、振动觉，此类感觉不需外来刺激，肌肉收缩和关节运动就能产生。因其感受器位置深在，所以又称深感觉。因此，本体感觉传导通路也称为深感觉传导通路。皮肤的精细触觉（如辨别两点间距离和感受物体纹理粗细等）和深感觉在同一通路上传导，故一并讲述。

头面部的本体感觉传导通路尚不十分明确，此处主要介绍躯干和四肢的本体感觉传导通路，共有两条，一条传至大脑皮质，产生意识性感觉；另外一条传至小脑，不产生意识性感觉，而是反射性地调节肌张力和协调运动，以维持身体的姿势和平衡。

（一）躯干和四肢的意识性本体感觉与精细触觉传导通路

该通路传导来自躯干及四肢的肌、肌腱、关节等结构的位置觉、运动觉和震动觉，同时还传导来自皮肤的精细触觉，由3级神经元组成（图8-59）。

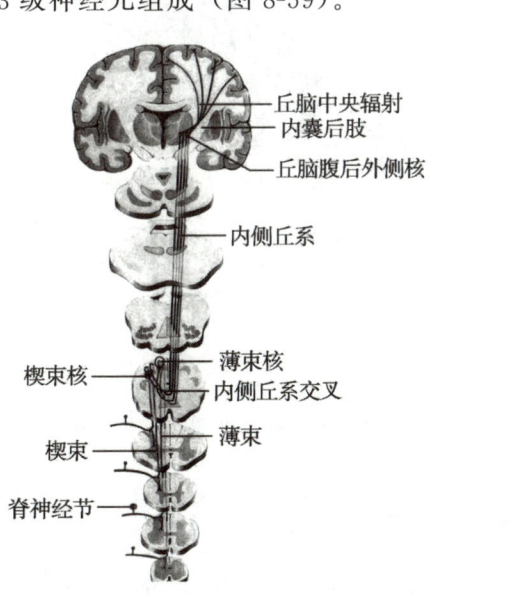

丘脑中央辐射
内囊后肢
丘脑腹后外侧核
内侧丘系
薄束核
楔束核
内侧丘系交叉
楔束
薄束
脊神经节

图 8-59 躯干和四肢的意识性本体感觉与精细触觉传导通路

第1级神经元为假单极神经元，胞体位于脊神经节内，其周围突为脊神经的感觉纤维，分布于骨骼肌、肌腱、关节等处的本体感受器及皮肤的精细触觉感受器，中枢突经脊神经后根进入脊髓后索，其中来自第5胸节以下的纤维在后索的内侧部形成薄束，传导下肢和躯干下部的本体感觉；而来自第4胸节以上的纤维在后索的外侧部形成楔束，传导上肢和躯干上部的本体

本体感觉与精细
触觉传导通路

感觉。薄束和楔束上行至延髓，分别止于延髓的薄束核和楔束核。

第2级神经元胞体位于延髓的薄束核和楔束核内，由此二核发出的纤维形成内弓状向前绕过延髓中央灰质的腹侧，在中线上与对侧薄束核、楔束核发出的纤维左右交叉，称内侧丘系交叉，交叉后的纤维组成内侧丘系，在锥体系的背侧呈前后方向排列，行于正中线两侧，向上经延髓、脑桥、中脑止于背侧丘脑的腹后外侧核。

第3级神经元胞体位于背侧丘脑腹后外侧核内，由此核发出的纤维参与组成丘脑中央辐射，经内囊后肢主要投射到大脑皮质的中央后回中、上部和中央旁小叶后部，少部分纤维投射至中央前回。

此通路如果在内侧丘系交叉的下方或上方的不同部位损伤时，则患者在闭眼时不能确定损伤同侧（交叉下方损伤）和损伤对侧（交叉上方损伤）关节的位置和运动方向及两点间距离。

（二）躯干和四肢的非意识性本体感觉传导通路

非意识性本体感觉传导通路实际上是反射通路的上行部分，为传入小脑的本体感觉，由2级神经元组成（图8-60）。

第1级神经元为假单极神经元，胞体位于脊神经节内，其周围突也分布于骨骼肌、肌腱、关节等处的本体感受器，中枢突经脊神经后根的内侧部进入脊髓，终止于脊髓后角。

第2级神经元胞体位于脊髓后角内，由胸核发出的第2级纤维在同侧的脊髓外侧索组成脊髓小脑后束，向上行经小脑下脚进入旧小脑皮质。由腰骶膨大第Ⅴ～Ⅶ层外侧部发出的第2级纤维组成对侧和同侧的脊髓小脑前束，经小脑上脚止于旧小脑皮质。上述纤维束传导躯干（颈部除外）和下肢的本体感觉。由颈膨大部的第Ⅵ、第Ⅶ层和延髓的楔束副核发出的第2级纤维也经小脑下脚进入旧小脑皮质，传导上肢和颈部的本体感觉。

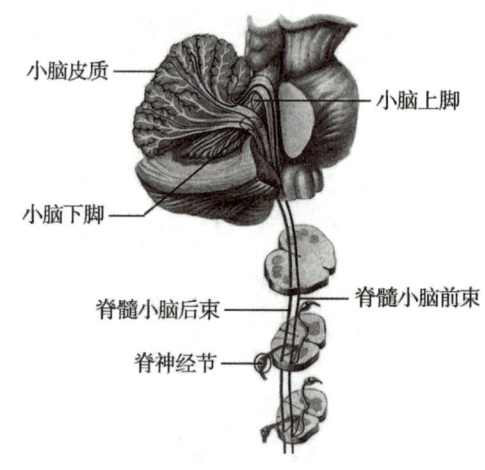

图 8-60　躯干和四肢的非意识性本体感觉传导通路

◤ 二、痛温觉、粗触觉和压觉传导通路

痛温觉、粗触觉和压觉的感受器通常位于皮肤和黏膜内，位置较浅，故此类感觉又称浅感觉。痛温觉、粗触觉和压觉传导通路也称浅感觉传导通路，可分为两条，一条传递躯干和四肢的浅感觉，另外一条传递头面部的浅感觉。

（一）躯干和四肢的痛温觉、粗触觉和压觉传导通路

该通路传导来自躯干和四肢的皮肤的浅感觉，由3级神经元组成（图8-61）。

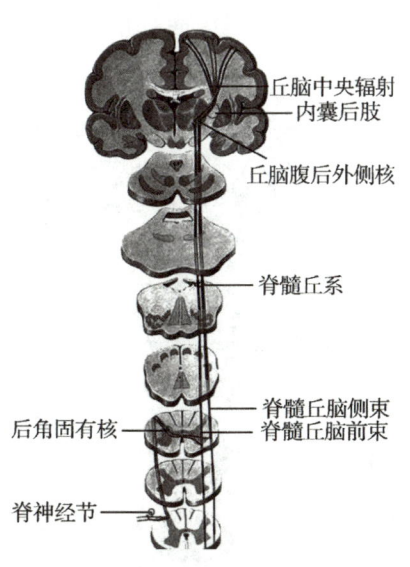

丘脑中央辐射
内囊后肢
丘脑腹后外侧核

脊髓丘系

脊髓丘脑侧束
脊髓丘脑前束

后角固有核

脊神经节

图 8-61　躯干和四肢的痛温觉、粗触觉和压觉传导通路

第1级神经元为假单极神经元，胞体位于脊神经节内，其周围突随脊神经分布于躯干和四肢皮肤的感受器，中枢突经脊神经后根进入脊髓后角。其中，传导痛温觉的纤维在后根的外侧部进入脊髓，经背外侧束再终止于第2级神经元；传导粗触觉和压觉的纤维经后根内侧部进入脊髓后索，再终止于第2级神经元。

第2级神经元胞体位于脊髓后角固有核内，由此核发出的纤维上升1～2个脊髓节段，经白质前连合交叉到对侧的外侧索和前索，分别组成脊髓丘脑侧束（传导痛温觉）和脊髓丘脑前束（传导粗触觉、压觉）。脊髓丘脑侧束和脊髓丘脑前束合称为脊髓丘脑束，上行经延髓下橄榄核的背外侧，至脑桥和中脑内侧丘系的外侧，向上终止于背侧丘脑的腹后外侧核。

第3级神经元胞体位于背侧丘脑腹后外侧核，由此核发出的神经纤维参与组成丘脑中央辐射，经内囊后肢投射到大脑皮质的中央后回中、上部和中央旁小叶后部。

在脊髓内，脊髓丘脑束的纤维有一定的排列顺序：由外侧向内侧、由浅入深依次排列着来自骶部、腰部、胸部、颈部的纤维。因此，当脊髓内肿瘤压迫一侧脊髓丘脑束时，痛温觉障碍首先出现在身体对侧上半部（压迫来自颈部、胸部的纤维）逐渐波及下半部（压迫来自腰部、骶部的纤维）。如果受到脊髓外肿瘤压迫，则发生感觉障碍的顺序相反。

（二）头面部的痛温觉、粗触觉和压觉传导通路

该通路传导来自头面部的皮肤和口腔、鼻腔黏膜的浅感觉，由3级神经元组成（图8-62）。

第1级神经元为假单极神经元，胞体位于三叉神经节、舌咽神经上神经节、迷走神经上神经节和膝神经节内，其周围突经过相应的脑神经分支分布于头面部的皮肤和口腔、鼻腔黏膜的相关感受器，中枢突经三叉神经根和舌咽神经、迷走神经、面神经进入脑桥。其中，三叉神经中传导痛温觉的纤维入脑后下降为三叉神经脊束，连同舌咽神经、迷走神经和面神经的纤维一起终止于三叉神经脊束核；三叉神经中传导粗触觉和压觉的纤维终止于三叉神经脑桥核。

第2级神经元胞体位于三叉神经脊束核和三叉神经脑桥核内，由此二核发出的纤维交叉到对侧，组成三叉丘系，沿内侧丘系的背侧上行，止于背侧丘脑的腹后内侧核。

第3级神经元胞体位于背侧丘脑的腹后内侧核，由此核发出的纤维参与组成丘脑中央辐射，经内囊后肢投射到中央后回下部。

在此通路中，如果三叉丘系以上部位受损，可导致对侧头面部痛温觉、粗触觉和压觉障

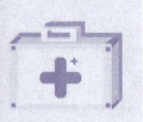

碍；如果三叉丘系以下部位受损，可导致同侧头面部的痛温觉、粗触觉和压觉障碍。

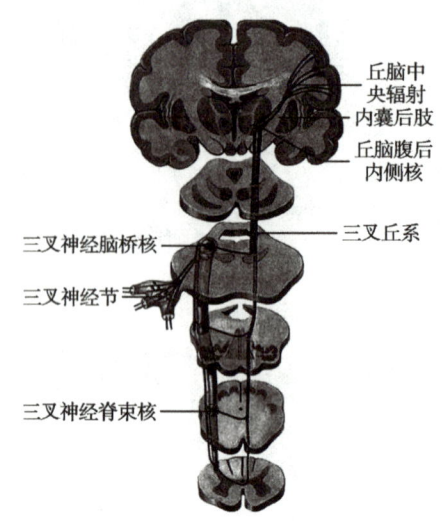

图 8-62　头面部的痛温觉、粗触觉和压觉传导通路

三、视觉、听觉传导通路

（一）视觉传导通路和瞳孔对光反射通路

1. 视觉传导通路

该通路传导视觉冲动，由 3 级神经元组成（图 8-63）。

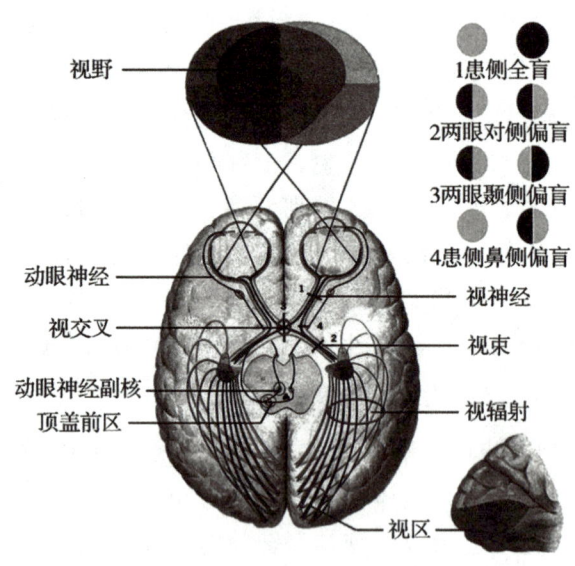

图 8-63　视觉传导通路和瞳孔对光反射通路

　　第 1 级神经元为视网膜神经部中层的双极细胞，它们接受来自视网膜神经部最外层的视锥细胞和视杆细胞受光刺激产生的视觉冲动并传至节细胞。

　　第 2 级神经元为视网膜神经部最内层的节细胞，其轴突在视神经盘处汇集并穿出眼球壁形成视神经，视神经经视神经管入颅，形成视交叉后，延续为视束。在视交叉中，来自两眼视网膜鼻侧半的纤维交叉，交叉后的纤维加入对侧视束；来自两眼视网膜颞侧半的纤维不交叉，加入同侧视束。因此，左侧视束由来自两眼视网膜左侧半的纤维构成，右侧视束由来自两眼视网膜右侧半的纤维构成。视束绕大脑脚向后主要终止于外侧膝状体。

第3级神经元的胞体位于外侧膝状体内，由外侧膝状体核发出的纤维组成视辐射，经内囊后肢投射到端脑枕叶距状沟上下两侧的视区皮质，形成视觉。

视束中尚有少数纤维经上丘臂终止于上丘和顶盖前区。上丘发出的纤维组成顶盖脊髓束，下行至脊髓，完成视觉反射。

视野是指当眼球固定向前平视时所能看到的空间范围。视觉传导通路不同部位的损伤，会导致不同的视野缺损：①一侧视神经损伤，导致患侧视野全盲；②一侧视束或视辐射、视区皮质等受损，可致两眼对侧视野同向性偏盲（如右侧受损则右眼视野鼻侧半和左眼视野颞侧半偏盲）；③视交叉中央部的交叉纤维受损（如垂体瘤的压迫），可致双眼视野颞侧半偏盲；④一侧视交叉外侧部的不交叉纤维受损，则患侧视野的鼻侧半偏盲。

2. 瞳孔对光反射通路

所谓瞳孔对光反射，即光照一侧眼的瞳孔，引起两眼瞳孔都缩小的反应。光照侧眼的反应称为直接对光反射，无光照射侧眼的反应称为间接对光反射。顶盖前区是瞳孔对光反射通路的中枢。瞳孔对光反射的通路如下：视网膜→视神经→视交叉→两侧视束→上丘臂→顶盖前区→两侧动眼神经副核→动眼神经→睫状神经节→节后纤维→瞳孔括约肌收缩→两侧瞳孔缩小。

瞳孔对光反射在临床上有重要意义，如双眼瞳孔对光反射消失，预示可能病危。但视神经或动眼神经受损，也能引起瞳孔对光反射的变化。如果一侧视神经受损时，由于反射通路的传入部分中断，光照患侧眼时，两侧瞳孔均无反应，但光照健侧眼的瞳孔，则两眼瞳孔均缩小，即患侧眼的瞳孔直接对光反射消失，间接对光反射存在。如果一侧动眼神经受损时，由于反射通路的传出部分中断，无论光照哪一侧眼，患侧眼的瞳孔都无反应，即患侧眼的直接及间接对光反射均消失，但健侧眼的瞳孔直接和间接对光反射均存在。

（二）听觉传导通路

听觉传导通路传导听觉冲动，由4级神经元组成（图8-64）。

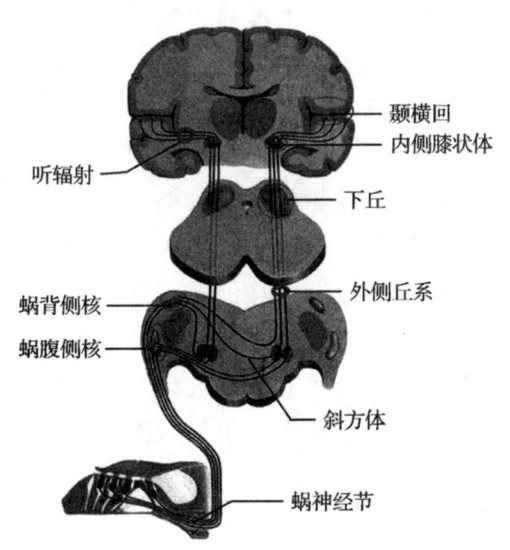

图 8-64　听觉传导通路

第1级神经元为蜗神经节内的双极细胞，其周围突分布于内耳的螺旋器；中枢突组成蜗神经，与前庭神经组成前庭蜗神经，在延髓和脑桥交界处入脑，终止于蜗腹侧核和蜗背侧核。

第2级神经元胞体在蜗腹侧核和蜗背侧核。由此二核发出的纤维大部分在脑桥内形成斜方

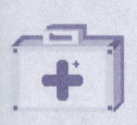
体并交叉至对侧，至上橄榄核外侧折向上行，称为外侧丘系；另一部分不交叉的纤维加入同侧外侧丘系上行。外侧丘系的大部分纤维经中脑被盖的背外侧部终止于下丘。

第3级神经元胞体在下丘，由此发出的纤维经下丘臂终止于内侧膝状体。

第4级神经元胞体在内侧膝状体，发出纤维组成听辐射，经内囊后肢，终止于大脑皮质的颞横回。

听觉的反射中枢在下丘。下丘神经元发出纤维到上丘，再由上丘神经元发出纤维，经顶盖脊髓束下行至脊髓的前角细胞，完成听觉反射。

由于听觉传导通路第2级神经元发出的纤维经双侧外侧丘系传导，所以听觉冲动是双侧传导的。如果一侧通路在外侧丘系、听辐射或听区损伤时，不致产生明显的听觉障碍；但若损伤了蜗神经、内耳或中耳，则将导致听觉障碍。

四、运动传导通路

运动传导通路是指从大脑皮质至躯体运动效应器和内脏活动效应器的神经联系途径。大脑皮质是躯体运动的最高级中枢，从大脑皮质至躯体运动效应器（横纹肌或骨骼肌）的神经通路，称为躯体运动传导通路，包括锥体系和锥体外系。

（一）锥体系

锥体系主要管理骨骼肌的随意运动，由上下两级运动神经元组成。上运动神经元为位于大脑皮质的各类型锥体细胞，其轴突组成下行纤维束，称为锥体系，其中下行至脊髓前角的纤维称皮质脊髓束，下行至脑干内止于躯体运动核的纤维称皮质核束。下运动神经元的胞体位于脑干躯体运动核和脊髓前角内，所发出的轴突分别参与脑神经和脊神经的组成，构成运动传导通路的最后公路。

1. 皮质脊髓束

上运动神经元的胞体主要在中央前回中上部和中央旁小叶前部等处的皮质，其轴突组成皮质脊髓束下行，经内囊后肢、中脑、脑桥至延髓锥体。在锥体的下端，75%～90%的纤维左、右交叉形成锥体交叉，交叉后的纤维继续沿脊髓外侧索下行，形成皮质脊髓侧束，沿此束途发出侧支，逐节终止于脊髓的前角运动神经元，主要支配四肢肌。皮质脊髓束中小部分未交叉的纤维在同侧脊髓前索内下行，形成皮质脊髓前束，该束只到达上胸髓节段，并经白质前连合逐节交叉至对侧，终止于前角运动神经元，支配躯干和四肢骨骼肌的运动；皮质脊髓前束中有一部分纤维始终不交叉而止于同侧脊髓前角运动神经元，主要支配躯干肌。下运动神经元为脊髓前角运动神经元，其轴突组成脊神经的前根，随脊神经分布于躯干和四肢的骨骼肌（图8-65）。

由于躯干肌是受两侧大脑皮质支配，而上下肢肌只受对侧支配，所以一侧皮质脊髓束在锥体交叉前损伤时，表现为对侧上下肢骨骼肌瘫痪明显，而躯干肌的瘫痪不明显；在锥体交叉后受损，主要引起同侧上下肢骨骼肌瘫痪。

2. 皮质核束

上运动神经元的胞体位于中央前回的下部皮质内，由其轴突组成皮质核束，经内囊膝下行至脑干。大部分纤维终止于双侧的躯体运动核，支配眼球外肌、咀嚼肌、面肌上部、咽喉肌、胸锁乳突肌和斜方肌。小部分纤维完全交叉至对侧，终止于面神经核下部和舌下神经核，支配对侧的面肌下部和舌肌。下运动神经元的胞体位于脑干的躯体运动核内，其轴突随脑神经分布到头、颈、咽、喉等处的骨骼肌（图8-66）。

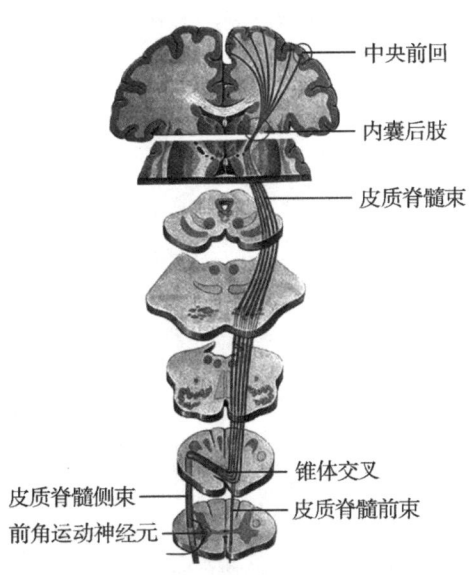

图 8-65　皮质脊髓束

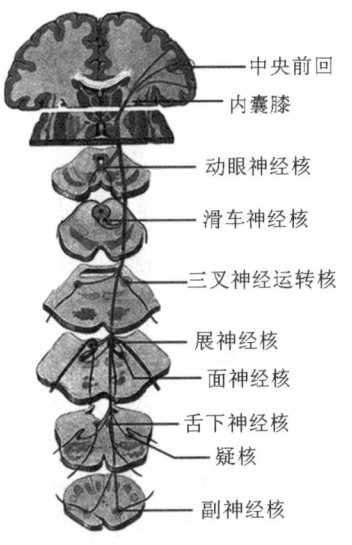

图 8-66　皮质核束

图中标注（图 8-65）：中央前回、内囊后肢、皮质脊髓束、锥体交叉、皮质脊髓侧束、皮质脊髓前束、前角运动神经元

图中标注（图 8-66）：中央前回、内囊膝、动眼神经核、滑车神经核、三叉神经运转核、展神经核、面神经核、舌下神经核、疑核、副神经核

临床上发现，不同位置的皮质核束的损伤，其表现也不同。如果一侧上运动神经元损伤，可产生病灶对侧眼裂以下面肌和舌肌瘫痪，表现为鼻唇沟消失，口角低垂并向病灶侧偏斜，流涎，不能做鼓腮、露齿等动作，伸舌时舌尖偏向病灶对侧，称为核上瘫。如果一侧面神经核的神经元损伤，可致病灶同侧所有的面肌瘫痪，表现为额纹消失、眼不能闭合、口角下垂、鼻唇沟消失等；如果一侧舌下神经核的神经元损伤，可致病灶同侧全部舌肌瘫痪，表现为伸舌时舌尖偏向病灶侧，两者均为下运动神经元损伤，故统称为核下瘫（图 8-67、图 8-68）。

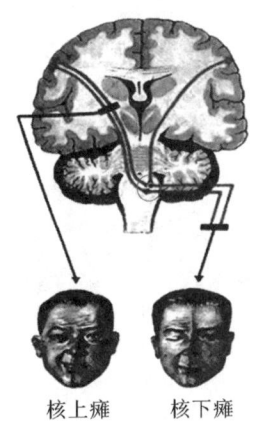

核上瘫　核下瘫

图 8-67　面神经核上瘫、核下瘫

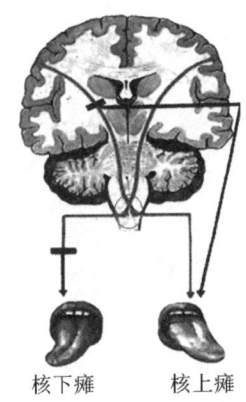

核下瘫　核上瘫

图 8-68　舌下神经核上瘫、核下瘫

锥体系的任何部位损伤都可引起其支配区的随意运动障碍，导致瘫痪，可分为两类。①上运动神经元损伤，指脊髓前角运动神经元和脑神经运动核以上的锥体系损伤，即锥体细胞或其轴突组成的锥体系的损伤。②下运动神经元损伤，指脑神经运动核和脊髓前角运动神经元以下的锥体系损伤，即脑神经运动核和脊髓前角运动神经元以及它们的轴突（脑神经和脊神经）的损伤。

（二）锥体外系

一般是指锥体系以外的管理躯干运动的所有传导通路，其结构十分复杂。锥体外系包括大脑皮质、纹状体、背侧丘脑、红核、黑质、小脑、脑干网状结构等及它们的纤维联系。其纤维在上述组成部位多次换元，最后终止于脑神经运动核和脊髓前角运动神经元，通过脊神经或脑神经，支配相应的骨骼肌。锥体外系的主要功能是调节肌张力、协调肌肉活动、维持体态姿势

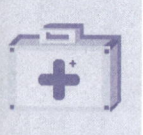
和习惯性动作（如走路时双臂自然协调地摆动）等。锥体系和锥体外系在运动功能上互相依赖，协同完成人体的各随意运动（如写字、刺绣等）。

思 考 题

1. 试述内囊的位置，神经纤维束的走行。
2. 基底核区供血与脑出血的关系？
3. 试述脑脊液循环与颅内压的联系。
4. 试述神经系统的组成及常用概念。
5. 试述脊髓的位置、形态、结构。
6. 试述脑的组成；脑干的组成、位置；间脑的位置、分部、功能。
7. 试述混合性脑神经的组成和主要分支。
8. 试述脊神经丛的组成及主要分支。
9. 试述交感神经与副交感神经的区别。
10. 试述躯干和四肢的意识性本体感觉和精细触觉传导通路的组成。
11. 试述躯干和四肢的痛温觉、粗触觉和压觉传导通路的组成。

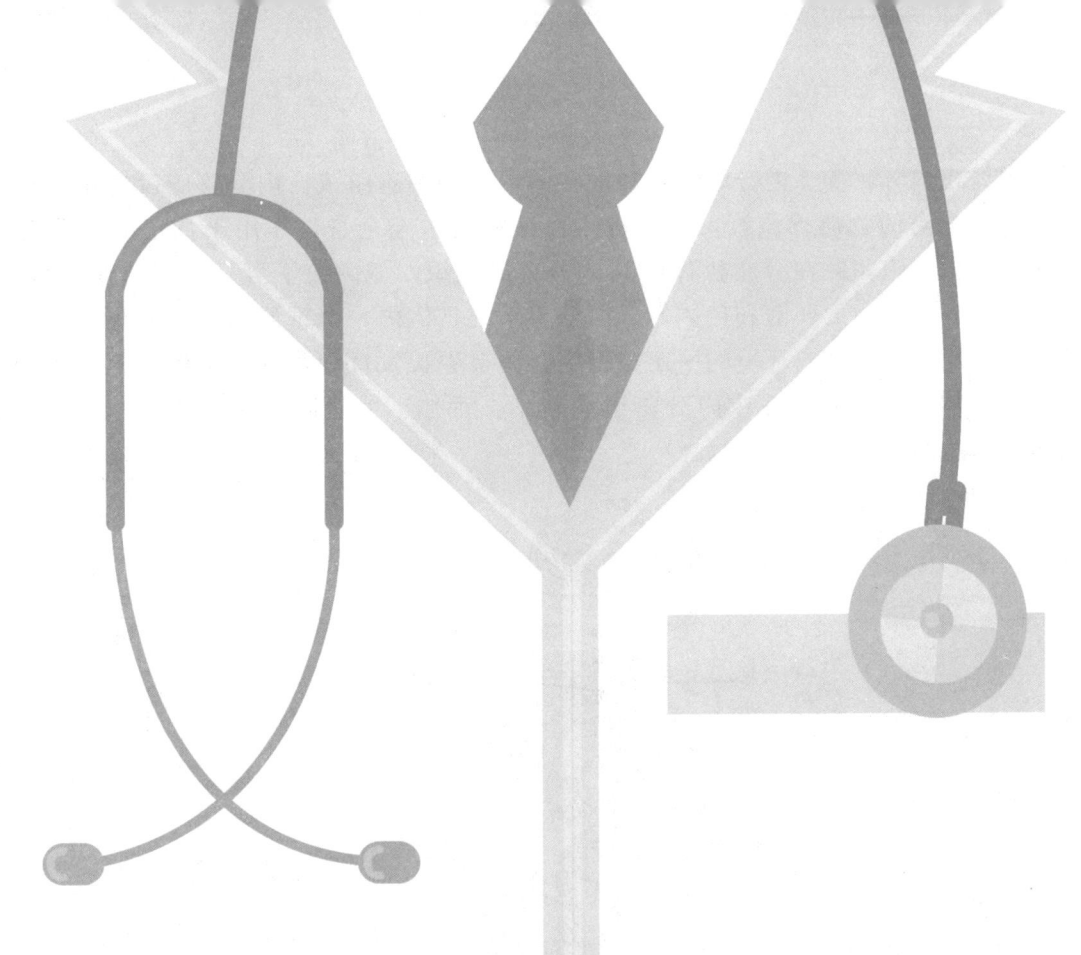

第九章
内分泌系统

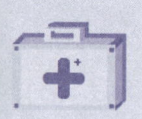

内分泌系统由内分泌腺、内分泌组织和散在的内分泌细胞组成。内分泌腺没有排泄管，又称为无管腺，其分泌的物质称激素，直接进入血液被运送至全身，作用于特定的靶器官或细胞。内分泌组织以细胞团散在分布机体的其他器官或组织，显微镜下可见，如胰腺内的胰岛、睾丸的间质细胞、卵巢内的卵泡和黄体等。内分泌系统是体内一个重要的调节系统，与神经系统相辅相成，共同维持机体内环境的平衡与稳定，调节生长发育和各种代谢活动，并调控生殖和影响行为。人体内的内分泌腺或内分泌组织包括：垂体、甲状腺、甲状旁腺、肾上腺、胰岛、松果体、胸腺和性腺等（图 9-1）。

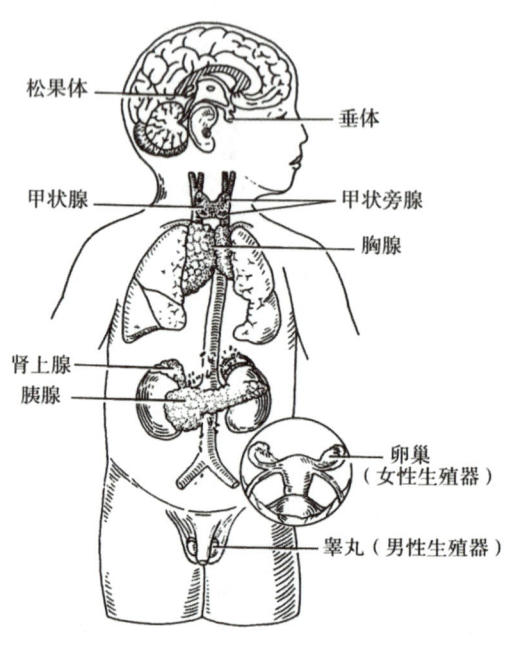

图 9-1　内分泌腺分布概况

甲状腺

第一节　甲状腺

一、甲状腺的位置和形态

甲状腺位于颈前区，喉下部和气管上部的两侧，呈"H"形，分为左右两侧叶和中间的甲状腺峡。两侧叶贴附在喉下部和气管上部的两侧，上达甲状软骨中部，下抵第 6 气管软骨环。甲状腺峡位于第 2~4 气管软骨前方（图 9-2）。甲状腺左右两侧叶的后内侧邻近喉与气管、咽与食管及喉返神经，甲状腺肿大压迫上述组织时，可出现呼吸、吞咽困难及声音嘶哑。甲状腺可随吞咽动作而上下移动。

二、甲状腺的微细结构

甲状腺表面包有薄层结缔组织被膜，结缔组织伸入腺实质内将其分为许多大小不等的小叶。腺实质由大量甲状腺滤泡和滤泡旁细胞组成，滤泡间有少量结缔组织和丰富的毛细血管（图 9-3）。

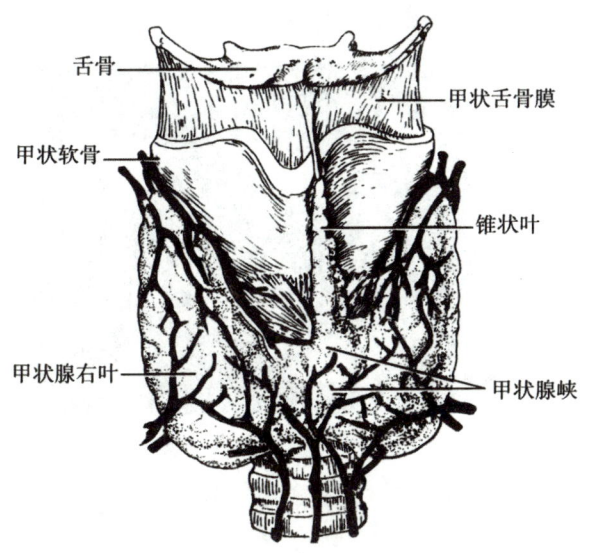

图 9-2　甲状腺（前面）

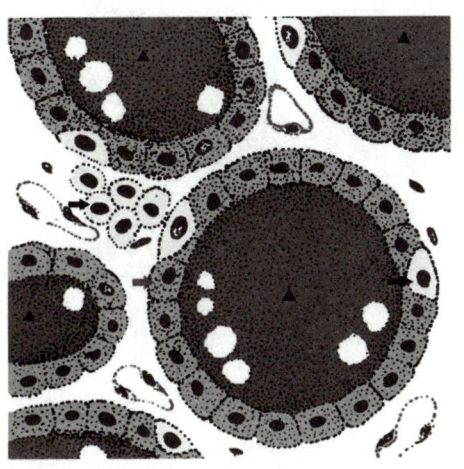

↑滤泡上皮细胞；↑滤泡旁细胞；▲胶质

图 9-3　甲状腺结构模式图

（一）甲状腺滤泡

甲状腺滤泡大小不等，呈圆形或不规则形。滤泡由单层立方滤泡上皮细胞围成，滤泡腔内充满透明的胶质。胶质是滤泡上皮细胞的分泌物，在切片上呈均质状，嗜酸性。

滤泡上皮细胞合成和分泌甲状腺素。甲状腺素能促进机体的新陈代谢，提高神经兴奋性，促进生长发育，尤其对婴幼儿骨骼发育和中枢神经系统发育影响显著，小儿甲状腺机能低下可致呆小症。

（二）滤泡旁细胞

滤泡旁细胞常单个散在分布于滤泡上皮细胞之间或成群分布于滤泡间。细胞稍大，在 HE 染色切片中胞质着色较淡。滤泡旁细胞可分泌降钙素，降钙素能促进成骨细胞的活动，使骨盐沉积于类骨质，并抑制胃肠道和肾小管吸收钙，使血钙浓度降低。

第二节　甲状旁腺

◤ 一、甲状旁腺的位置和形态

甲状旁腺位于甲状腺侧叶的后面，为两对扁圆形小体，直径 0.6～0.8cm，大如黄豆，呈棕黄色或淡红色，上、下各一对。上甲状旁腺多位于甲状腺侧叶上、中份交界处的后方，下甲状旁腺多位于侧叶下 1/3 的后方。甲状旁腺有时可位于甲状腺实质内或被膜外气管周围的结缔组织中（图 9-4）。

◤ 二、甲状旁腺的微细结构

甲状旁腺外附有结缔组织被膜，其内腺细胞排成索团状，毛细血管丰富。腺细胞主要有主细胞和嗜酸性细胞两种（图 9-5）。

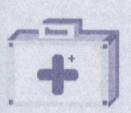

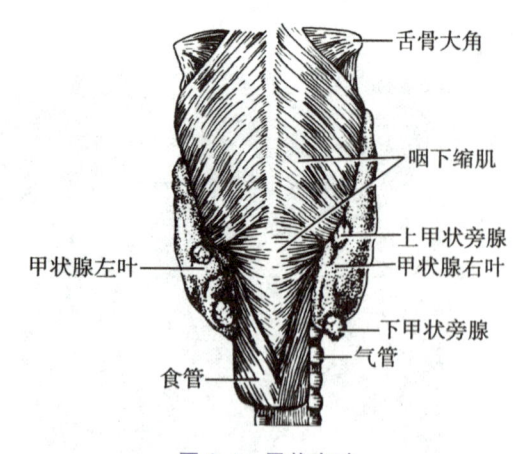

图 9-4 甲状旁腺

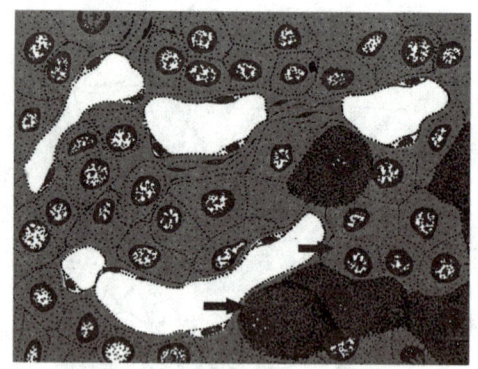

图 9-5 甲状旁腺结构模式图

（一）主细胞

主细胞数量最多，呈多边形，核圆，居中，HE 染色胞质着色浅。主细胞合成和分泌甲状旁腺素，主要作用于破骨细胞，使骨盐溶解，并能促进肠及肾小管吸收钙，使血钙浓度升高。甲状旁腺素与降钙素共同调节维持机体血钙的稳定。

（二）嗜酸性细胞

嗜酸性细胞比主细胞大，核较小，染色深，胞质呈强嗜酸性染色，单个或成群分布于主细胞之间。此细胞从青春期开始出现，并随年龄增多，目前其功能尚不明确。

第三节 肾上腺

一、肾上腺的位置和形态

肾上腺为成对的器官，位于脊柱的两侧，平第 11 胸椎高度，紧贴肾的上端，与肾共同包在肾被膜内。左侧肾上腺为半月形，右侧者为三角形（图 9-6）。

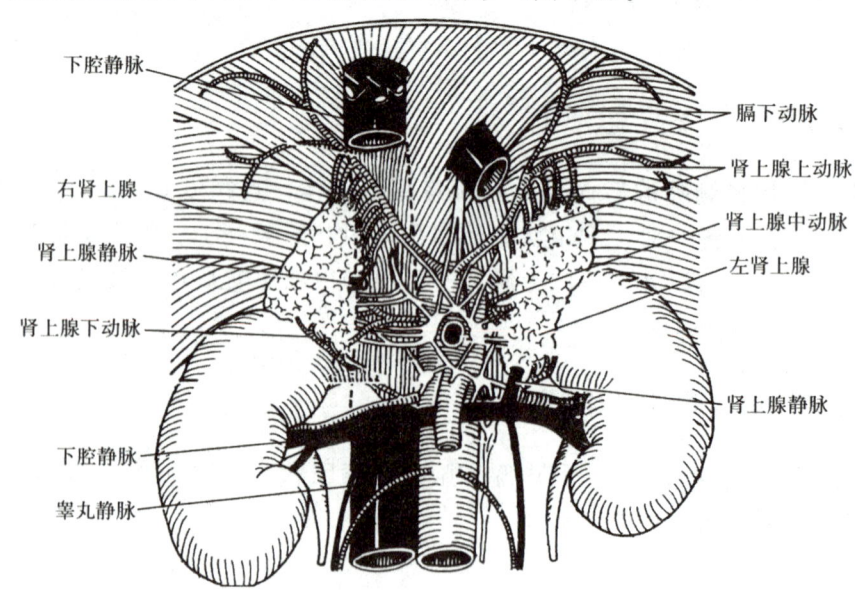

图 9-6 肾上腺

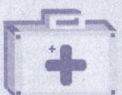

二、肾上腺的微细结构

肾上腺表面包以结缔组织被膜，实质由周边的皮质和中央的髓质两部分构成。

扫一扫
肾上腺的微细结构

（一）肾上腺皮质

皮质占肾上腺体积的 80%～90%，根据皮质细胞的形态和排列特征，可将皮质由表及里分为 3 个带，即球状带、束状带和网状带，3 个带之间无清晰界限（图 9-7）。

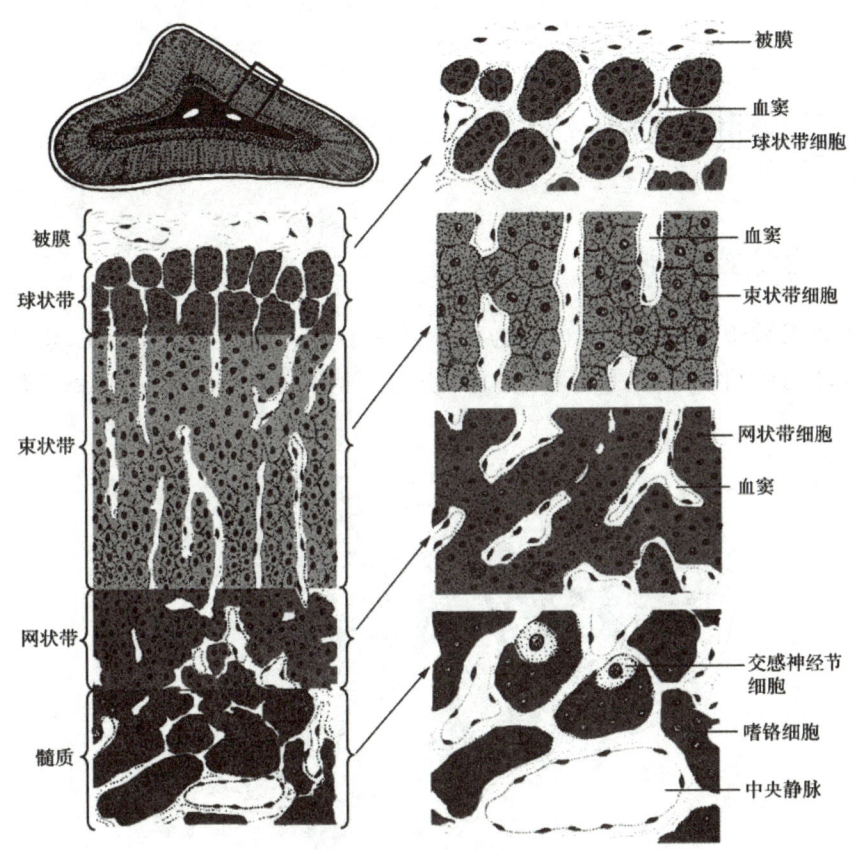

图 9-7　肾上腺的组织结构模式图

1. 球状带

位于被膜下方，较薄，约占皮质体积的 15%，细胞聚集成球团状。细胞较小，呈锥形，核小染色深，胞质较少。球状带细胞分泌盐皮质激素，主要是醛固酮，可促进肾远端小管和集合管重吸收钠和排出钾，从而调节血中钠、钾的浓度即维持血容量。

2. 束状带

约占皮质总体积的 78%，由多边形的细胞排列成束。细胞体积大，胞核染色浅，位于中央。束状带细胞分泌糖皮质激素，主要代表为可的松和氢化可的松，调节糖、脂肪和蛋白质代谢，还有抑制免疫应答及抗感染等作用。

3. 网状带

约占皮质总体积的 7%，紧靠髓质，细胞排列成不规则的条索状，交织成网。胞核小，染色深。网状带细胞主要分泌雄激素和少量的雌激素及糖皮质激素。

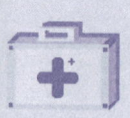

（二）肾上腺髓质

髓质位于肾上腺的中央部，主要由排列成索或团块状的髓质细胞组成。髓质细胞呈多边形，如用含铬盐的固定液固定标本，胞质内可见黄褐色的嗜铬颗粒，因而髓质细胞也成嗜铬细胞。

根据颗粒所含物质的差别，嗜铬细胞分为两种。一种为肾上腺素细胞，分泌肾上腺素，此种细胞数量较多，占髓质细胞的 80% 以上；另一种为去甲肾上腺素细胞，分泌去甲肾上腺素。肾上腺素使心率加快，心脏和骨骼肌的血管扩张；去甲肾上腺素使血压增高，心脏、脑和骨骼肌内的血流加速。

第四节 垂 体

一、垂体的位置和形态

垂体位于颅骨蝶鞍中央的垂体窝内，为一椭圆形小体，重约 0.5g，借漏斗和垂体柄向上与下丘脑相连。垂体窝的前上方有视交叉，垂体前叶的肿瘤可向上方压迫视交叉，出现视野缺损（图 9-8）。

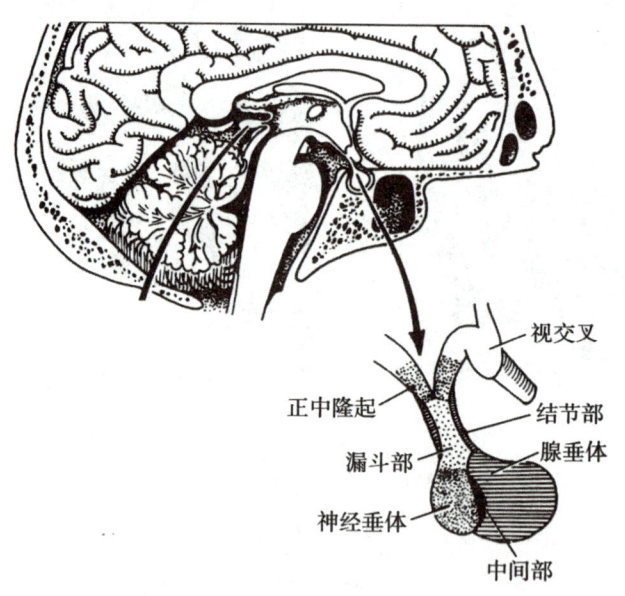

图 9-8　垂体的位置

垂体由腺垂体和神经垂体两部分组成，腺垂体居前，神经垂体居后。腺垂体分为远侧部、中间部和结节部 3 部分；神经垂体分为神经部和漏斗 2 部分，漏斗与下丘脑相连，包括漏斗柄和正中隆起。腺垂体的远侧部又称垂体前叶，神经垂体的神经部和腺垂体的中间部合成垂体后叶（图 9-9）。

二、垂体的微细结构

垂体表面包以结缔组织被膜，内有丰富的毛细血管。

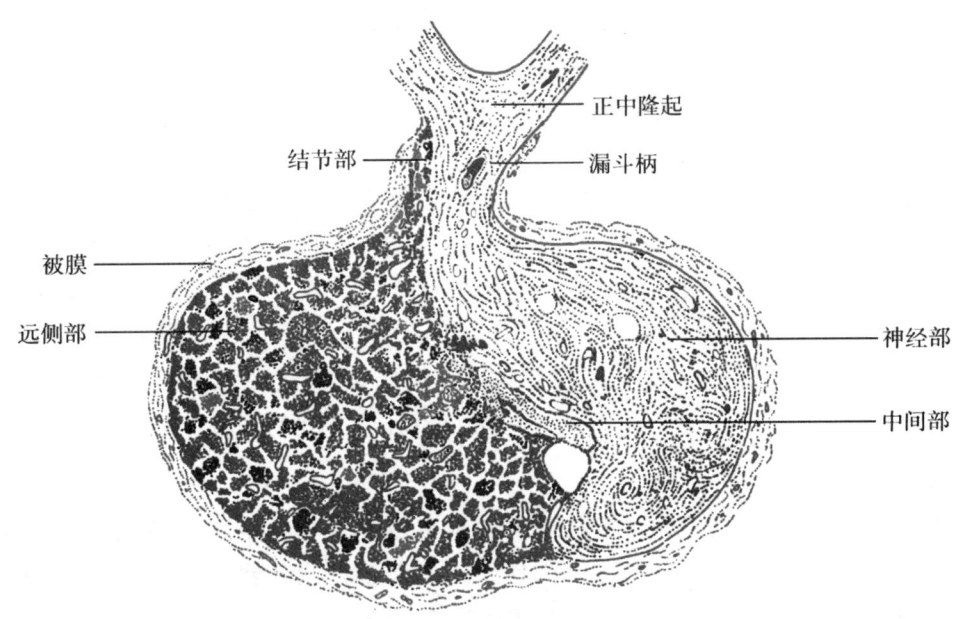

图 9-9　垂体结构模式图

图中标注：正中隆起、结节部、漏斗柄、被膜、远侧部、神经部、中间部

（一）腺垂体

1. 远侧部

腺细胞排列成团索状，少数围成小滤泡。在 HE 染色下，根据腺细胞着色的差异，可将其分为嗜色细胞和嫌色细胞 2 类，嗜色细胞又分为嗜酸性细胞和嗜碱性细胞 2 种（图 9-10）。

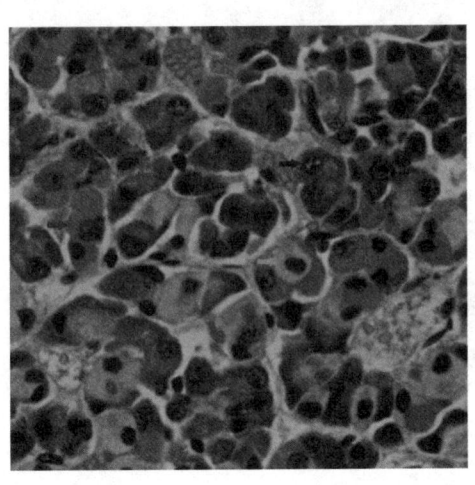

图 9-10　腺垂体的微细结构

（1）嗜酸性细胞。数量较多，呈圆形或椭圆形，胞质呈嗜酸性。根据分泌激素的不同，嗜酸性细胞又分为 2 种。①生长激素细胞：数量较多，分泌的生长激素能促进体内多种代谢过程，尤其是刺激骨的增长。②催乳激素细胞：男女的垂体均有此细胞，女性较多，于分娩前期和哺乳期功能旺盛。催乳激素能促进乳腺发育和乳汁分泌。

（2）嗜碱性细胞。数量较嗜酸性细胞少，呈椭圆形或多边形，胞质呈嗜碱性。嗜碱性细胞可分为 3 种。①促甲状腺激素细胞：可分泌促甲状腺激素，促进甲状腺素的合成与释放。②促肾上腺皮质激素细胞：分泌促肾上腺皮质激素，主要促进肾上腺皮质束状带细胞分泌糖皮质激素。③促性腺激素细胞：分泌卵泡刺激素和黄体生成素。卵泡刺激素在女性促进卵泡发育，在男性则刺激生精小管的支持细胞合成雄激素结合蛋白，以促进精子的发生；黄体生成素在女性

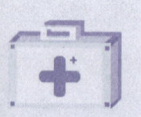
促进排卵和黄体形成，在男性则刺激睾丸间质细胞分泌雄激素，故又称间质细胞刺激素。

（3）嫌色细胞。数量多，体积小，胞质少，着色浅，细胞界限不清。这些细胞可能是脱颗粒的嗜色细胞，或是处于形成嗜色细胞的初期阶段。

2. 中间部

为一纵行狭窄区域，由滤泡及其周围的嗜碱性细胞和嫌色细胞构成。滤泡由单层立方或柱状上皮细胞围成，大小不等，内含胶质，呈嗜酸性或嗜碱性，其功能尚不清楚。嗜碱性细胞分泌黑素细胞刺激素，作用于皮肤黑素细胞，促进黑色素的合成和扩散，使皮肤颜色变深。

3. 结节部

包围着神经垂体的漏斗，在漏斗的前方较厚，后方较薄或缺如。含有丰富的纵行毛细血管，腺细胞呈索状纵向排列于血管之间，细胞较小，主要是嫌色细胞。

（二）神经垂体

神经垂体主要由无髓神经纤维和神经胶质细胞组成，含有较丰富的窦状毛细血管。下丘脑的视上核和室旁核的神经内分泌细胞合成抗利尿激素和催产素，将其贮存于分泌颗粒中，分泌颗粒沿轴突被运输到神经垂体，在垂体神经部贮存并释放入窦状毛细血管。抗利尿激素可促进肾小管重吸收水，使尿液浓缩，也可使小动脉收缩，升高血压，故又称升压素。催产素可使子宫平滑肌收缩，有助于分娩过程，还可促进乳腺分泌（图 9-11）。

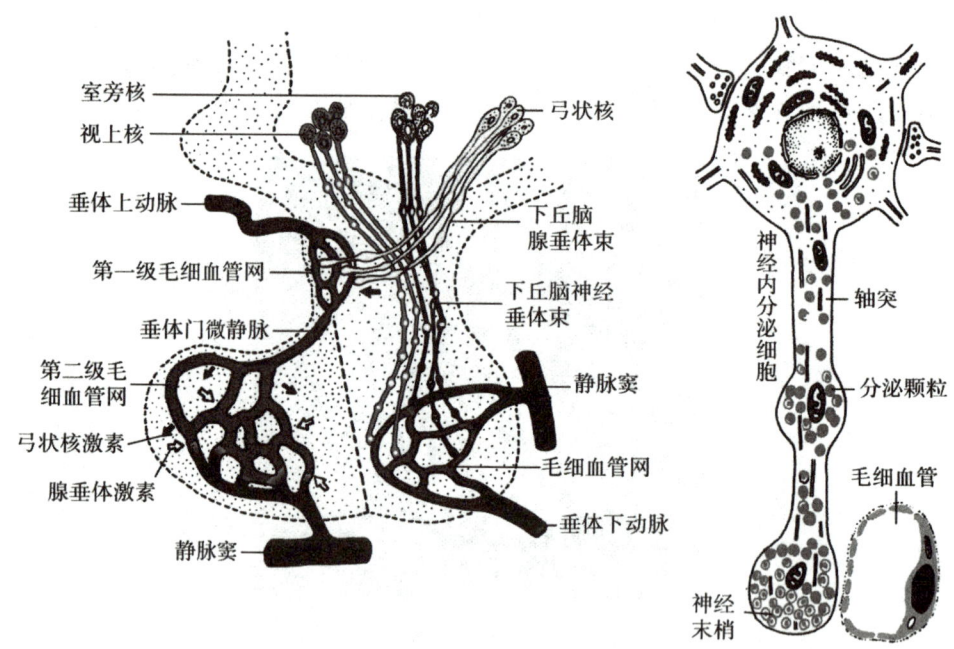

图 9-11　垂体的血管分布及其与下丘脑的关系

思考题

1. 试述甲状腺的位置、形态和功能。
2. 试述甲状旁腺的形态和位置。
3. 试述垂体的形态、位置和分部。
4. 试述肾上腺的形态、位置和功能。

参考文献

［1］臧卫东．护理解剖学［M］．郑州：郑州大学出版社，2017．

［2］邵水金．正常人体解剖学［M］．3版．北京：中国中医药出版社，2012．

［3］孙威，姜哲．解剖学基础［M］．2版．北京：人民卫生出版社，2012．

［4］马光斌，廖海清．人体解剖生理学［M］．北京：军事医学科学出版社，2013．

［5］于晓谟．解剖学与组织胚胎学［M］．郑州：河南科学技术出版社，2012．

［6］董华群．正常人体结构［M］．2版．北京：高等教育出版社，2011．

［7］陈玲珑．临床应用解剖学［M］．北京：人民卫生出版社，2011．

［8］王怀生，李召．解剖学基础［M］．2版．北京：人民卫生出版社，2014．

［9］张真．解剖学基础［M］．北京：中国中医药出版社，2013．

［10］吴波，王发宝．正常人体学［M］．北京：中国中医药出版社，2013．

［11］刘黎青．组织学与胚胎学［M］．3版．北京：中国中医药出版社，2012．

［12］夏广军，邵忠富．正常人体结构及护理应用［M］．北京：人民卫生出版社，2013．